ro
ro
ro

ro
ro
ro

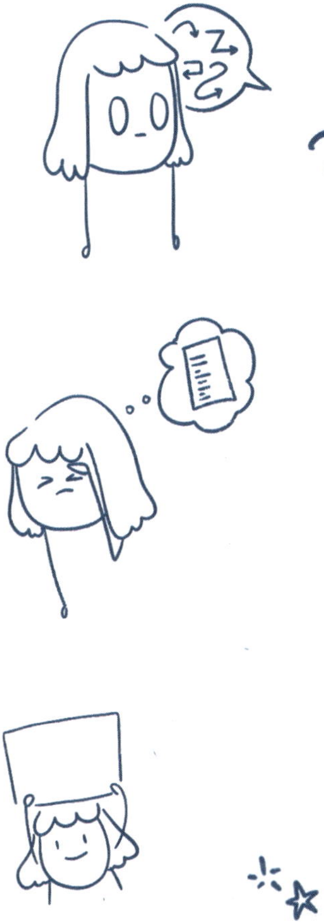

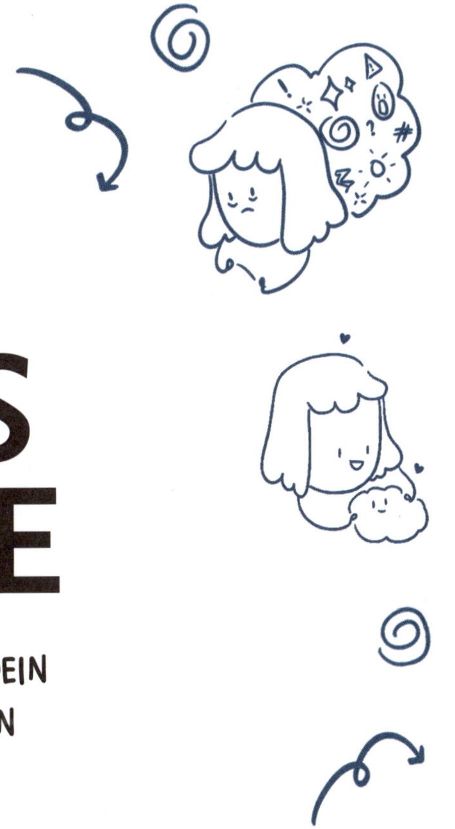

Alice Gendron

DER MINI ADHS GUIDE

TIPPS UND TRICKS, DIE DEIN LEBEN LEICHTER MACHEN

Aus dem Englischen von Sabine Tatz

Rowohlt Taschenbuch Verlag

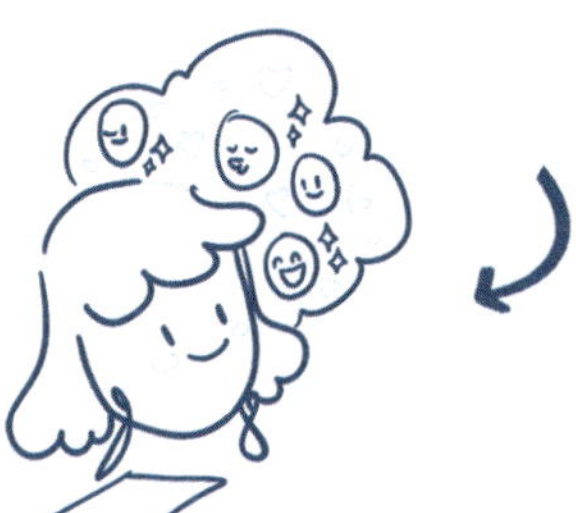

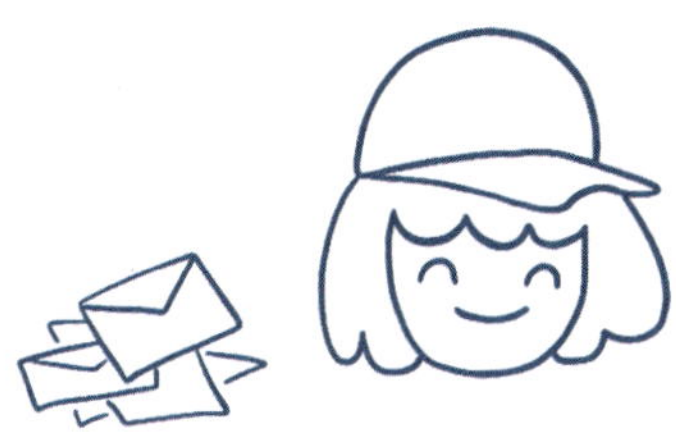

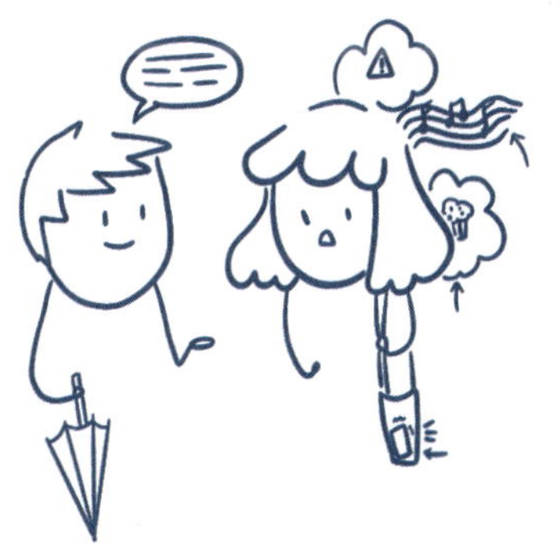

Die englische Originalausgabe erschien 2023 unter dem Titel
«The Mini ADHD Coach: How to (Finally) Understand Yourself»
bei Vermilion, einem Imprint von Ebury Publishing, London.
Ebury Publishing ist Teil der Penguin Random House Gruppe.

5. Auflage Juli 2026
Deutsche Erstausgabe
Veröffentlicht im Rowohlt Taschenbuch Verlag,
Rowohlt Verlag GmbH, Kirchenallee 19, 20099 Hamburg, März 2024

Covergestaltung zero-media.net, München, nach dem Original
von Penguin Random House UK
Coverabbildung Illustration Alice Gendron,
Design Lucy Sykes-Thompson
Satz aus der Nexus bei Dörlemann Satz, Lemförde
Druck und Bindung Print Consult GmbH, München
Printed in Slovenia
ISBN 978-3-499-01445-1

Kontaktadresse nach EU-Produktsicherheitsverordnung:
produktsicherheit@rowohlt.de

Inhalt

Vorwort

Wenn du zu denen gehörst, die anders ticken: Zeig, was du kannst.

Unsere Welt verändert sich rasant. Smarte Unternehmen setzen nicht länger auf möglichst homogene Teams, in denen alle gleich ticken, sondern erkennen den Wert von Menschen, die anders denken – Ausreißer:innen, die das Chaos dieser «neuen Welt» unmittelbar begreifen. Meine Neurodiversität – Dyslexie – hat mir dabei geholfen, die Welt mit anderen Augen zu sehen. Und durch meine Aktionen den Status quo infrage zu stellen, hat wiederum anderen geholfen, Dyslexie in einem anderen Licht zu sehen. Schließlich wurde *Dyslexic Thinking* bei LinkedIn, der weltweit größten Karriereplattform, als Fähigkeit anerkannt und fand 2022 offiziell Eingang in das Online-Lexikon dictionary.com. Für diejenigen unter uns, die neurodivers sind: Die Zeit ist reif, offen mit unserer Andersartigkeit umzugehen und stolz darauf zu sein. Wir müssen uns nicht mehr krampfhaft anpassen, sondern dürfen anders bleiben ... wenn wir das tun, kann Großes geschehen.

Dyslexie und ADHS gehen oft Hand in Hand. Dabei wird ADHS, genau wie Dyslexie, hauptsächlich problematisiert, statt die damit verbundenen Stärken zu sehen. Und genau wie Dyslexie bleibt auch ADHS bei vielen Menschen unerkannt, die sich durchs Leben kämpfen, ohne zu wissen, wie sie ticken oder welche einfachen Veränderungen genügen würden, um gut zurechtzukommen.

Dieses bemerkenswerte Buch mit seinen witzigen, pointierten Zeichnungen rund um das Thema ADHS bietet einen fesselnden Einblick, was es heißt, ADHS zu haben, und außerdem praktische Tipps und Tricks, die dir dabei helfen, den für dich passenden Umgang mit deinem ADHS-Gehirn zu finden. Ich hoffe, dass dieses Buch alle Menschen mit ADHS, ob jung oder alt, ermutigt, ihr großartiges Gehirn zu verstehen und ihr Andersdenken zu feiern.

Kate Griggs
Autorin von *This is Dyslexia*
Gründerin von *Made By Dyslexia*

Was stimmt nicht mit mir?

Jahrelang habe ich mich mit Fragen wie diesen herumgeschlagen:

- **Warum schaffe ich es nicht, bei einem neuen Hobby am Ball zu bleiben?**
- **Warum kann ich mich nicht zusammenreißen und falle anderen dauernd ins Wort?**
- **Warum verliere ich bei der Arbeit oder den Hausaufgaben ständig den Überblick?**
- **Warum kann ich meine Rechnungen nicht einmal pünktlich begleichen?**
- **Warum vergesse ich ständig meinen Zahnarzttermin?**
- **Warum lasse ich meine Zimmerpflanzen verkümmern?**

Diese Fragen kamen schon in meiner Kindheit auf, und sie wurden mit der Zeit immer lauter. Mit Anfang zwanzig brachten sie mich zunehmend in Bedrängnis, mit Ende zwanzig brüllte es regelrecht in mir.

Auf den Punkt gebracht lautete die Frage: «Was stimmt nicht mit mir?»

Inzwischen weiß ich es besser. Die Antwort lautet: nichts.

Nichts stimmt nicht mit mir. Ich bin okay. Meine Schwierigkeiten und mein Verhalten sind völlig normal … für jemanden mit ADHS.

Die Diagnose mit 29 und die Möglichkeit, mich in meiner Online-Community über die Herausforderungen von ADHS auszutauschen, haben mir bei dieser Erkenntnis geholfen. Unter Menschen mit ADHS sind meine «Macken» die Norm und noch die schrägsten Anekdoten völlig alltäglich.

Rückblickend war meine ADHS schon immer offensichtlich. Ich war ein kreatives Kind, eckte ständig an, war impulsiv und redete zu viel. Ich war ein verträumter Teenager, konnte mich stundenlang auf meine Kunst fokussieren, sah mich aber außer-

ICH HABE MICH OFT GEFRAGT:

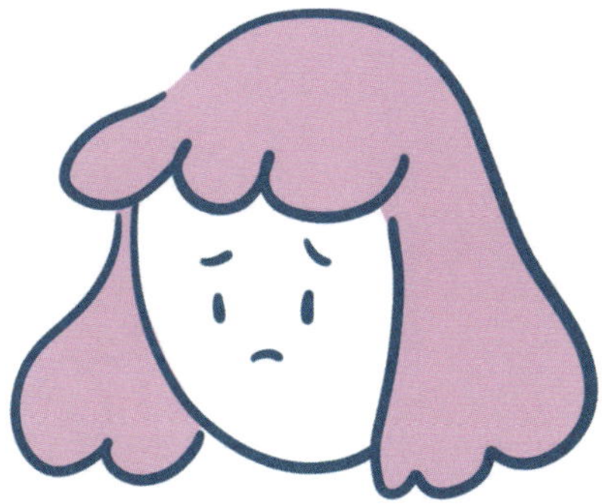

WAS STIMMT NICHT MIT MIR?

stande, dem Unterricht zu folgen. Ich war eine verwirrte junge Erwachsene, wechselte sprunghaft die Jobs und handelte mir mit jeder Rechnung neue Mahngebühren ein. Ich sträubte mich monatelang dagegen, mich auf ADHS testen zu lassen, ehe ich endlich all meinen Mut zusammennahm. Ich hatte furchtbare Angst, enttäuscht zu werden, und war überzeugt, mir alles nur einzubilden. Aber ich brauchte endlich Antworten, also wagte ich es trotzdem.

Als die Psychiaterin, die mich testete, fast schon beiläufig sagte: «Sie haben offensichtlich ADHS», fiel mir ein Stein vom Herzen. Endlich konnte ich aufhören, mir die eine Frage zu stellen: «Was stimmt nicht mit mir?» Ich hatte eine Antwort. Ich hatte etwas, das ich erforschen und begreifen konnte. Und, das Wichtigste: Ich war nicht länger allein.

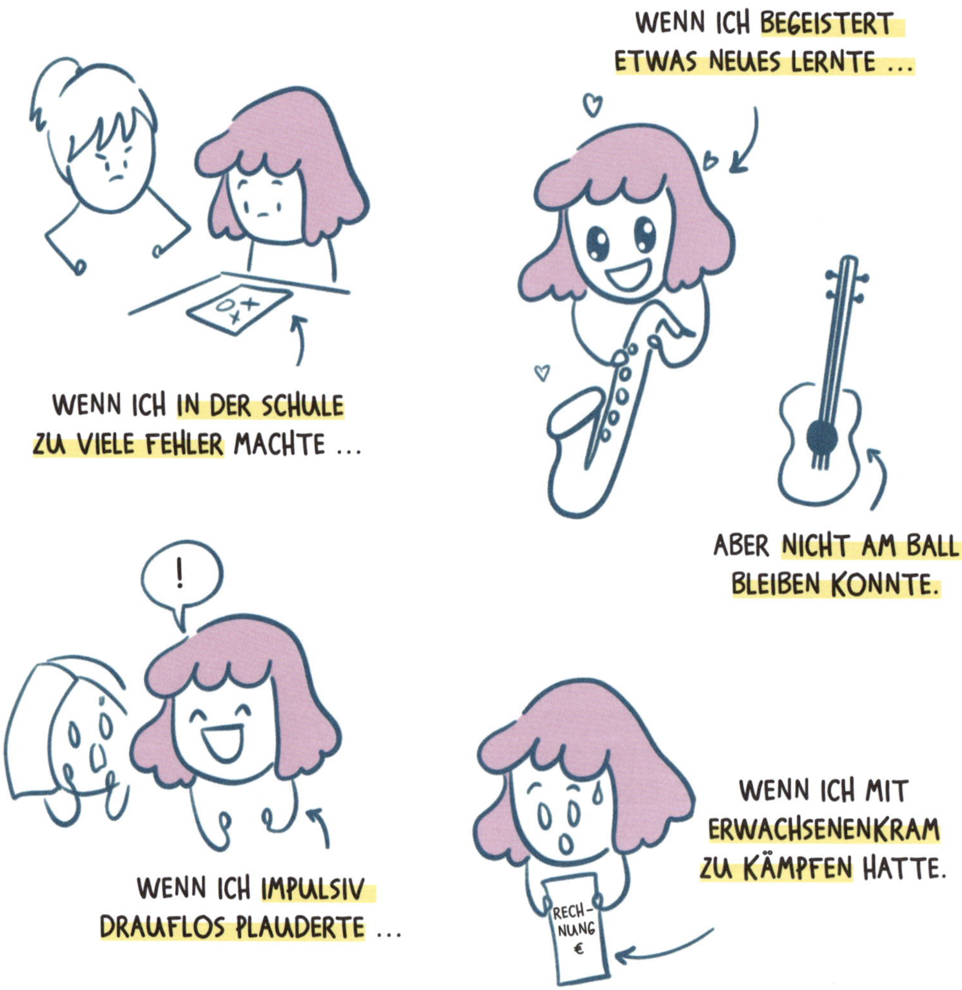
WENN ICH IN DER SCHULE
ZU VIELE FEHLER MACHTE …
WENN ICH BEGEISTERT
ETWAS NEUES LERNTE …
ABER NICHT AM BALL
BLEIBEN KONNTE.
!
WENN ICH IMPULSIV
DRAUFLOS PLAUDERTE …
RECH-
NUNG
€
WENN ICH MIT
ERWACHSENENKRAM
ZU KÄMPFEN HATTE.

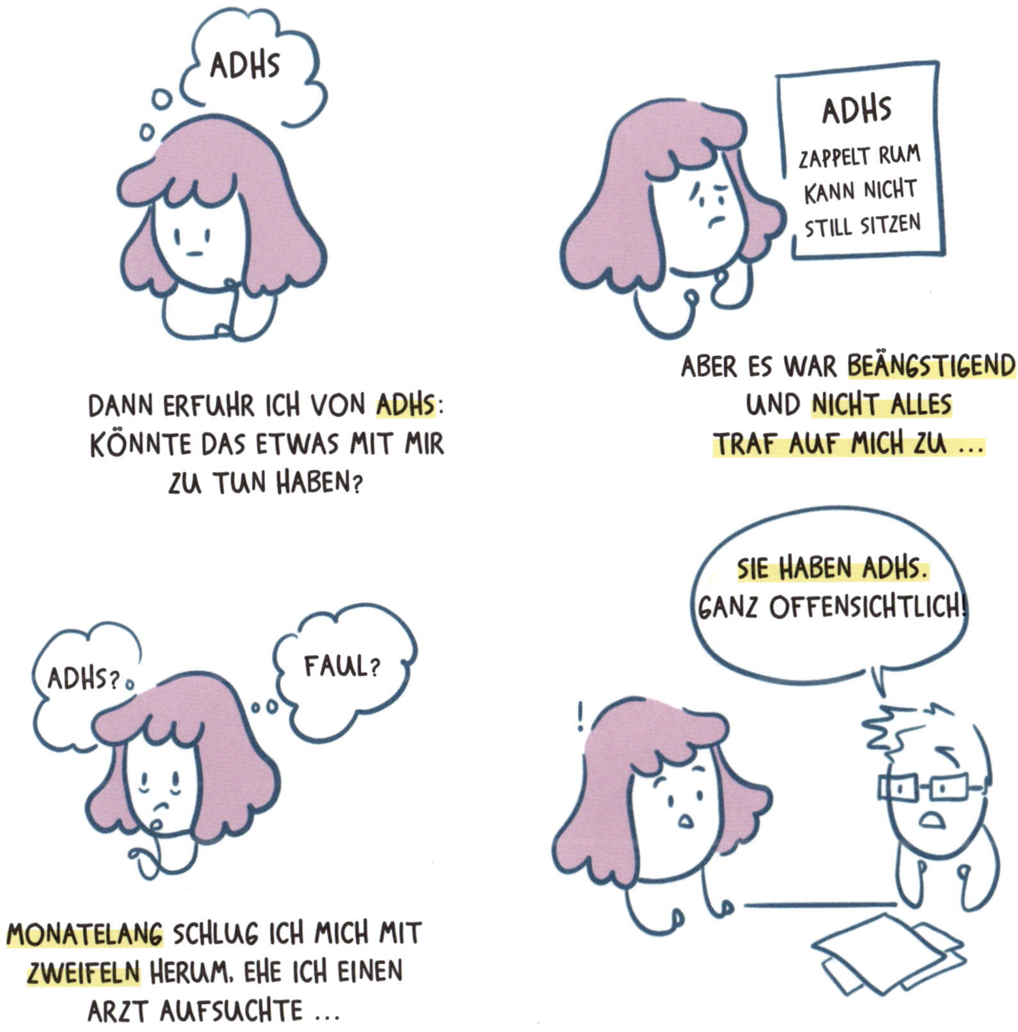
ADHS
DANN ERFUHR ICH VON ADHS: KÖNNTE DAS ETWAS MIT MIR ZU TUN HABEN?
ADHS
ZAPPELT RUM
KANN NICHT STILL SITZEN
ABER ES WAR BEÄNGSTIGEND UND NICHT ALLES TRAF AUF MICH ZU …
ADHS?
FAUL?
MONATELANG SCHLUG ICH MICH MIT ZWEIFELN HERUM, EHE ICH EINEN ARZT AUFSUCHTE …
SIE HABEN ADHS. GANZ OFFENSICHTLICH!
!

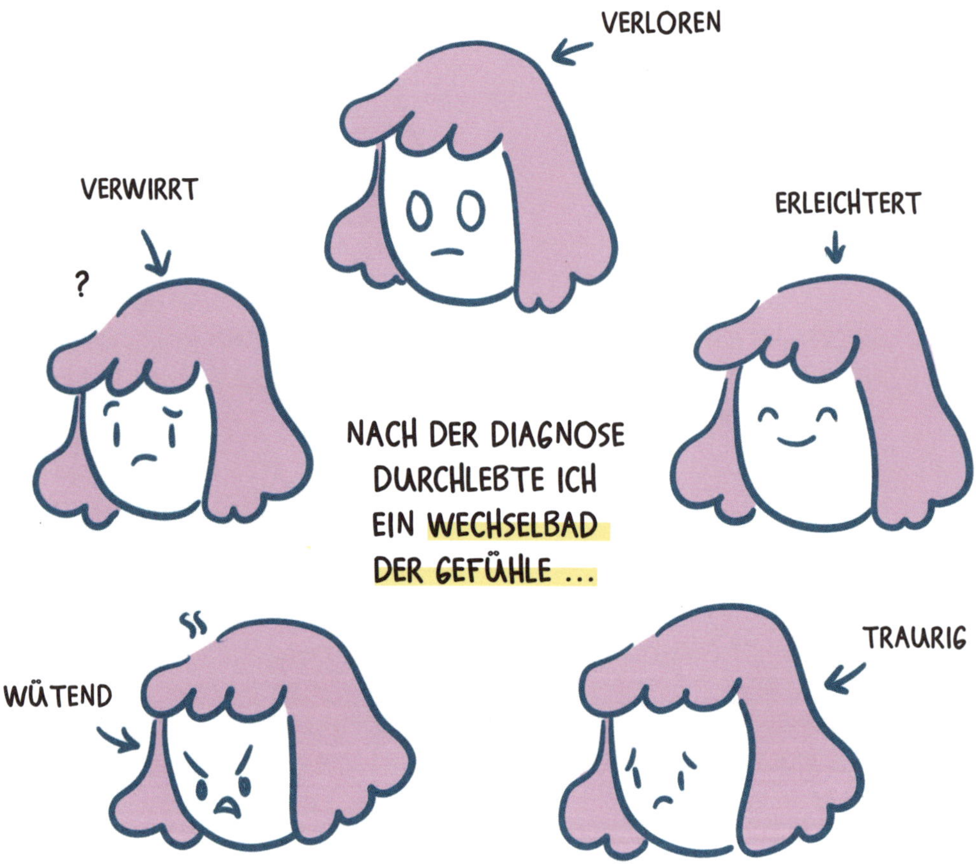
VERLOREN
VERWIRRT
?
ERLEICHTERT
NACH DER DIAGNOSE DURCHLEBTE ICH EIN WECHSELBAD DER GEFÜHLE ...
WÜTEND
TRAURIG

Zum Umgang mit diesem Buch

Als ich meine ADHS-Doodles 2020 zum ersten Mal auf Instagram postete, tat ich das, weil ich meine Erfahrungen teilen und mit anderen ins Gespräch kommen wollte. Viele Menschen schrieben mir daraufhin, wie sehr sie sich von meinen Zeichnungen angesprochen fühlten. Meine Doodles würden ihnen helfen, sich mit ihren Macken und alltäglichen Herausforderungen weniger allein zu fühlen.

Ich wünsche mir, dass dieses Buch für dich die gleiche Wirkung entfaltet. Du sollst verstehen, dass das, was für andere normal ist, für dich nicht normal sein muss und andersherum. Egal, ob ADHS bei dir diagnostiziert wurde oder du noch am Anfang deiner Reise stehst, ich hoffe, dieser Ratgeber hilft dir zu verstehen, dass mit dir alles okay ist. Deine Gefühle zählen, und deine Kämpfe sind real. Du musst dich selbst nur besser kennenlernen. Wenn du dieses Buch liest, weil du jemanden mit ADHS kennst und diese Person besser verstehen möchtest: Gratuliere! Das ist wahre Freundschaft. Es ist essenziell, dass Menschen aus unserem Umfeld bereit sind zuzuhören und sich in unsere Erfahrungen hineinversetzen wollen. Dieses Buch wird dir helfen zu verstehen, wie es ist, mit ADHS zu leben, und was uns helfen kann, mit den Symptomen zurechtzukommen.

Dies ist ein Buch über ADHS, geschrieben von einer Frau mit ADHS. Es steht dir absolut frei, dieses Buch zu benutzen, wie du möchtest. Fang einfach irgendwo an: mittendrin oder auch am Ende, schweife zwischendurch ab, lies denselben Abschnitt zehnmal hintereinander, lass alles weg, was du nicht lesen willst – ganz egal!

TEIL 1

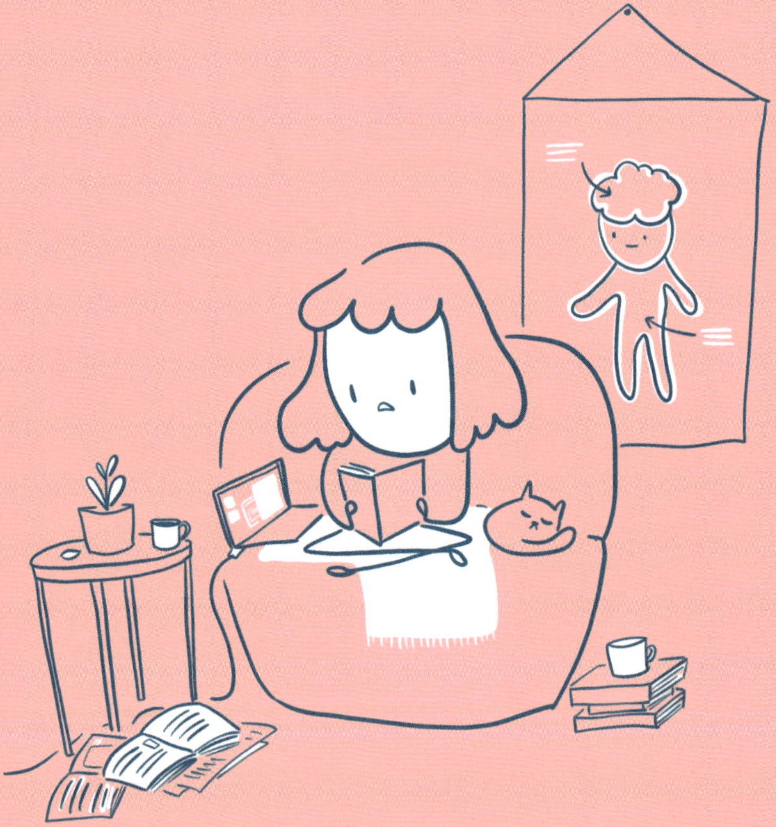

ADHS wird sehr oft missverstanden. Rund um die Entwicklungsstörung kursieren viele falsche Vorstellungen, und wir sollten ADHS und jene Menschen, die damit leben, besser kennenlernen.

Zu verstehen, wie das ADHS-Gehirn tickt und welche Herausforderungen unser Anderssein typischerweise mit sich bringt, ist der Schlüssel, um endlich Frieden mit sich selbst zu schließen. Wenn wir wissen, wieso wir handeln, wie wir handeln, fällt es uns leichter, Lösungen zu finden. Und wenn wir wissen, dass nicht nur wir so ticken, fällt es uns leichter, uns selbst nachsichtig und wohlwollend zu begegnen.

DIE ADHS-BASICS

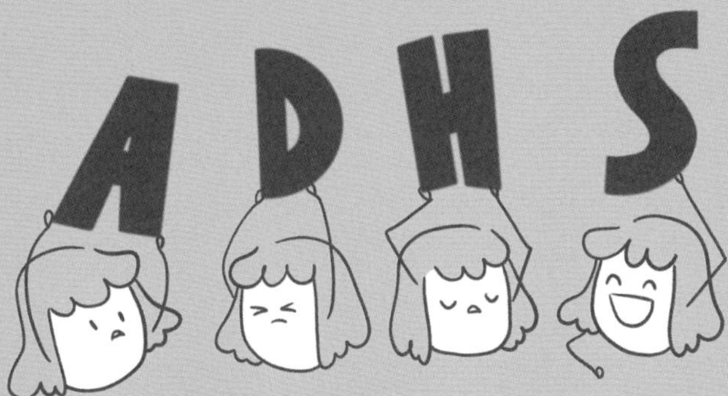

WAS IST ADHS?

KAPITEL 1

Was ist ADHS?

Die ADHS-Diagnose allein bedeutet noch lange nicht, dass du sofort weißt, was ADHS ist. Ich erhalte jeden Tag Nachrichten von Menschen, die mir erzählen, bei ihnen sei in der Kindheit ADHS diagnostiziert worden, ohne dass ihnen bewusst war, was ADHS im Alltag für sie bedeutet. So erging es mir auch, als ich im Alter von 29 Jahren meine Diagnose bekam. Es hieß, ich hätte ADHS, aber niemand erklärte mir, was das bedeutet. Werfen wir also einen Blick darauf, was ADHS wirklich ist!

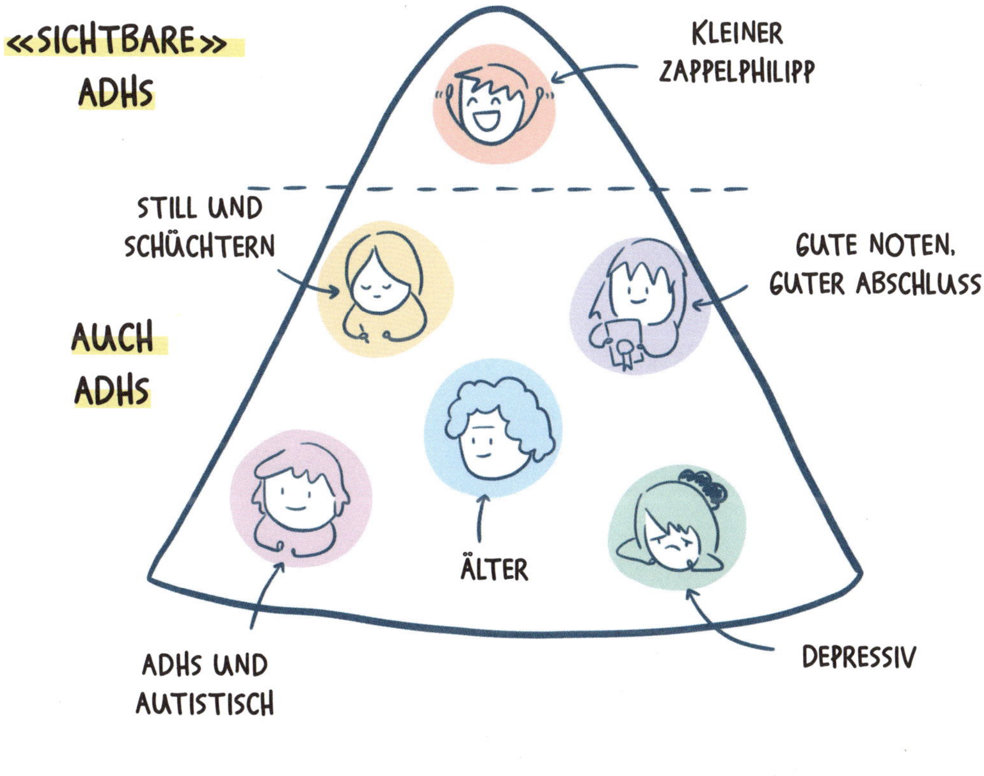

ADHS IST EINE NEUROLOGISCHE ENTWICKLUNGSSTÖRUNG

Unter einer neurologischen Entwicklungsstörung versteht man einen Zustand, der die Entwicklung von Gehirn und Nervensystem beeinträchtigt. Daraus folgt, dass das Gehirn von Menschen mit ADHS anders funktioniert als das Gehirn von Menschen ohne ADHS. Es bedeutet außerdem, dass ADHS angeboren ist und die Störung dich dein Leben lang begleiten wird.

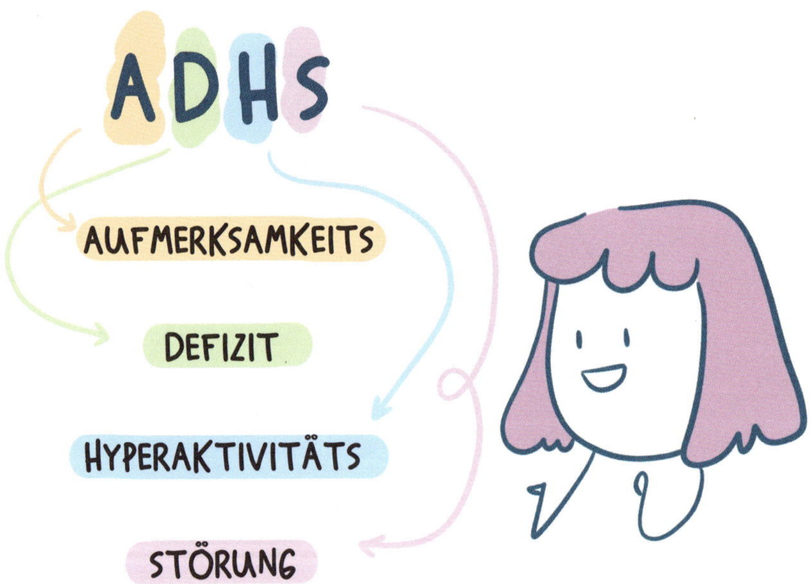

ADHS IST (VERMUTLICH) GENETISCH BEDINGT

Die Wissenschaft ist sich hinsichtlich der Ursachen für ADHS noch immer nicht ganz einig. Immer mehr Fachleute denken, dass sie genetisch bedingt ist. Das könnte erklären, weshalb Expert:innen die Wahrscheinlichkeit, ADHS zu vererben, auf 80 % schätzen. Wenn es in deiner Familie von ADHSler:innen nur so wimmelt, könnte das der Grund sein!

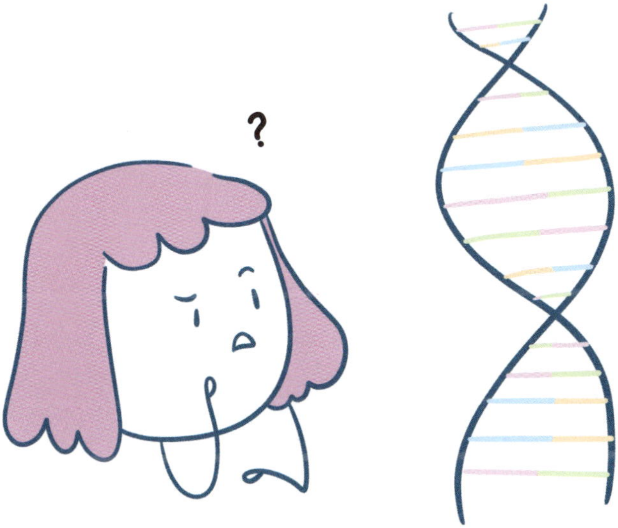

ZWISCHEN ADHS UND DOPAMIN BESTEHT EIN ZUSAMMENHANG

Es heißt, ADHS könnte mit Dopamin in Verbindung stehen. Dopamin ist ein Botenstoff des Nervensystems und hauptsächlich verantwortlich für emotionale Empfindungen wie Freude und Befriedigung. Einigen Studien zufolge haben Menschen mit ADHS einen niedrigeren Dopaminspiegel. Deshalb kommen bei der Behandlung von ADHS manchmal stimulierende Medikamente zum Einsatz, die den Dopaminspiegel erhöhen.

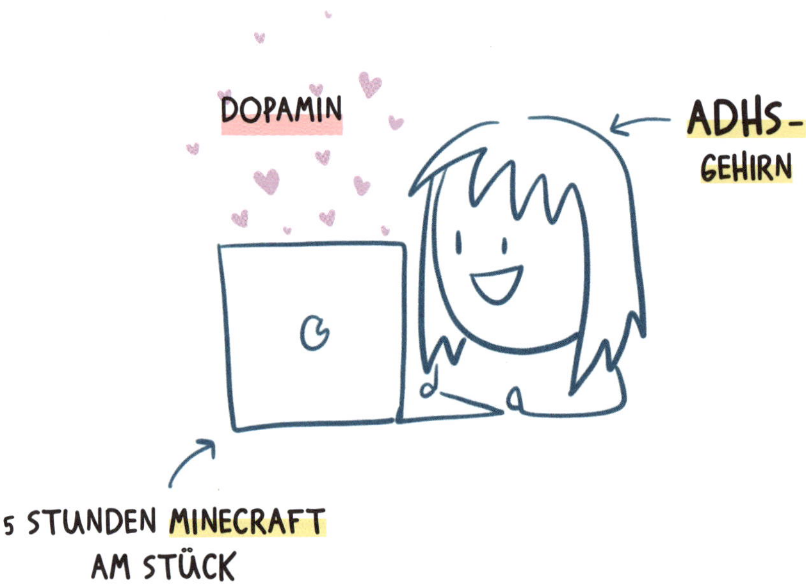

ADHS HABEN HEISST EIN ANDERES GEHIRN HABEN

ADHS ist eine neurologische Entwicklungsstörung, das heißt, das Gehirn von Menschen mit ADHS hat sich anders entwickelt als das von Menschen ohne ADHS. Obwohl es nur wenige Studien gibt, bei denen am Gehirn von Menschen mit ADHS geforscht wurde, konnten Wissenschaftler:innen in einer Versuchsanordnung nur anhand der Hirnstruktur 79,3 % der Menschen mit ADHS-Diagnose identifizieren.

EIN ADHS-GEHIRN TICKT ANDERS

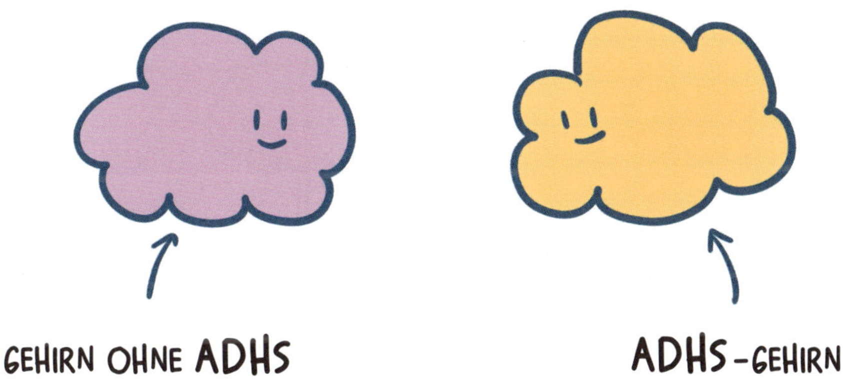

WIE ADHS SICH ÄUßERN KANN

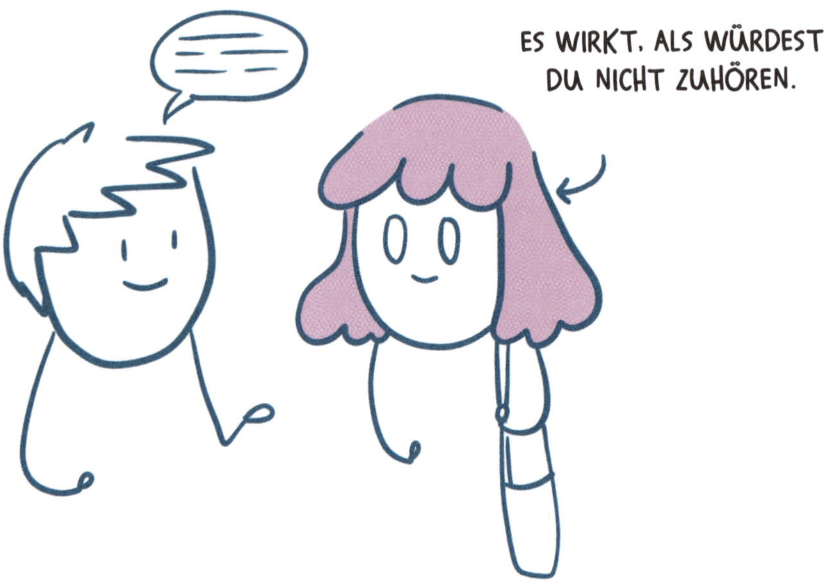

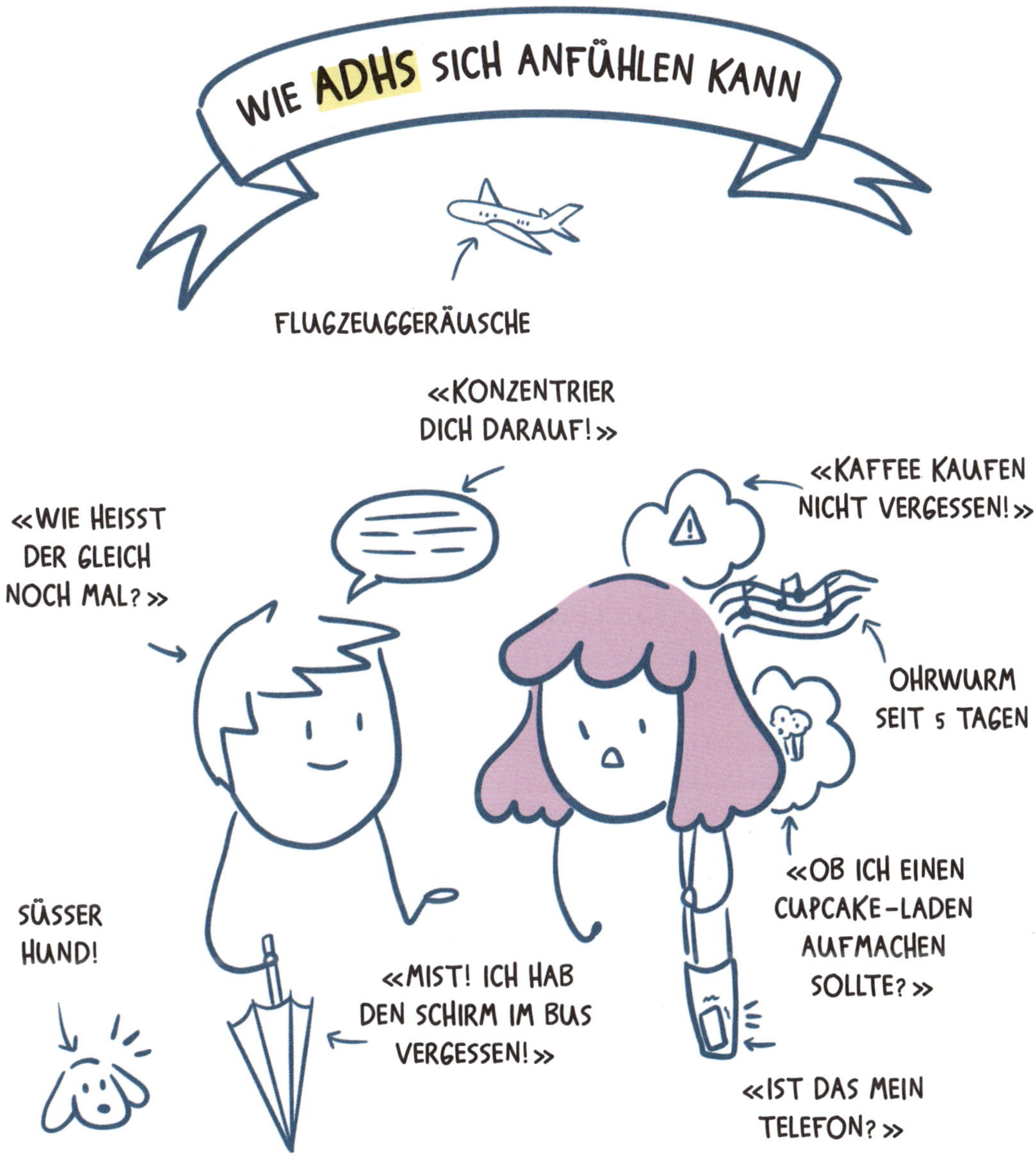
WIE ADHS SICH ANFÜHLEN KANN
FLUGZEUGGERÄUSCHE
«KONZENTRIER DICH DARAUF!»
«WIE HEISST DER GLEICH NOCH MAL?»
«KAFFEE KAUFEN NICHT VERGESSEN!»
OHRWURM SEIT 5 TAGEN
«OB ICH EINEN CUPCAKE-LADEN AUFMACHEN SOLLTE?»
SÜSSER HUND!
«MIST! ICH HAB DEN SCHIRM IM BUS VERGESSEN!»
«IST DAS MEIN TELEFON?»

Die drei ADHS-Typen

Wusstest du, dass Menschen mit ADHS-Diagnose ihren Zustand oft sehr unterschiedlich erleben? Das liegt daran, dass Erfahrungen subjektiv sind, aber auch daran, dass es drei unterschiedliche ADHS-Typen gibt.

Die *American Psychiatric Association* hat die drei Erscheinungsbilder von ADHS so definiert:

- vorwiegend hyperaktiv-impulsiver Typ
- vorwiegend unaufmerksamer Typ
- Mischtyp

Jede Erscheinungsform ist mit einer Reihe typischer Symptome verbunden, die das Leben auf unterschiedliche Weise beeinflussen. Selbst wenn bei dir zu einem bestimmten Zeitpunkt im Leben ein ADHS-Typ diagnostiziert wurde (zum Beispiel in der Kindheit der hyperaktiv-impulsive Typ), können später Symptome eines anderen Typs zutage treten. Viele Menschen mit ADHS lernen während der Jugend, hyperaktive Symptome zu verbergen, und werden im Erwachsenenalter mit dem unaufmerksamen Typ diagnostiziert.

HYPERAKTIVER ADHS-TYP

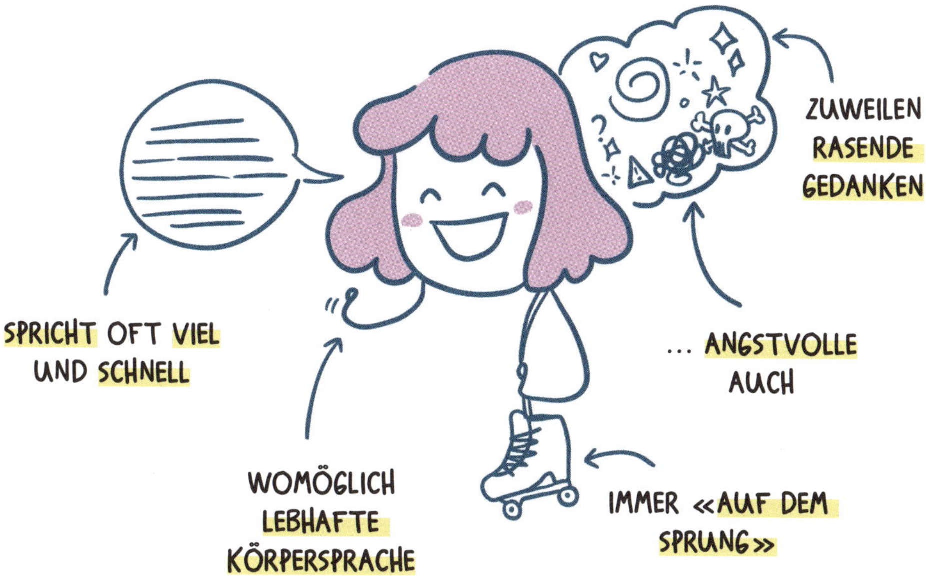
ZUWEILEN RASENDE GEDANKEN
SPRICHT OFT VIEL UND SCHNELL
... ANGSTVOLLE AUCH
WOMÖGLICH LEBHAFTE KÖRPERSPRACHE
IMMER «AUF DEM SPRUNG»

Dieses ADHS-Erscheinungsbild zeichnet sich in erster Linie durch hyperaktive und impulsive Symptome aus (Beispiele dafür findest du im nächsten Kapitel). Das heißt nicht, dass du nicht auch mit Unaufmerksamkeit oder Vergesslichkeit zu tun hast, doch bei diesem Typ sind die Symptome weniger ausgeprägt als bei den anderen beiden. Die Hyperaktivität bei Menschen mit diesem ADHS-Typ kann sich mental, körperlich oder auf beiden Ebenen ausdrücken. Der vorwiegend hyperaktiv-impulsive Typ ist unter Erwachsenen weniger stark verbreitet, unter Vorschulkindern aber der am häufigsten auftretende ADHS-Typ.

UNAUFMERKSAMER ADHS-TYP

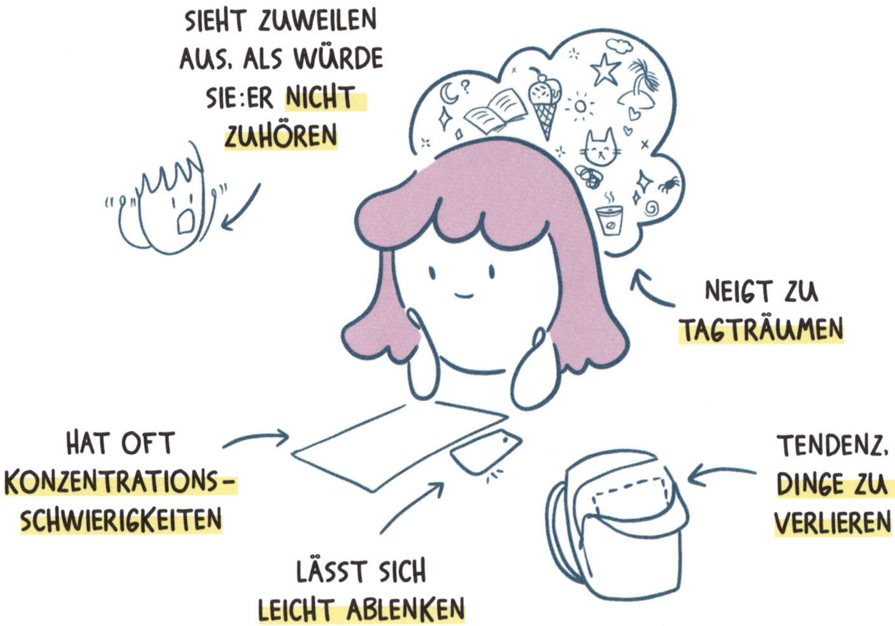
SIEHT ZUWEILEN AUS, ALS WÜRDE SIE:ER NICHT ZUHÖREN
NEIGT ZU TAGTRÄUMEN
HAT OFT KONZENTRATIONS-SCHWIERIGKEITEN
TENDENZ, DINGE ZU VERLIEREN
LÄSST SICH LEICHT ABLENKEN

Menschen mit dem unaufmerksamen ADHS-Typ werden oft als «Tagträumer:innen» bezeichnet. Die meisten haben mit Vergesslichkeit, Zerstreutheit und Unaufmerksamkeit zu kämpfen. Viele wirken häufig etwas «abwesend» und gedankenverloren. Körperliche Hyperaktivität ist für Menschen mit diesem Erscheinungsbild seltener ein Thema.

ADHS – MISCHTYP

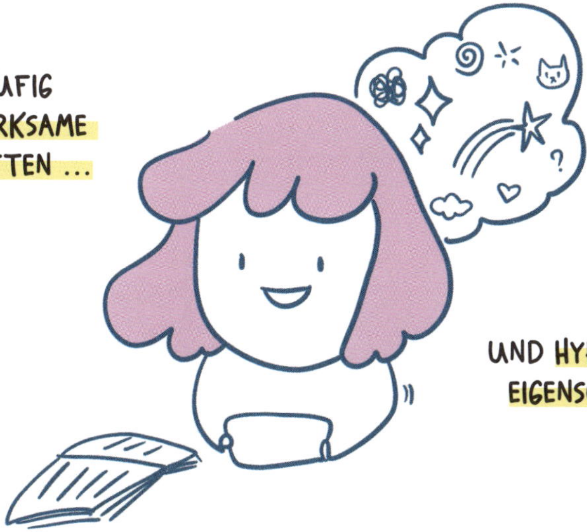

Menschen mit diesem ADHS-Typ haben häufig sowohl mit Unaufmerksamkeit und Vergesslichkeit als auch mit Hyperaktivität und Impulsivität zu kämpfen. Die Intensität der Symptome kann variieren, und manchmal wird die hyperaktive, impulsive Seite versteckt. Viele Menschen, bei denen als Erwachsene ADHS diagnostiziert wird, gehören dem Mischtyp an. Hier überwiegen oft die mentalen anstelle der körperlichen Symptome.

ADHS oder ADS?

Der Begriff ADS (Aufmerksamkeits-Defizit-Syndrom) wird in den meisten Ländern nicht mehr verwendet und wurde durch die Abkürzung ADHS ersetzt. Früher wurde ADS benutzt, um Menschen mit ADHS zu beschreiben, die vergleichsweise wenig Hyperaktivität zeigten. Die *American Psychiatric Association* ersetzte ihn 1987 durch den übergeordneten Begriff ADHS.

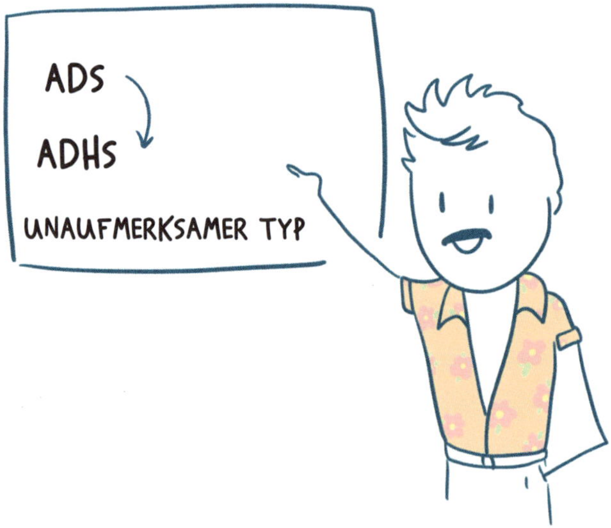

Das Konzept der ADHS-Subtypen wurde 1994 eingeführt. Falls bei dir früher ADS diagnostiziert wurde, ist es wahrscheinlich, dass deine Diagnose heute auf den unaufmerksamen ADHS-Typ lauten würde.

Wie verbreitet ist ADHS?

Viele Menschen sind überrascht, wenn sie hören, wie viele Leute in ihrem Umfeld ADHS haben. ADHS ist weitverbreitet, inzwischen ist die Störung einfach bekannter, und es wird mehr darüber gesprochen. Die Verbreitung von ADHS bei Erwachsenen liegt weltweit bei etwa 2,8 %, die Chance, dass du jemanden mit ADHS kennst, ist also groß.

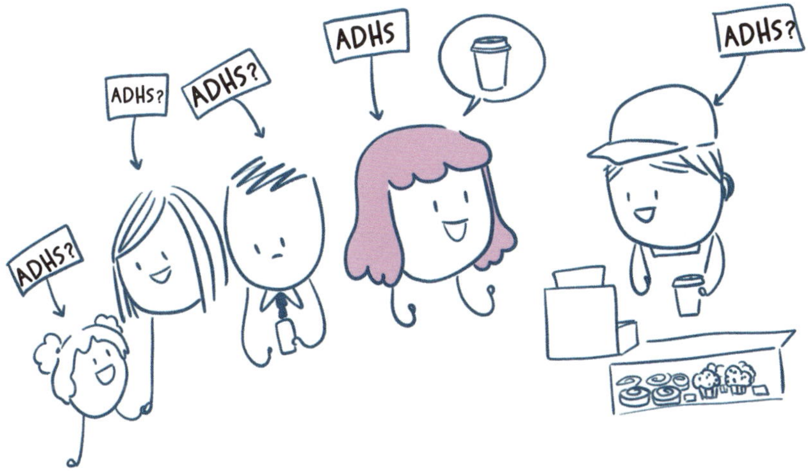

In manchen Studien wird die Anzahl von Menschen mit ADHS in den USA auf bis zu 4,4 % der erwachsenen Bevölkerung geschätzt – das wären allein in den USA fast 15 Millionen Menschen mit ADHS! Diese Zahl ist natürlich nicht leicht zu berechnen: Es gibt viele Fehldiagnosen, viele Erwachsene haben noch immer gar keine Diagnose, und in manchen Ländern werden die relevanten Daten gar nicht erhoben. In Deutschland wird der Anteil auf etwa 2,5 % der erwachsenen Bevölkerung geschätzt.

Falsche Vorstellungen rund um ADHS

«ADHS BETRIFFT NUR JUNGEN»

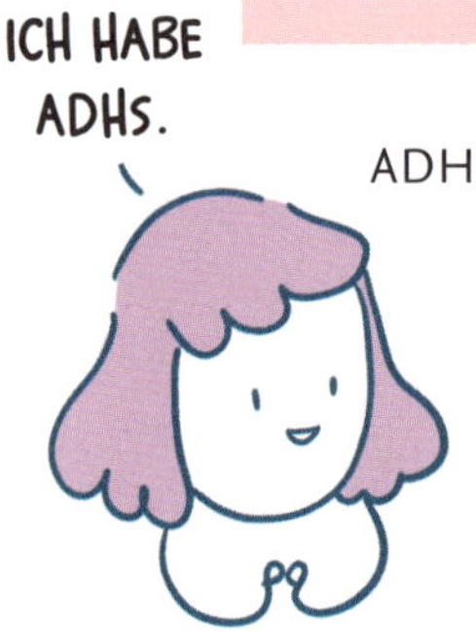
ICH HABE
ADHS.

ADHS wurde lange mit dem Bild eines zappeligen kleinen Jungen assoziiert, der nicht still sitzen kann und Wutanfälle hat. Diese stereotype Sichtweise ist längst überholt. Tatsächlich ist es viel komplexer. ADHS betrifft jede:n anders, unabhängig von Alter und Geschlecht.

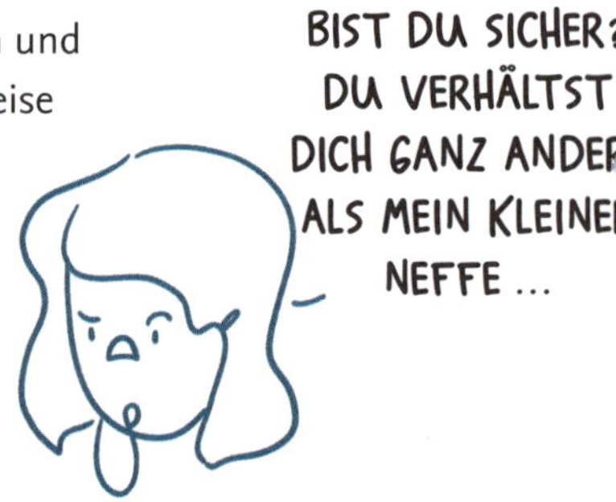
BIST DU SICHER
DU VERHÄLTST
DICH GANZ ANDE
ALS MEIN KLEINE
NEFFE ...

«ADHS IST NUR FAULHEIT»

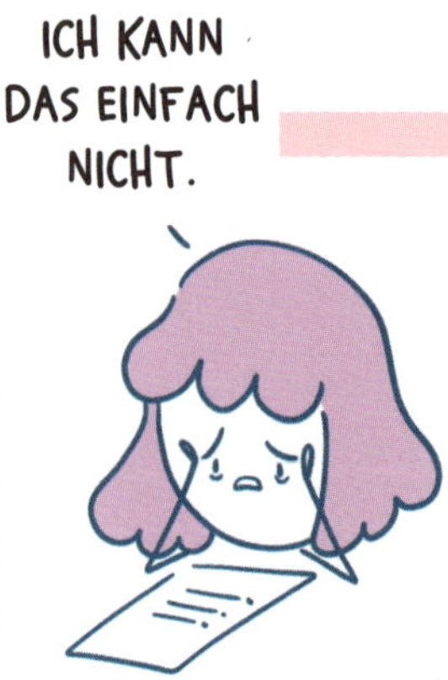
ICH KANN
DAS EINFACH
NICHT.

Leiden Menschen mit ADHS an Prokrastination («Aufschieberitis») und fällt es ihnen schwer, Dinge anzugehen? Ja. Sind sie faul? Sicher nicht. Die meisten Menschen mit ADHS müssen sich viel mehr anstrengen als Menschen ohne ADHS, um dieselben Aufgaben zu erledigen. ADHS als Faulheit zu betrachten, ist verletzend, weil Menschen ohne Diagnose oft enorme Scham empfinden und von sich selbst glauben, sie seien «einfach nur faul». Einmal mehr ist es viel komplexer.

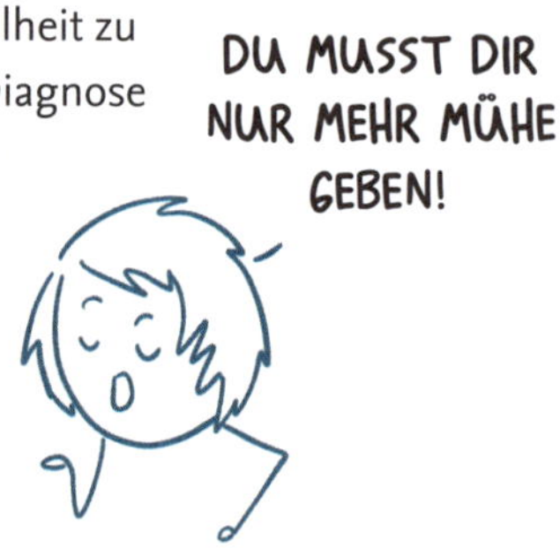
DU MUSST DIR
NUR MEHR MÜHE
GEBEN!

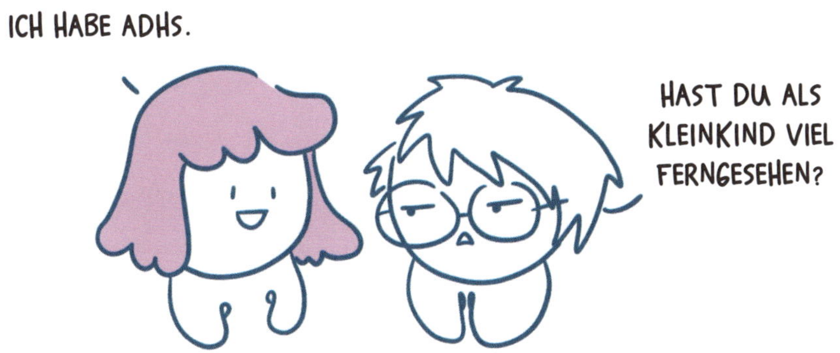

«ADHS IST DIE FOLGE SCHLECHTER ERZIEHUNG»

Zu viel Zucker, zu viel Fernsehen, zu viel Spielzeug … Viele Menschen werden dir erzählen, ADHS sei die Folge schlechter Erziehung. Auch wenn die Ursachen für ADHS noch immer nicht völlig geklärt sind, wissen wir, dass ADHS höchstwahrscheinlich angeboren und es nichts ist, das man durch äußere Umstände entwickelt.

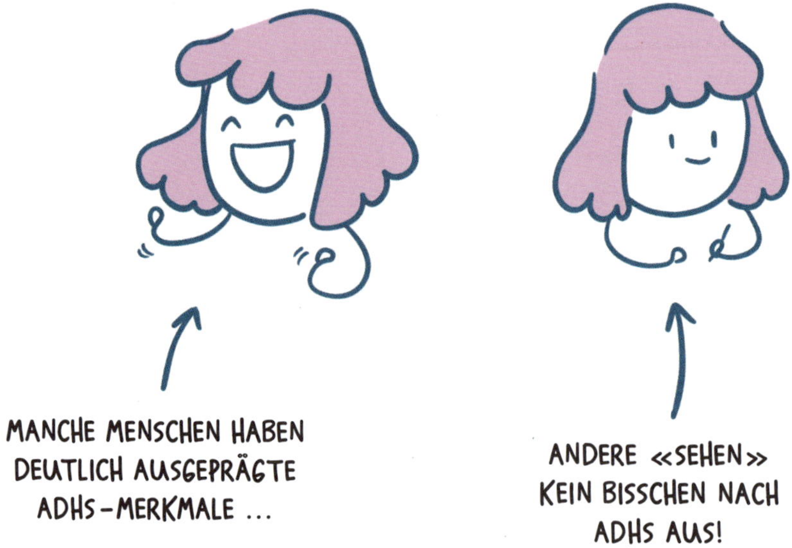

«ADHS IST OFFENSICHTLICH»

Dieser Irrglaube ist einer der Gründe, weshalb viele Menschen lange keine Diagnose erhalten. ADHS ist nicht immer offensichtlich (oft natürlich schon!), und meistens lässt sich nicht eindeutig sagen, ob jemand ADHS hat oder nicht. Das liegt daran, dass sich alle Menschen mit ADHS unterscheiden und individuell handeln und reagieren. Deshalb ist ADHS auch nicht immer leicht zu diagnostizieren, wie wir im nächsten Kapitel sehen werden.

In Sachen ADHS gibt es noch viele unbekannte Faktoren. Auch wenn ADHS inzwischen gut erforscht ist und wir hervorragende Fachleute haben, die sich dazu äußern, wird ADHS noch immer weitgehend missverstanden. Ich hoffe, dieses Kapitel hat dir geholfen, ADHS besser zu verstehen, ohne dich zu überfordern. Im nächsten Kapitel erfährst du alles, was du über die ADHS-Diagnose wissen musst! Und denk dran:

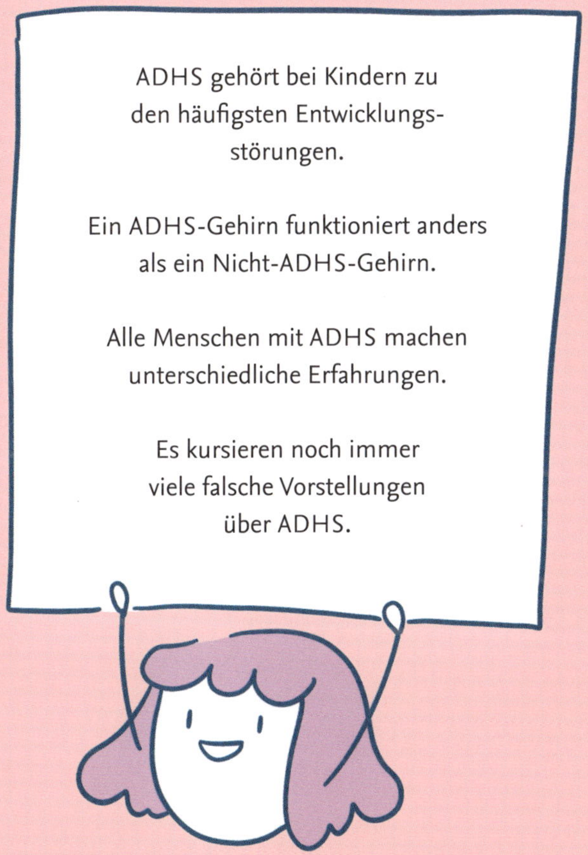

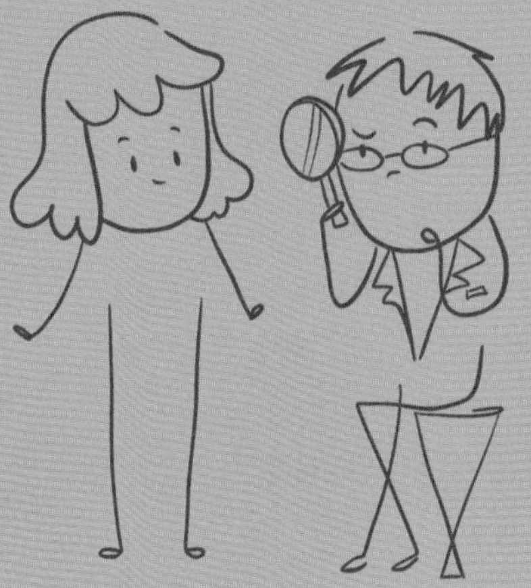

DIE ADHS-DIAGNOSE

KAPITEL 2

Wer kann eine ADHS-Diagnose stellen?

ADHS darf offiziell nur von spezialisierten Hausärzt:innen, Psychotherapeut:innen oder Psychiater:innen diagnostiziert werden. In den meisten Ländern werden die offiziellen Tests von Psychiater:innen durchgeführt.

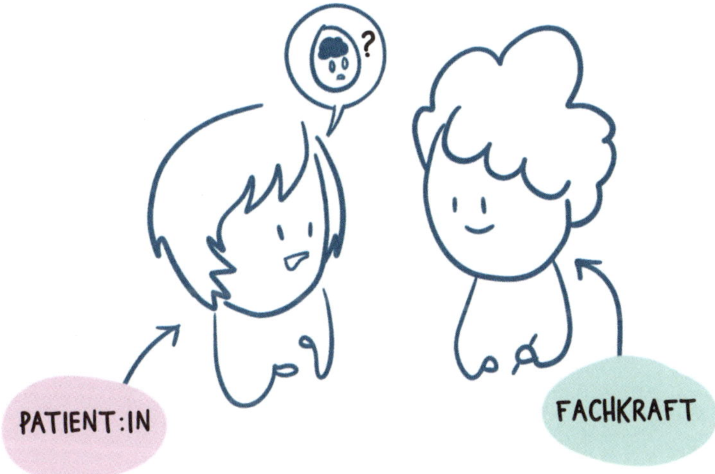

DIE PATIENT:IN SCHILDERT DER FACHKRAFT IHRE ERFAHRUNGEN.

Die ADHS-Diagnostik

ADHS wird durch eine klinische Untersuchung diagnostiziert, bei der Fachleute deine Symptome begutachten. In manchen Ländern werden Hirnscans oder andere Tests angeboten, aber das ist nicht überall der Fall. Üblicherweise werden zur Begutachtung Fragebögen und eine Liste offizieller Kriterien herangezogen. In Deutschland, Österreich und der Schweiz richten sich die Kriterien üblicherweise nach der 10. Version der Internationalen statistischen Klassifikation der Krankheiten und verwandter Gesundheitsprobleme *(International Statistical Classification of Diseases and Related Health Problems, ICD-10)*. Die Diagnose von Erwachsenen und Heranwachsenden bezieht sich auf das dem ICD entsprechende amerikanische DSM-5.

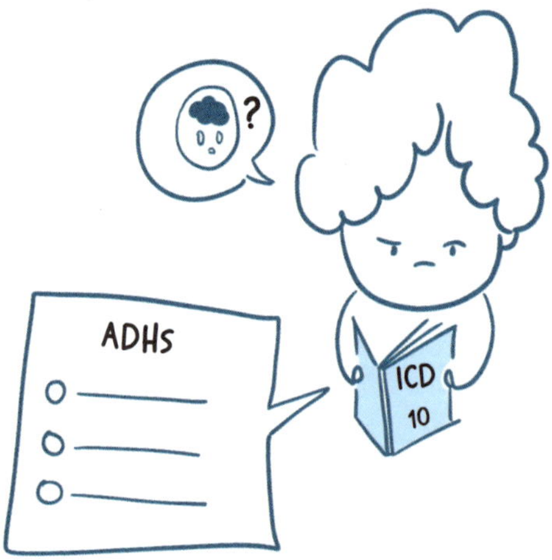

Um eine Diagnose zu stellen, muss die ärztliche Fachkraft feststellen, dass du einen Großteil der Symptome aufweist, dass diese dein Leben negativ beeinflussen und dass die Auffälligkeiten bereits länger als sechs Monate bestehen.

ADHS-Symptome

In den meisten Ländern musst du mindestens fünf Symptome des unaufmerksamen Typs und fünf Symptome des hyperaktiv-impulsiven Typs aufweisen, damit eine ADHS-Diagnose gestellt wird. Um eine andere Störung auszuschließen, müssen diese Symptome länger als sechs Monate bestehen und mindestens zwei Bereiche deines Lebens beeinflussen, z. B. Beruf und Beziehungen.

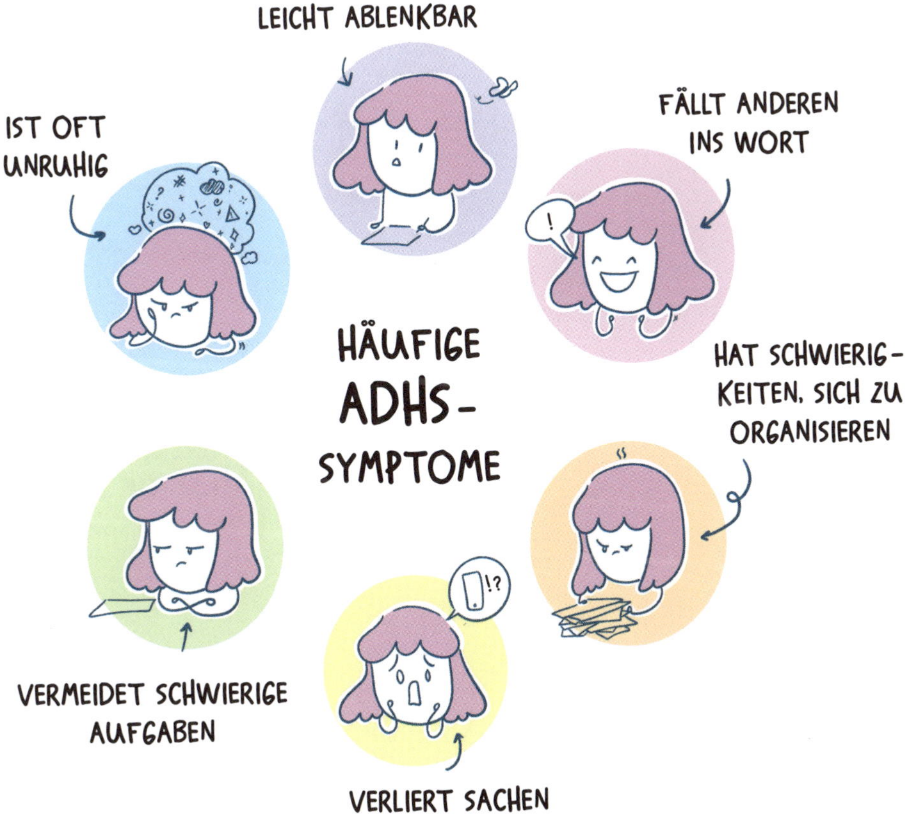

SYMPTOME FÜR DEN UNAUFMERKSAMEN TYP

Vergesslichkeit und Ablenkbarkeit, z. B. ständig das Telefon, die Schlüssel oder den Geldbeutel zu verlieren oder abzudriften, wenn jemand mit dir redet, sind ein wichtiger Teil der Symptome für den unaufmerksamen Typ. Aber denk daran, viele Menschen mit ADHS entwickeln Strategien, um diese Symptome zu verstecken oder sie zu kompensieren. Deshalb kann es sein, dass du zwar nie deine Sachen verlierst, aber aus Angst, sie zu verlieren, ständig damit beschäftigt bist, zu prüfen, ob sie noch da sind.

Hier ein paar Unaufmerksamkeits-Symptome:

- Leicht ablenkbar
- Schwierigkeiten, sich zu organisieren
- Schwierigkeiten, sich zu konzentrieren
- Hohe Fehlerquote
- Schwierigkeiten, Anweisungen zu befolgen

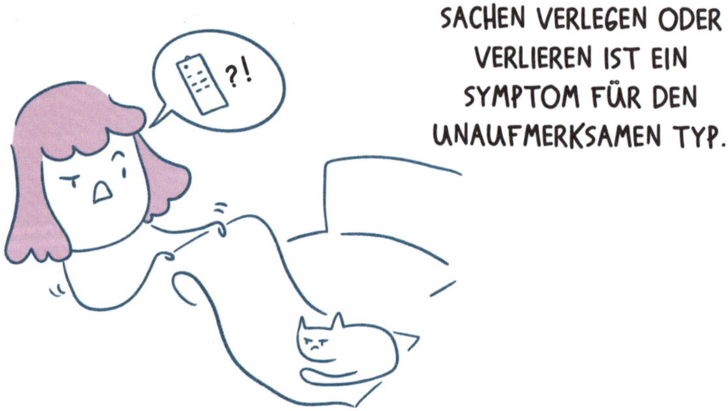

SYMPTOME FÜR DEN HYPERAKTIV-IMPULSIVEN TYP

ADHS-Hyperaktivität ist viel mehr als nur die Schwierigkeit, längere Zeit stillzusitzen. Geistige Hyperaktivität kann dich zum Beispiel abends daran hindern einzuschlafen, weil die Gedanken rasen. Vielleicht störst du immer wieder die Gespräche anderer, neigst zu Impulskäufen und zappelst herum. All das können hyperaktiv-impulsive Symptome sein.

Hier ein paar hyperaktiv-impulsive Symptome:

- Herumzappeln
- Unruhe
- Schwierigkeiten, zu entspannen
- Viel und sehr schnell sprechen
- Andere unterbrechen

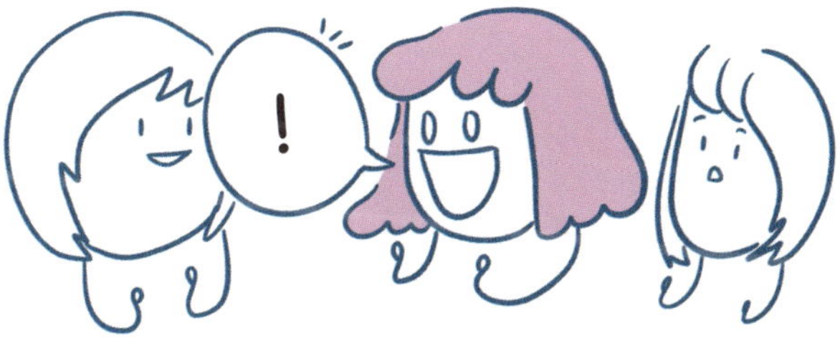

ANDERE BEI GESPRÄCHEN UNTERBRECHEN IST EIN SYMPTOM FÜR DEN IMPULSIVEN TYP.

INOFFIZIELLE SYMPTOME

Viele Menschen mit ADHS legen Merkmale an den Tag, die nicht auf der Liste offizieller Symptome zu finden sind. Auch wenn sie nicht unter die offiziellen ADHS-Kriterien fallen, sind sie häufig Teil der ADHS-Erfahrung. Das kann das Zeitgefühl betreffen, Schwierigkeiten im Umgang mit Gefühlen, starkes Empfinden von Zurückweisung, die Fähigkeit, sich auf bestimmte Dinge intensiv zu konzentrieren oder hohe Empfindlichkeit gegenüber Sinneseindrücken.

Hier ein paar inoffizielle Symptome:

- Schlafprobleme
- Sensorische Schwierigkeiten wie Empfindlichkeit gegenüber Lärm, Texturen oder Nahrungsmitteln
- Empfindliche Reaktion auf Kritik oder Zurückweisung
- Probleme mit dem Zeitgefühl
- Hyperfokus auf interessante Dinge

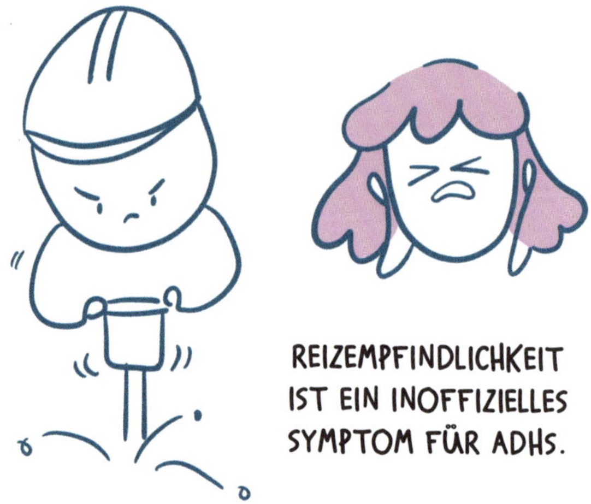

REIZEMPFINDLICHKEIT IST EIN INOFFIZIELLES SYMPTOM FÜR ADHS.

WIE ADHS GEFÜHLE BEEINFLUSSEN KANN

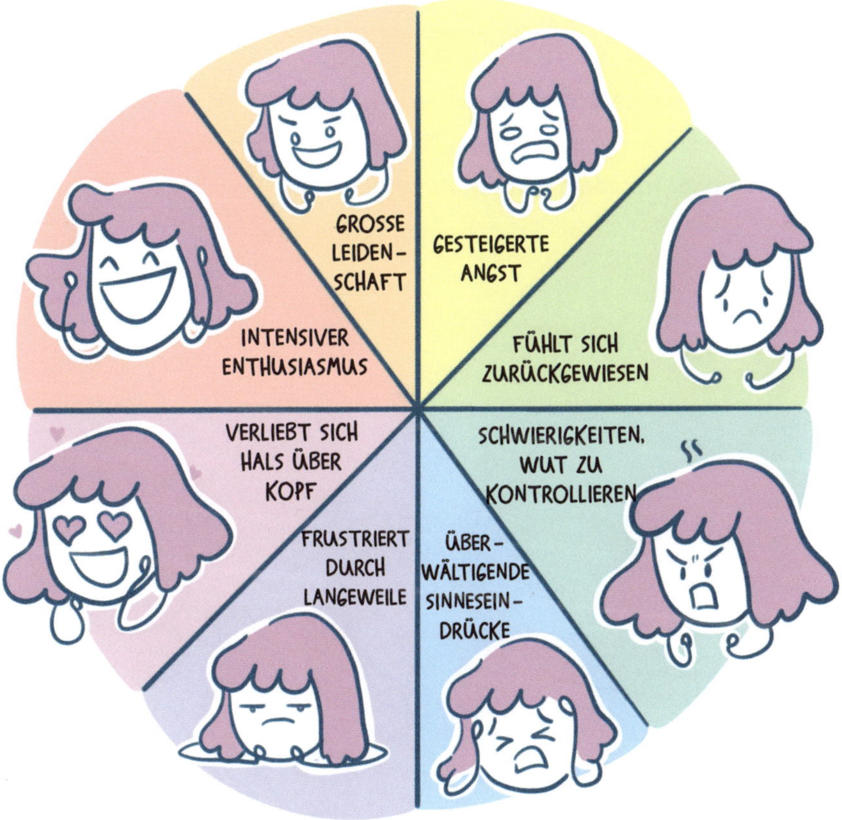

Wieso wird ADHS bei vielen Menschen erst im Erwachsenenalter diagnostiziert?

Bei immer mehr Menschen wird im Erwachsenenalter ADHS diagnostiziert, weil inzwischen bekannt ist, dass sich diese Störung viel unauffälliger äußern kann als bislang angenommen.

Seit ein paar Jahren entschließen sich immer mehr Menschen mit ADHS dazu, offen über ihre Diagnose zu sprechen. Das trägt dazu bei, die Störung von ihrem Stigma zu befreien. Trotzdem gibt es immer noch viele Faktoren, die eine Diagnose bei Erwachsenen verhindern.

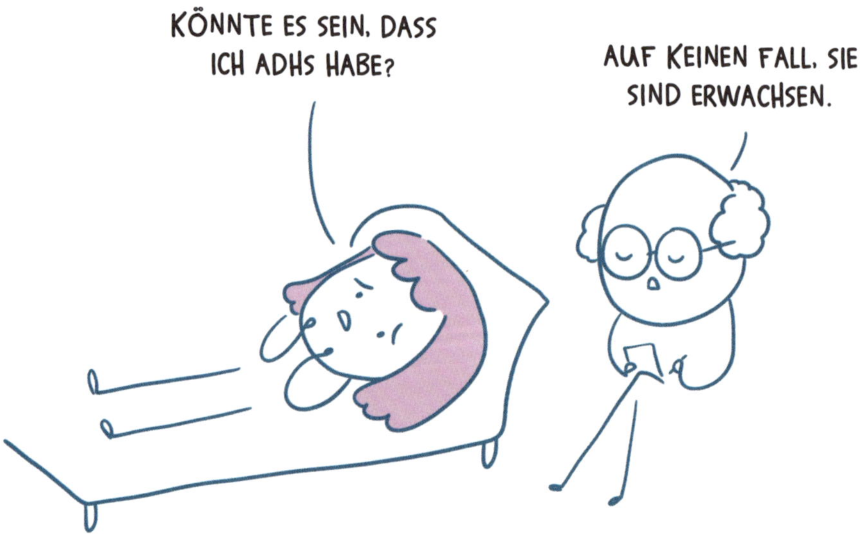
KÖNNTE ES SEIN, DASS ICH ADHS HABE?
AUF KEINEN FALL. SIE SIND ERWACHSEN.

DIAGNOSEKOSTEN

In Deutschland, Österreich und der Schweiz werden die Kosten für die Diagnose von den Krankenkassen übernommen, aber in vielen Ländern ist der Test eine teure Angelegenheit. Da Menschen mit ADHS oft Probleme im Beruf und mit Finanzen haben, liegt es nahe, dass die Kosten für eine Diagnose ein Grund sein können, weshalb viele Erwachsene immer noch mit nicht diagnostizierter ADHS leben.

LANGE WARTEZEITEN

Auch in Ländern, in denen die Krankenkassen die Kosten tragen, ist der Bedarf an ADHS-Testung so groß, dass es zu unglaublich langen Wartezeiten kommt. Ich höre oft, dass Leute zwei Jahre auf ihren Test warten müssen.

ANGST VOR ZURÜCKWEISUNG

Viele Erwachsene haben Hemmungen, sich einer Diagnose zu unterziehen. Sie haben Angst davor, zurückgewiesen zu werden, wenn sie mit Fachleuten über ihre Situation sprechen. Leider kommt das tatsächlich vor. Falls eine medizinische Fachkraft dir sagt, du hättest keine ADHS, ohne sich die Zeit für eine gründliche Untersuchung genommen zu haben, solltest du eine zweite Meinung einholen.

Verwandte Störungen

Da ADHS-Symptome oft den Symptomen anderer Störungen gleichen, kann es für Menschen mit ADHS schwer sein, eine Diagnose für eine andere Störung wie z. B. eine Angststörung oder Depression zu bekommen. So können beispielsweise Konzentrationsschwierigkeiten auch ein Symptom für Depression sein und impulsives Verhalten auch Merkmal einer Borderline-Persönlichkeitsstörung (BPS). Wenn sich deine Diagnose für dich nicht richtig anfühlt, hol eine zweite Meinung ein oder sprich mit Freund:innen und Familienmitgliedern darüber.

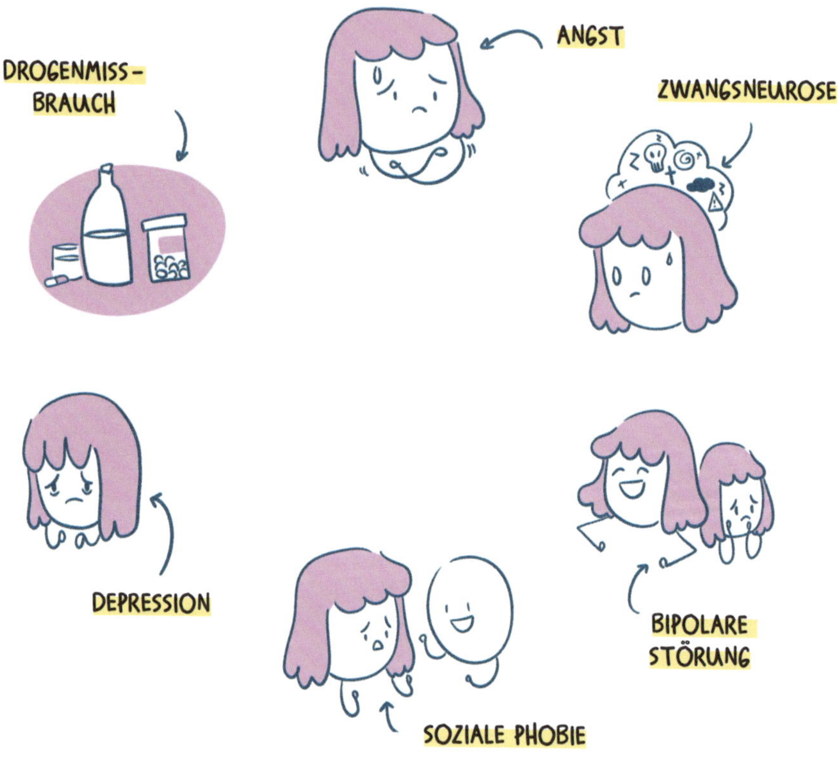

Der Weg zur ADHS-Diagnose ist nicht immer leicht. Das liegt daran, dass ADHS komplex ist und auf unterschiedlichste Weise zum Ausdruck kommen kann, aber auch daran, dass zuweilen andere psychisch-seelische Störungen die ADHS-Symptome überlagern. Wenngleich das Bewusstsein für ADHS gestiegen ist, herrscht bei vielen Menschen, auch bei medizinischen Fachleuten, noch immer eine stereotype Sichtweise vor. Ich hoffe, dass sich die Situation in den kommenden Jahren verbessert, damit alle, die vermuten, ADHS zu haben, schnell die verdienten Antworten bekommen. Im nächsten Kapitel schauen wir uns an, was du mit den Antworten anfängst, wenn du sie dann endlich hast.
Und denk daran:

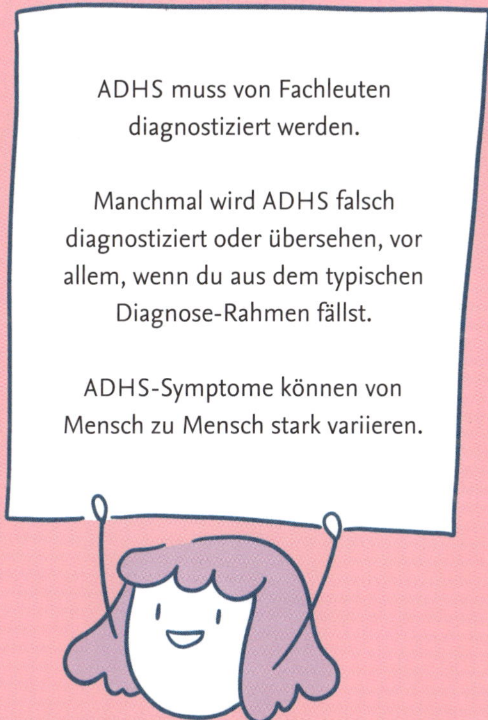

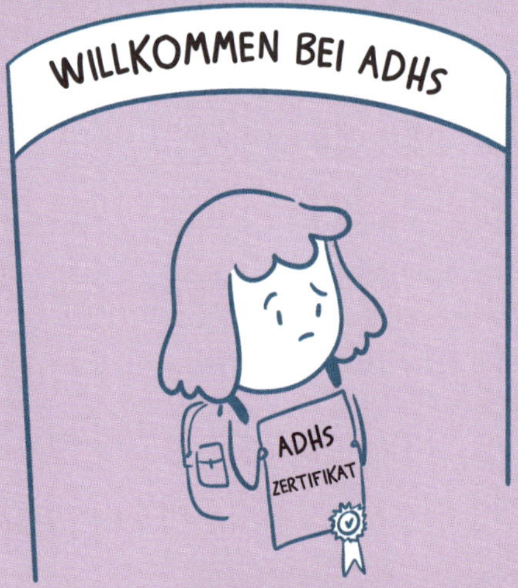

WAS PASSIERT NACH DER ADHS-DIAGNOSE?

KAPITEL 3

Umgang mit Emotionen nach der ADHS-Diagnose

Ein Wechselbad der Gefühle ist im Anschluss an eine ADHS-Diagnose ganz normal. Es ist ein einschneidendes Erlebnis, und viele Menschen brauchen für die emotionale Verarbeitung Zeit. Als ich mit 29 meine Diagnose erhielt, war ich erleichtert. Endlich hatte ich eine Antwort auf die Frage, die ich mir mein Leben lang gestellt hatte: «Was stimmt nicht mit mir?» Die Antwort lautete: nichts. Mit mir ist alles in Ordnung. Ich war einfach schon immer anders.

Doch bald lösten andere Emotionen wie Traurigkeit, Wut und Verwirrung die angenehmen Gefühle der Erleichterung ab. Ich weiß noch, wie schwierig die ersten Monate nach der Diagnose waren. Ich erlebte viele starke und widersprüchliche Emotionen, auf die ich nicht vorbereitet war.

«VIELE MENSCHEN ZWEIFELN IHRE ADHS-DIAGNOSE AN, WENN SIE ENDLICH GESTELLT WURDE. FALLS DAS BEI DIR AUCH SO IST, DU BIST NICHT ALLEIN!»

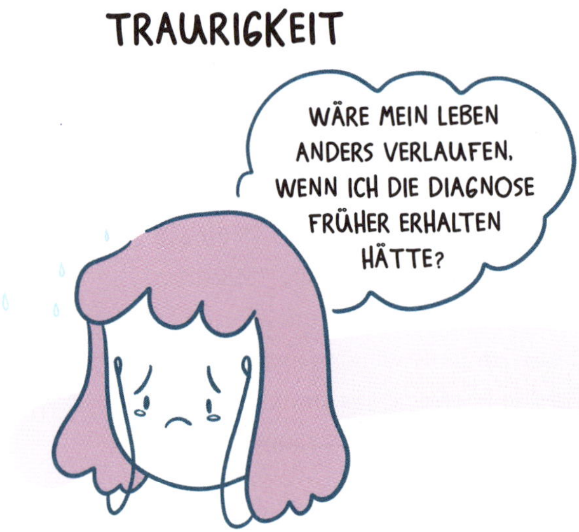
TRAURIGKEIT
WÄRE MEIN LEBEN ANDERS VERLAUFEN, WENN ICH DIE DIAGNOSE FRÜHER ERHALTEN HÄTTE?

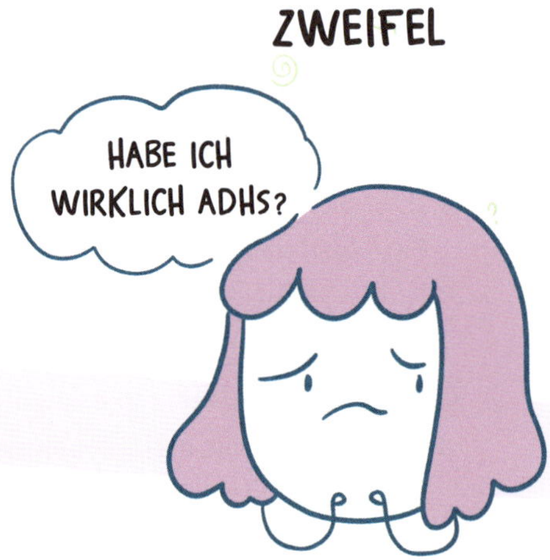
ZWEIFEL
HABE ICH WIRKLICH ADHS?

Nach einer ADHS-Diagnose traurig zu sein, ist normal. Ich war wochenlang ziemlich geknickt. Je nachdem, wie alt du bist, hast du vielleicht das Gefühl, du hättest einen Teil deines Lebens verpasst. Vielleicht denkst du, du hättest vieles anders gemacht, wenn du es früher gewusst hättest. Oder du erkennst im Rückblick, wie deine nicht diagnostizierte ADHS deine Karriere, dein Liebesleben und dein Selbstbewusstsein beeinflusst hat. Es ist okay zu trauern. Lass dir Zeit, und wenn es für dich allein zu viel ist, hol dir Hilfe.

Viele Menschen lassen sich auf ADHS testen, weil sie in Bezug auf ihre Symptome verwirrt oder unsicher sind. Leider zweifeln einige auch nach der ADHS-Diagnose, ob diese zutreffend ist. Sie kommen sich vor wie Hochstapler:innen oder haben Mühe, die Diagnose zu akzeptieren. Mir ging es nach meiner Diagnose selbst so. Dann ist es gut, mit jemandem über deine Gefühle zu reden. Und denk daran: Du kannst immer eine zweite Meinung einholen, wenn sich etwas an deiner Diagnose «schräg» anfühlt.

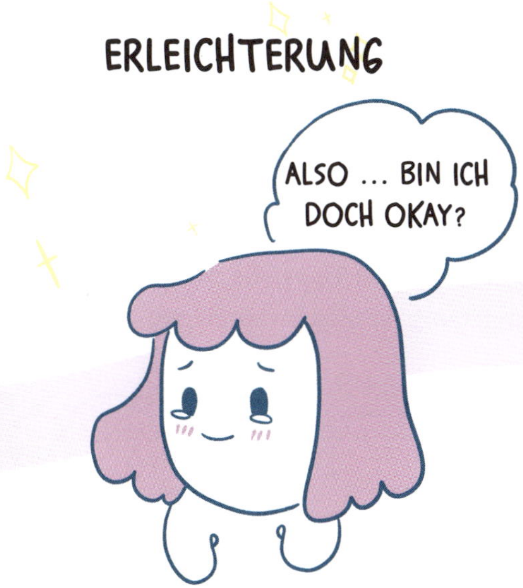
ERLEICHTERUNG
ALSO … BIN ICH DOCH OKAY?

Einige Menschen sind nach ihrer Diagnose sehr erleichtert. Mir ging es damals auch so, als ich mein Testergebnis bekam. Ich verließ die Praxis mit einem Riesengrinsen. Wenn du dich jahrelang gefragt hast, was mit dir nicht stimmt, kann es erleichternd sein, deine Schwierigkeiten endlich einordnen zu können. Falls es dir so geht, genieße es und freue dich über den neu gewonnenen Seelenfrieden.

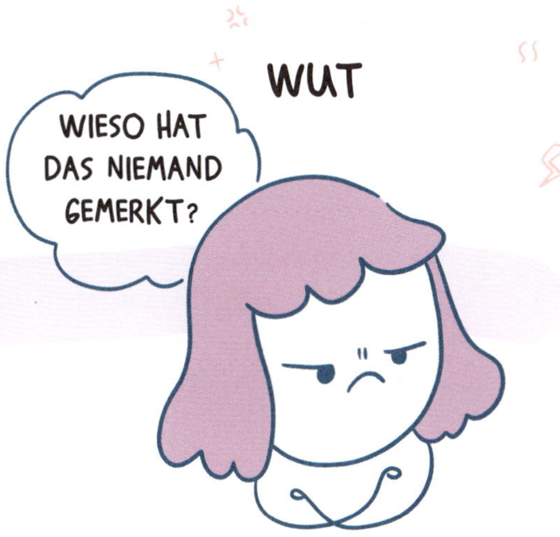
WUT
WIESO HAT DAS NIEMAND GEMERKT?

Falls du nach deiner ADHS-Diagnose vor Wut schäumst, bist du damit nicht allein. Die emotionalen Reaktionen können heftig sein, vor allem, wenn du erst spät diagnostiziert wirst. Ich war definitiv wütend. Vielleicht fragst du dich, warum niemand gemerkt hat, dass du Hilfe gebraucht hättest. Oder du bist wütend, weil du so lange auf deine Testung warten musstest und denkst, wertvolle Lebenszeit verloren zu haben. Diese emotionale Reaktion ist normal, und du solltest versuchen, die Wut zu akzeptieren, wenn sie auftaucht. Sie ist gerechtfertigt.

Über die Diagnose reden

Falls du gerade deine ADHS-Diagnose erhalten hast, ist es normal, mit Freund:innen und Familie darüber sprechen zu wollen. Vielleicht willst du das alles auch lieber für dich behalten. Hier sind ein paar Tipps, die dir helfen können, mit den Menschen in deiner Umgebung darüber zu sprechen:

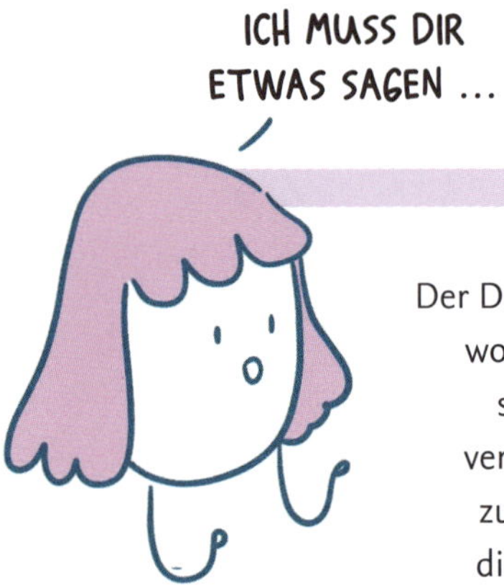

NIMM DIR ZEIT

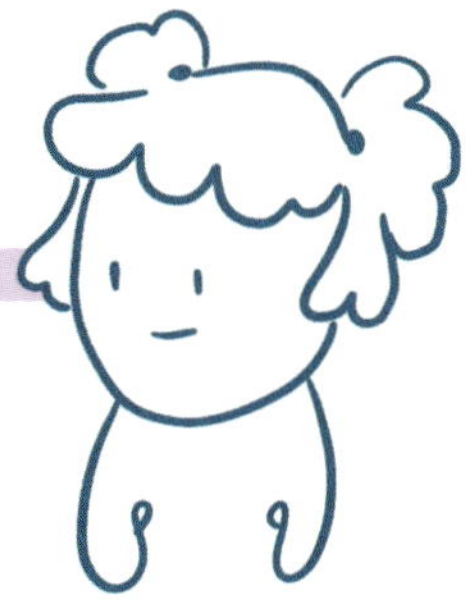

Der Drang, über deinen ADHS-Verdacht sprechen zu wollen, oder deinen Diagnoseweg mit dir nahestehenden Menschen zu teilen, ist okay, aber vergiss nicht, dir Zeit zu nehmen und deinen Weg zu respektieren. Ebenso gut kann es sein, dass du die Neuigkeit lieber noch eine Weile für dich behalten möchtest. Eine ADHS-Diagnose kann sich sehr intim anfühlen, und du hast das Recht, diskret damit umzugehen.

- Ein Tagebuch zu führen, kann helfen, deine Emotionen hinsichtlich der Diagnose zu verarbeiten, ehe du anfängst, darüber zu sprechen.
- Deine Sorgen mit Fachleuten zu besprechen, kann dir helfen, dich auf das Gespräch mit Freund:innen und Familie vorzubereiten.

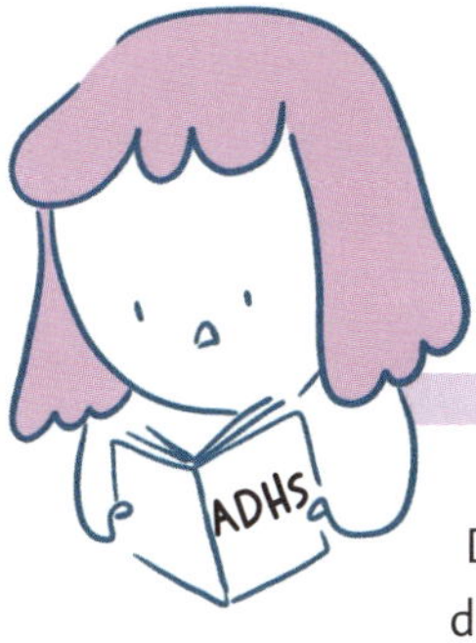

LERNE DAZU

Das Störungsbild von ADHS ist sehr komplex. Je mehr du darüber weißt, desto besser kannst du anderen die Einzelheiten erklären. Es kann sein, dass dir die medizinische Fachperson, die dich diagnostiziert hat, im Anschluss kaum Informationen über ADHS an die Hand gibt. Mir hat damals niemand groß was erklärt. Dich nach deiner Diagnose über ADHS zu informieren, erlaubt dir etwas sehr Wichtiges: Du lernst, dich selbst zu verstehen.

- Ein Online-Forum zum Thema ADHS aufzusuchen kann dir helfen, deine Erfahrungen mit anderen zu teilen und zu verstehen, wie bestimmte Verhaltensweisen mit ADHS zusammenhängen.
- Auch Bücher (wie dieses!) über ADHS zu lesen oder Podcasts zu hören, sind gute Möglichkeiten, etwas über die Komplexität deines Gehirns zu lernen.
- Dir Wissen über ADHS anzueignen, kann dir dabei helfen, Freund:innen und Familie deine Symptome besser zu erklären, und du bekommst vielleicht ein paar Anregungen, wie dein Umfeld dich unterstützen kann.

WIE DU AUF ABLEHNUNG REAGIEREN KANNST

Wenn du über deine Diagnose sprichst, wirst du eventuell auch mit negativen Reaktionen konfrontiert. Das ist schade, aber manche Menschen brauchen mehr Zeit, ehe sie dir zuhören können. Solche Situationen eignen sich natürlich wunderbar, andere hinsichtlich ADHS zum Umdenken zu bewegen, aber denk bitte daran, dass es in deiner Umgebung womöglich Leute gibt, die deine Erfahrungen nicht verstehen können oder wollen.

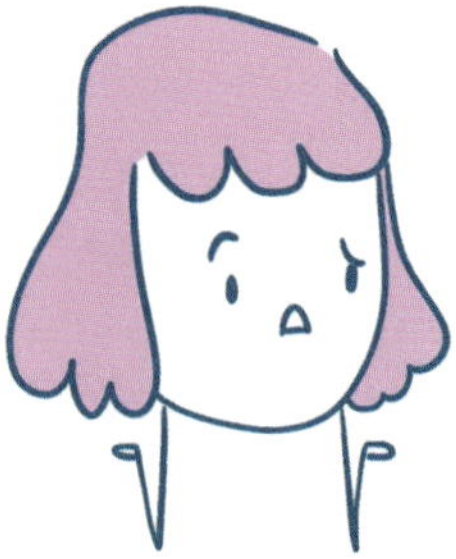

- Ältere Menschen können Probleme haben, ADHS zu verstehen. Vielleicht entstammen sie einer Generation, in der über psychische Gesundheit nicht gesprochen wurde. Wenn du also mit deiner Großmutter oder anderen Familienmitgliedern sprichst, mach dich auf ein paar überraschende Kommentare gefasst (glaub mir, ich weiß, wovon ich spreche!).
- Falls du dich entschließt, über deine Diagnose zu sprechen und auf Ablehnung stößt, sei dir bewusst, dass du nicht für deine Sache kämpfen musst, wenn du nicht willst. Menschen, die offen mit ihrer Diagnose umgehen, können wunderbar Wege ebnen, um das Bewusstsein für ADHS zu erhöhen. Aber wenn du das Gefühl hast, das Thema nicht so behandeln zu können, ist das auch okay. Du musst deine Energie nicht darauf verschwenden, Menschen, die nicht offen für das Thema sind, zum Umdenken zu bewegen.

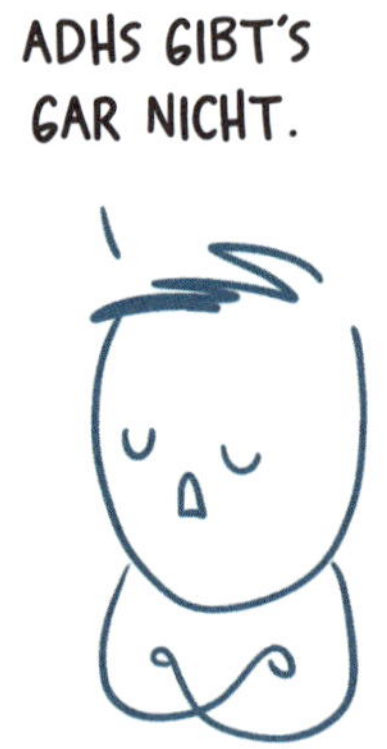

Unterstützung finden

Mit der Diagnose fängt deine Reise erst an. Jetzt ist es an der Zeit, nach Möglichkeiten zu suchen, die dir das Leben leichter machen.

KOGNITIVE VERHALTENS-THERAPIE (KVT) UND MEDIKAMENTE KÖNNEN DIR HELFEN, DEINE SYMPTOME IN DEN GRIFF ZU BEKOMMEN.

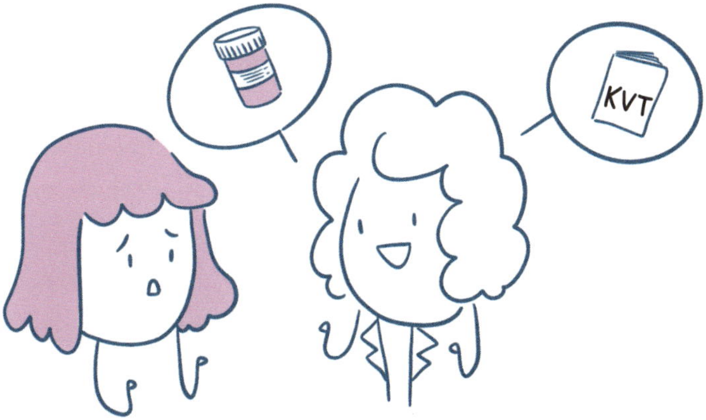

FINDE DEN RICHTIGEN THERAPIEANSATZ

ADHS ist nicht heilbar. Aber es gibt viele Dinge, die du ausprobieren kannst, um die negativen Auswirkungen von ADHS-Symptomen auf dein Leben einzuschränken. Therapeutische Ansätze wie kognitive Verhaltenstherapie (KVT) können dir helfen, deine Impulsivität zu reduzieren und deine emotionale Stabilität zu erhöhen. Auch Medikamente sind ein interessanter Lösungsansatz, der einen Versuch wert sein kann. Sprich mit deiner medizinischen Fachperson, um den richtigen therapeutischen Weg für dich zu finden.

MEDIKAMENTE NEHMEN BEI ADHS?

Die Entscheidung, deine ADHS mit Medikamenten zu behandeln, ist absolut persönlich. Für manche Menschen sind die Nebenwirkungen (wie Appetitlosigkeit, Schlafstörungen, Kopfschmerzen) nur schwer erträglich, während andere die Medikamente als äußerst unterstützend empfinden. Welchen Weg du auch wählst, denk immer daran, dass es allein deine Entscheidung ist. Ich kenne Menschen, die auf Medikamente verzichten können, und andere, denen es mit ihren Medikamenten sehr gut geht. Wir alle sollten die Entscheidungen anderer respektieren.

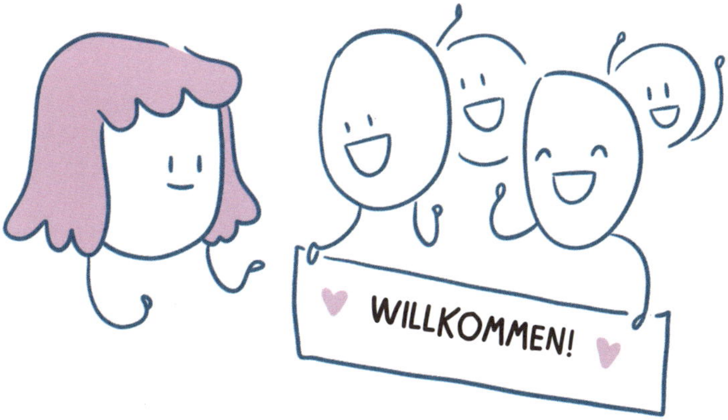

EINE COMMUNITY VON MENSCHEN MIT ADHS ZU FINDEN, HILFT DIR DABEI, DICH WENIGER ALLEIN ZU FÜHLEN.

SUCH DIR DEINE COMMUNITY

Falls du vor Kurzem eine ADHS-Diagnose bekommen hast: Es gibt Online-Communitys, denen du beitreten kannst. Dort findest du Unterstützung, wenn du Angst hast, mit Freund:innen und Familie über deine Diagnose zu sprechen. Vielleicht findest du dort auch Anregungen, die dir helfen, alltägliche Herausforderungen zu meistern. Vor allem aber wirst du merken, dass Menschen mit ADHS zwar unterschiedlich sind, aber viele Probleme und Erfahrungen teilen. Wer weiß? Vielleicht entwickeln sich im Laufe der Zeit sogar neue Freundschaften!

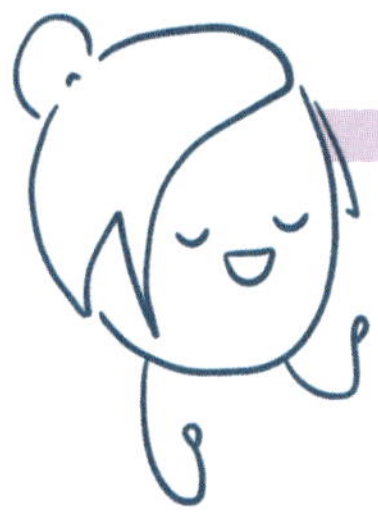

BITTE UM ENTGEGENKOMMEN

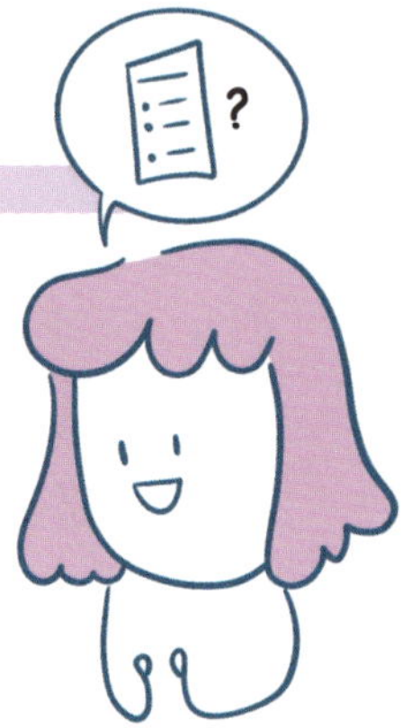

Ob Studium oder Job, wahrscheinlich beeinflusst ADHS auch bei dir Alltag und Produktivität. Hab keine Angst, um ein Entgegenkommen zu bitten, wenn du Probleme hast. Schon Kleinigkeiten können helfen, dir das Gefühl zu geben, unterstützt zu werden und produktiver zu sein. Auf dieser Seite findest du ein paar Ideen für hilfreiche Anpassungen.

UNTERSTÜTZUNG DURCH EIN NETTES TEAM

Verabrede dich regelmäßig mit Kolleg:innen, um die Verbindlichkeit zu steigern.

Verwende Emojis in Nachrichten, um Gefühle hervorzuheben und Missverständnisse zu vermeiden.

Halte regelmäßig Rücksprache, um den Nutzen der Anpassungen zu prüfen.

DEN ARBEITSPLATZ ANPASSEN

Nutze ein Stehpult anstelle eines Schreibtisches.

Sorge für ein möglichst ruhiges Arbeitsumfeld.

Bitte um ein Whiteboard für Visualisierungstechniken.

EFFIZIENT KOMMUNIZIEREN

Zeichne Meetings auf, statt mitzuschreiben.

Schaffe dir Zeitfenster für konzentriertes Arbeiten ohne Störfaktoren (E-Mails, Messages usw.).

Bitte um schriftlich statt mündlich formulierte Aufträge.

Mit der offiziellen ADHS-Diagnose endet deine (manchmal sehr lange) Diagnose-Reise. Gleichzeitig beginnt eine neue. Ob der Start nun leicht oder holprig war, die neuen Informationen helfen dir, dich besser zu verstehen und für deine Bedürfnisse einzutreten. Im nächsten Kapitel lernst du Begriffe und Worte kennen, die dir helfen können, deine Erfahrungen zu beschreiben und zu teilen. Und denk daran:

Heftige und verwirrende Gefühle im Anschluss an eine Diagnose sind normal.

Du kannst über deine Diagnose sprechen oder sie für dich behalten. Das ist allein deine Entscheidung.

Wenn die ADHS-Diagnose feststeht, hast du viele Möglichkeiten, dir Unterstützung zu suchen.

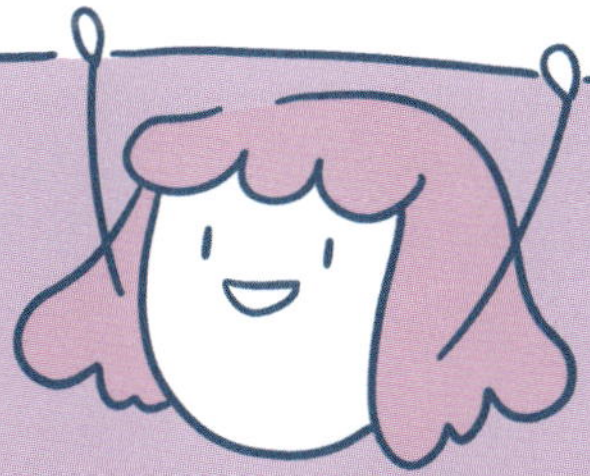

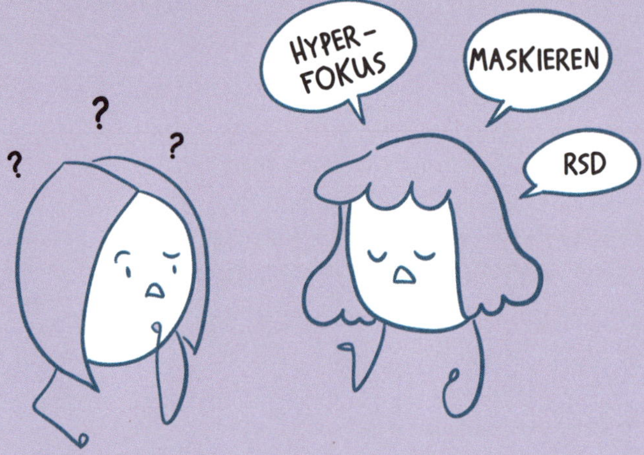

KLEINES ADHS-GLOSSAR

KAPITEL 4

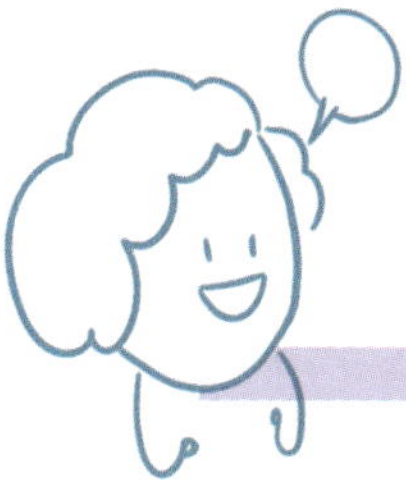

ABDRIFTEN ODER ZONING OUT

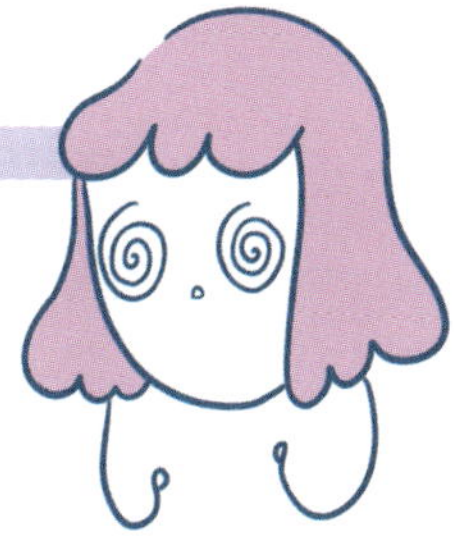

Abdriften beschreibt das Gefühl, sich nicht bewusst zu sein, was um einen herum passiert, z. B. in einer Unterhaltung. Das passiert jedem ab und zu. Bei Menschen mit ADHS kann das aber mehrmals täglich so sein. Außerdem ist es manchmal ziemlich tricky, wenn man seinem Gegenüber erklären muss, dass man von den letzten zwei Minuten kein Wort mitbekommen hat.

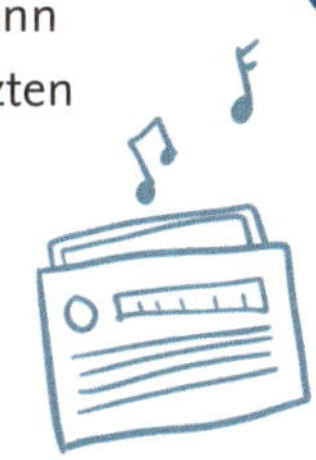

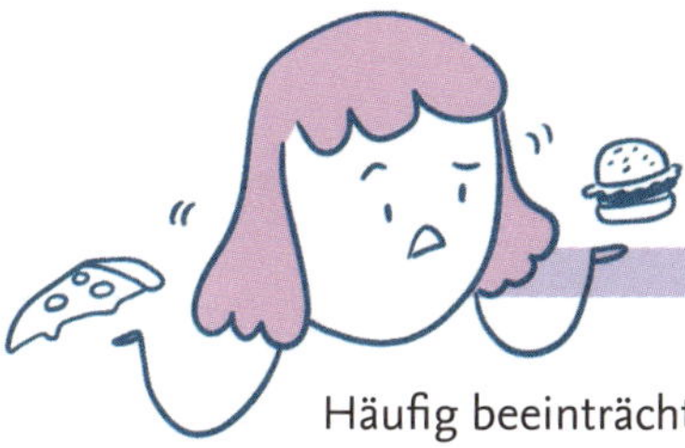

ANALYSEPARALYSE

Häufig beeinträchtigt ADHS die Fähigkeit, schnelle Entscheidungen zu fällen. Das liegt daran, dass Entscheidungen treffen – auch die kleinen (zum Beispiel, was es zum Abendessen geben soll) – ein komplexer Vorgang ist, der mehrere Fähigkeiten erfordert. Um eine Entscheidung zu treffen, musst du verschiedene Optionen abwägen, sie dir merken und vergleichen. Wenn dann noch Zeitdruck dazukommt, ist es kein Wunder, dass wir «stecken bleiben» und das Gefühl haben, es sei unmöglich, eine Entscheidung zu fällen. Dann kann es schon mal passieren, dass du zum Abendbrot Erdnussbutter aus dem Glas isst.

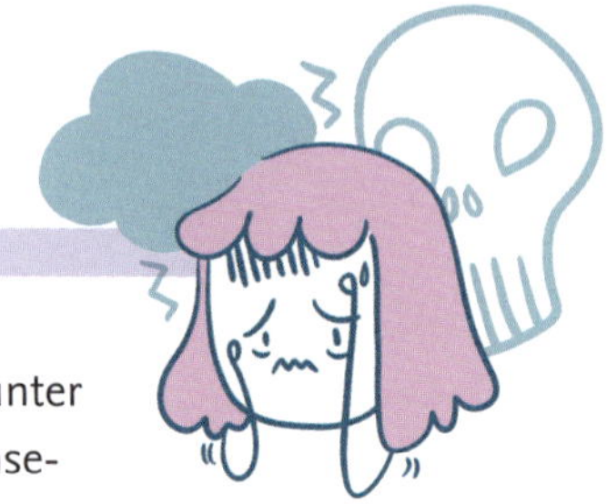

ANGST

Bei Erwachsenen mit ADHS ist die Wahrscheinlichkeit, unter Angstzuständen zu leiden, 2,5 Mal höher als bei Erwachsenen ohne ADHS. Oft werden ADHS-Symptome mit Symptomen einer generalisierten Angststörung wie z. B. Unruhe, Konzentrationsschwierigkeiten, Ängstlichkeit oder Sorgen verwechselt, selbst von Fachleuten. Machst du dir ständig Sorgen, weil du eine Angststörung hast, oder sind deine Ängste die Folge von nicht behandelten ADHS-Symptomen? Wenn du auch nur den geringsten Zweifel hast, ist es gut, dich explizit als jemand mit ADHS auf eine Angststörung testen zu lassen.

ARBEITSGEDÄCHTNIS

Das Arbeitsgedächtnis bezeichnet die kognitive Fähigkeit unseres Gehirns, kurzfristig Informationen zu speichern, z. B., was du in einem Gespräch antworten willst oder wo du dein Auto geparkt hast. Bei vielen Menschen mit ADHS ist das Arbeitsgedächtnis schwächer oder wegen unserer ADHS-Symptome weniger gut ausgeprägt. Der Umgang damit kann frustrierend sein, wenn man auf das Gehirn angewiesen ist, um aufzupassen und bestimmte Informationen abzuspeichern.

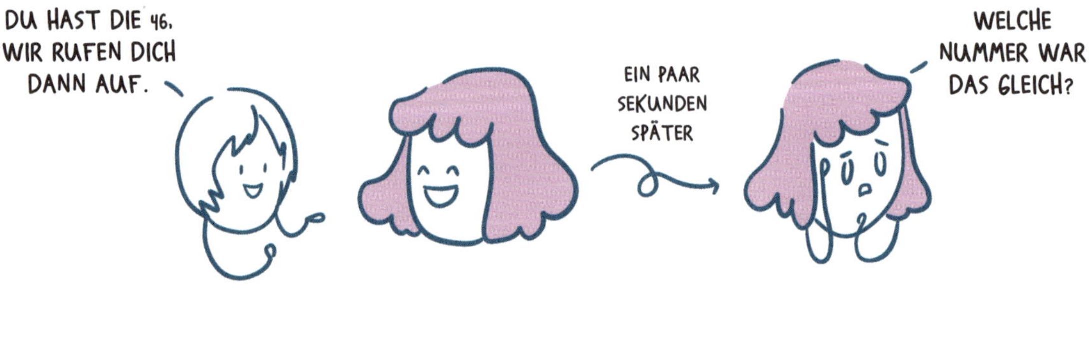
DU HAST DIE 46. WIR RUFEN DICH DANN AUF.
EIN PAAR SEKUNDEN SPÄTER
WELCHE NUMMER WAR DAS GLEICH?

MANCHMAL HABEN MENSCHEN MIT **ADHS** PROBLEME, ZUR RUHE ZU KOMMEN, WEIL SIE **PANIK DAVOR HABEN, «FAUL» ZU WIRKEN.**

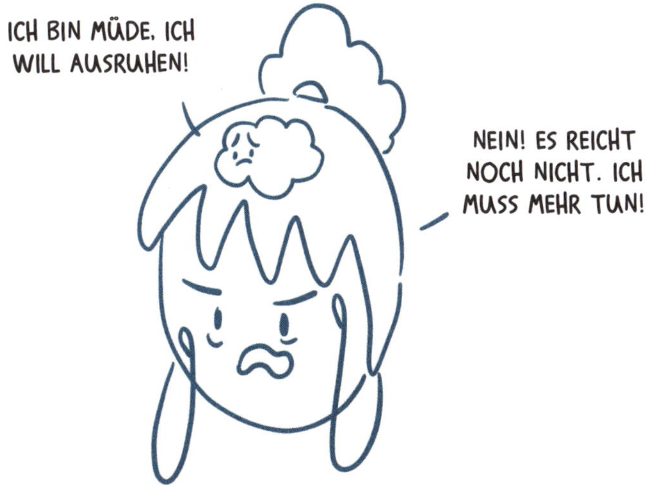
ICH BIN MÜDE, ICH WILL AUSRUHEN!
NEIN! ES REICHT NOCH NICHT. ICH MUSS MEHR TUN!

BURN-OUT

Menschen mit ADHS sind häufig von Burn-out betroffen. Vielleicht überkompensierst du bei der Arbeit oder überspielst bei Begegnungen mit Freund:innen oder Familie, dass du gedanklich abdriftest. Mit deinen Symptomen zurechtzukommen ist nicht leicht und kann zu Erschöpfung und Burn-out führen. Bei mir war es ein erneuter Burn-out mit 29, der mir gezeigt hat, dass etwas nicht stimmt, und der mich endlich dazu brachte, mich auf ADHS testen zu lassen.

DIE «ADHS-STEUER»

Menschen mit ADHS sind täglich mit einer Vielzahl von Herausforderungen konfrontiert. Einige davon können uns tatsächlich Geld kosten. In der ADHS-Community heißt das Phänomen «ADHS-Steuer». Das kann bedeuten, dass bei dir im Kühlschrank immer wieder etwas vergammelt, dass du ständig Mahngebühren bezahlst, weil du Bücher nicht rechtzeitig zurückbringst, Rechnungen nicht pünktlich bezahlst oder deine Abos nicht kündigst. Mein schlimmstes Beispiel: Die Beiträge für das Fitnessstudio, die ich noch bezahlte, obwohl ich schon vor Jahren in eine andere Stadt gezogen war!

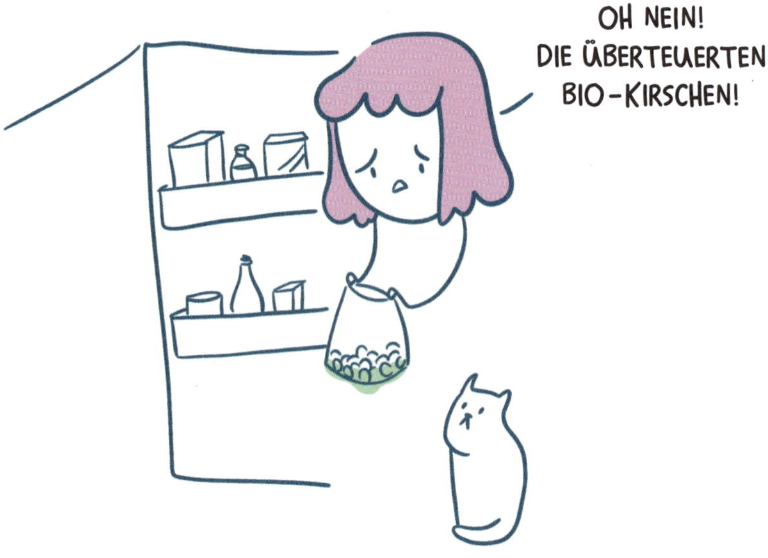

EMOTIONALE DYSREGULATION

ANDERE LEUTE | **ICH**

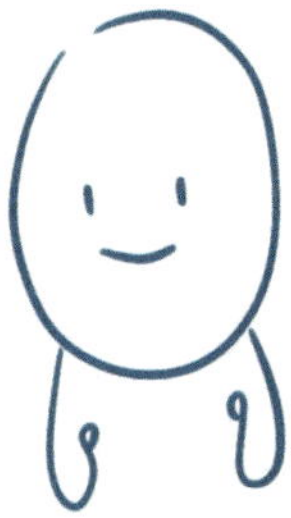

ENTHUSIASMUS

Unter emotionaler Dysregulation versteht man eine emotionale Reaktion außerhalb der traditionell akzeptierten Norm. Obwohl dieses Merkmal nicht zu den offiziellen Diagnose-Kriterien gehört, wird es von vielen als übersehenes ADHS-Symptom betrachtet.

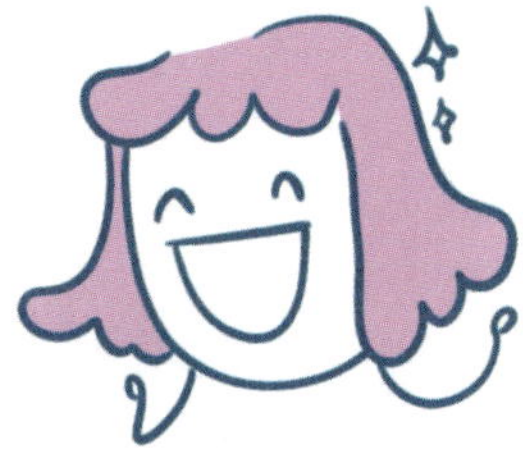

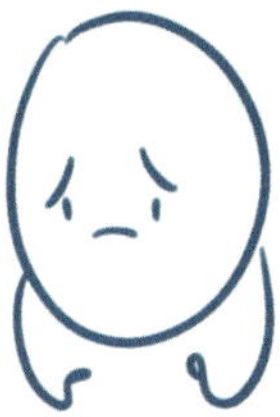

TRAURIGKEIT

Fällt es dir oft schwer, dich nach Gefühlen von Wut wieder zu beruhigen? Findest du deinen Enthusiasmus übertrieben, wenn ein Thema dich begeistert? Bist du schneller traurig als andere? Damit bist du nicht allein.

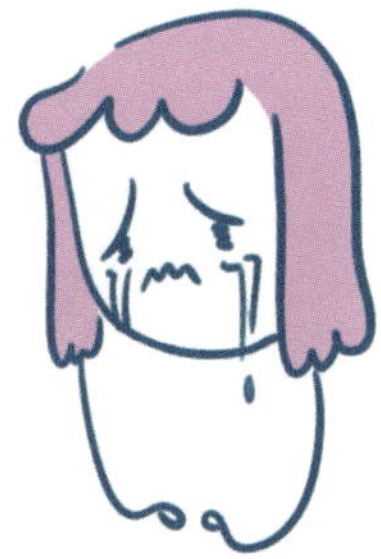

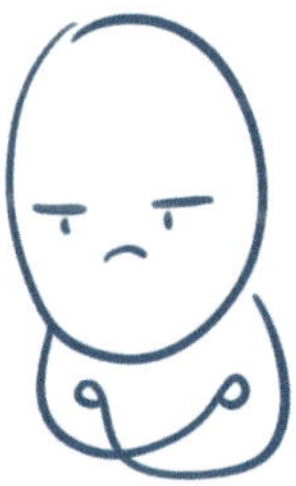

WUT

Wenn emotionale Dysregulation unentdeckt bleibt, kann das zu Fragen führen wie «Warum habe ich so reagiert?» oder «Wieso bin ich immer ‹zu viel›?».

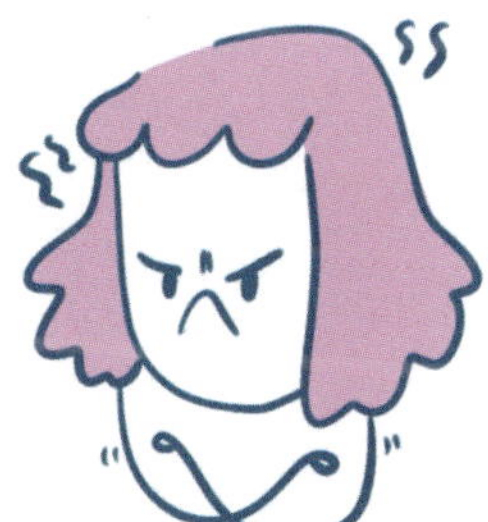

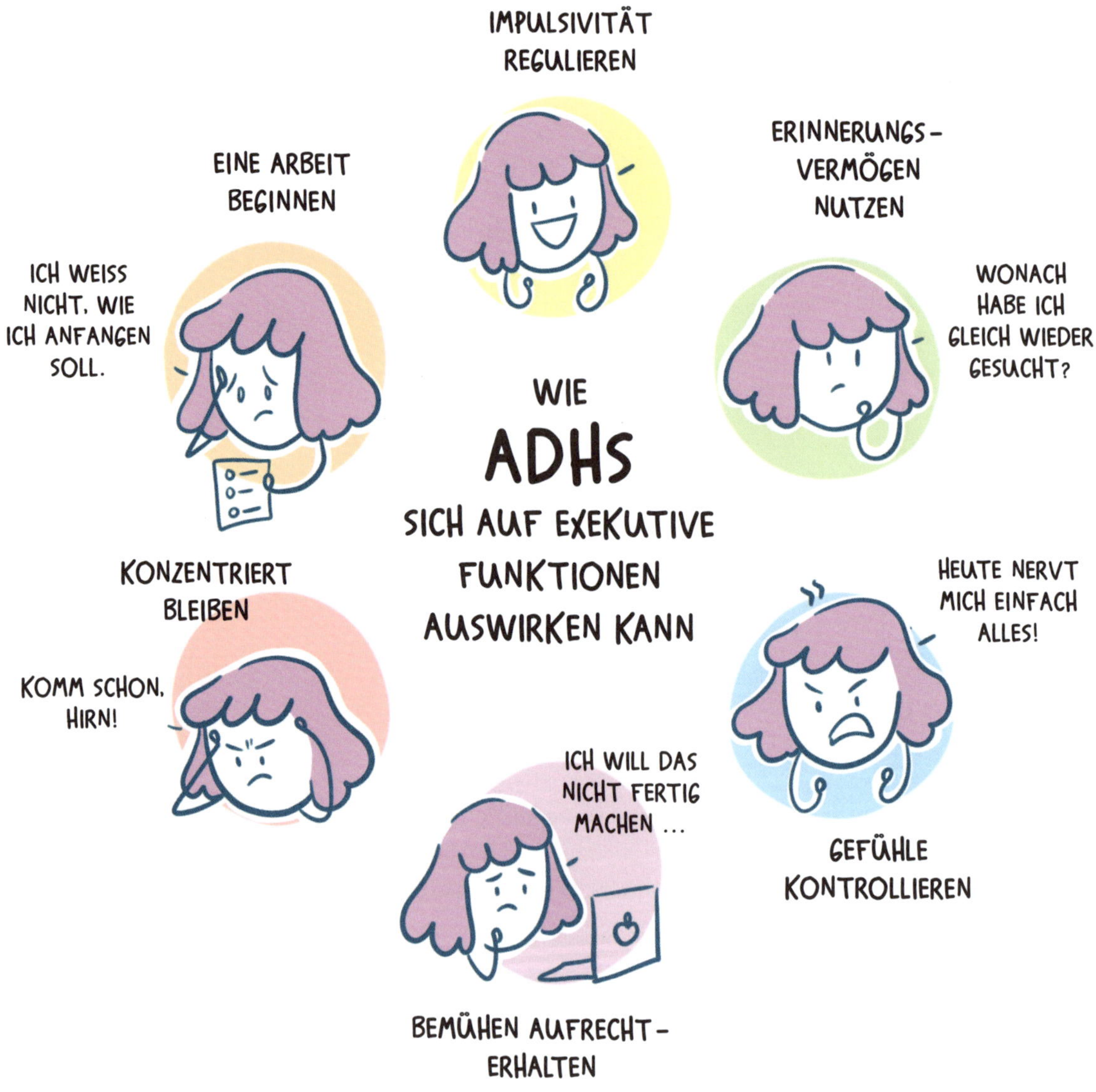
WIE
ADHS
SICH AUF EXEKUTIVE
FUNKTIONEN
AUSWIRKEN KANN
IMPULSIVITÄT
REGULIEREN
ERINNERUNGS-
VERMÖGEN
NUTZEN
WONACH
HABE ICH
GLEICH WIEDER
GESUCHT?
HEUTE NERVT
MICH EINFACH
ALLES!
GEFÜHLE
KONTROLLIEREN
ICH WILL DAS
NICHT FERTIG
MACHEN …
BEMÜHEN AUFRECHT-
ERHALTEN
KONZENTRIERT
BLEIBEN
KOMM SCHON,
HIRN!
EINE ARBEIT
BEGINNEN
ICH WEISS
NICHT, WIE
ICH ANFANGEN
SOLL.

EXEKUTIVE FUNKTIONEN

Exekutive Funktionen erlauben uns, zu denken, ehe wir handeln, uns Szenarien vorzustellen, Versuchungen zu widerstehen und uns zu konzentrieren. ADHS beeinflusst diese Funktionen, und vielleicht kannst du dir deshalb keine Telefonnummern merken, hast Probleme mit der Aufmerksamkeit oder fällst anderen ständig ins Wort. Exekutive Dysfunktion kann sich auf dein Berufs- oder Privatleben auswirken. Aber es gibt verschiedene Übungen und Aktivitäten, die helfen, diese Dysfunktion zu verbessern, z. B. Gedächtnistraining und Musizieren.

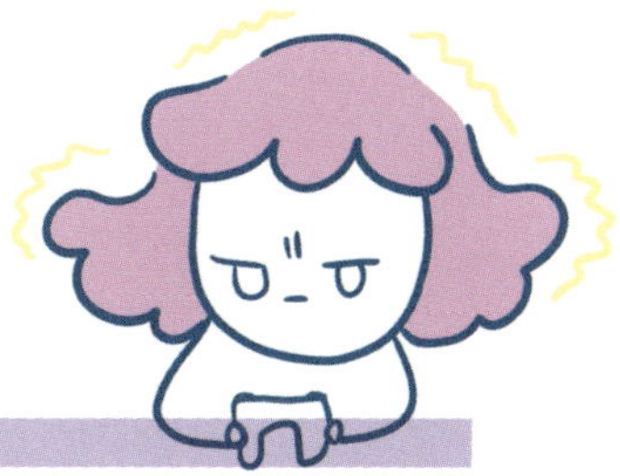

HYPERFOKUS

Hyperfokus beschreibt einen Zustand höchster Konzentration. Es fühlt sich an, als wärst du in einer Blase. Vielleicht verlierst du sogar dein Zeitgefühl, registrierst andere Leute nicht mehr und ignorierst deine Bedürfnisse, vergisst zu trinken, zu essen oder aufs Klo zu gehen. Unnötig zu erwähnen, dass du dich im Anschluss an diesen Zustand erschöpft, hungrig und sehr unwohl fühlen kannst.

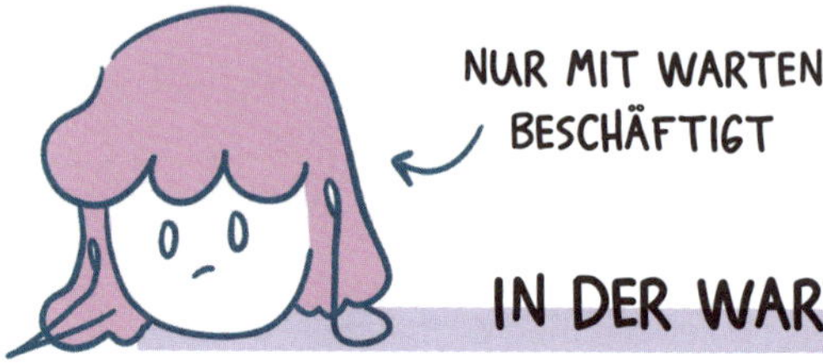

IN DER WARTESCHLEIFE

Menschen mit ADHS haben oft das Gefühl, in der Warteschleife festzustecken. Wenn du z. B. um 15:00 Uhr einen Termin hast, kann es sein, dass du dich den ganzen Tag auf nichts anderes konzentrieren kannst, weil die Erwartung des Termins einen Großteil deiner Aufmerksamkeit bindet.

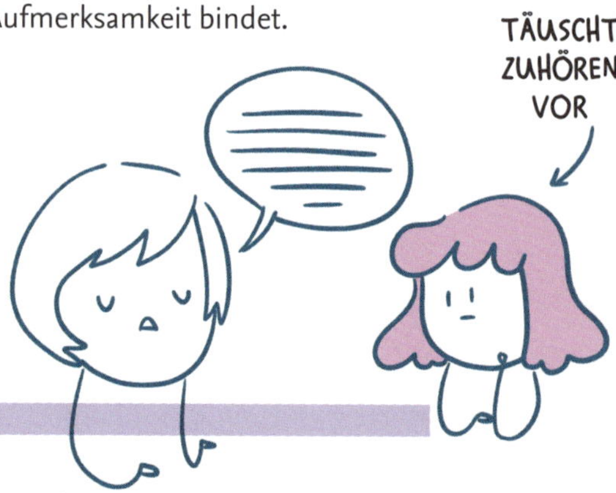

MASKIEREN

Maskieren bedeutet, deine Merkmale zu verbergen, um «normal» zu wirken. Die Tendenz, ADHS-Verhalten zu verstecken, variiert von Person zu Person sehr stark. Manche sind so gut darin (ob bewusst oder unbewusst), dass sie mit einer anderen Störung fehldiagnostiziert werden oder ihre ADHS unentdeckt bleibt. Deshalb ist es wichtig, die Person, die dich testet, darauf aufmerksam zu machen, wenn du während der ADHS-Testung dein Verhalten anpasst oder tarnst.

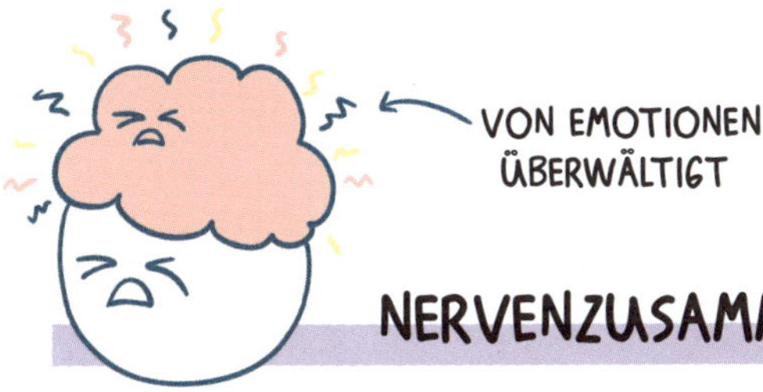

NERVENZUSAMMENBRÜCHE

Menschen mit ADHS erleben Nervenzusammenbrüche, weil es für sie schwer ist, Gefühle wie Frustration, Wut oder Überwältigung zu regulieren. Diese extreme emotionale Reaktion kann auch durch sensorische Überlastung ausgelöst werden. Ich habe mich fast mein ganzes Erwachsenenleben für meine Nervenzusammenbrüche geschämt. Seit ich die Trigger und Warnzeichen kenne, kann ich rechtzeitig eine Pause einlegen.

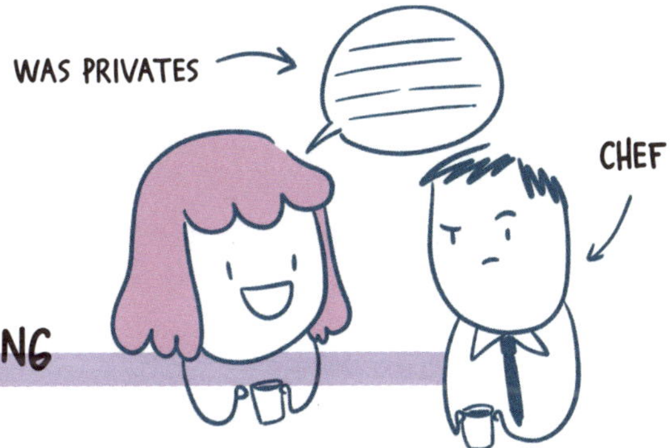

OVERSHARING

Weil viele Menschen mit ADHS sehr impulsiv sind, erzählen sie anderen oft mehr, als sie eigentlich wollen. Persönliches zu erzählen ist okay, wenn du das möchtest, aber «oversharing», wörtlich «zu viel teilen», kann dir hinterher oft leidtun. Es kann sogar sein, dass du dich nach bestimmten Situationen, in denen du deine Impulsivität nicht im Griff hattest, für das, was du erzählt hast, schämst. Es ist nicht sehr erfreulich, wenn dir plötzlich klar wird, dass du deinen Chef eine ganze Viertelstunde lang mit den Kosenamen für deine Katze gelangweilt hast!

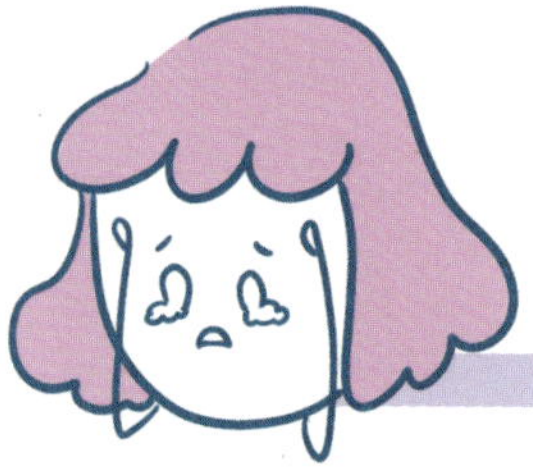

RSD

Der Begriff *Rejection Sensitive Dysphoria* (RSD) wird in der ADHS-Community benutzt, um die extreme Empfindlichkeit bei Zurückweisung zu beschreiben, die manche Menschen mit ADHS erleben. Menschen mit RSD beschreiben die Erfahrung, zurückgewiesen oder kritisiert zu werden, als unerträglichen Schmerz. RSD ist keine medizinische Diagnose, aber manche Fachärzt:innen betrachten das Konzept als hilfreich, um die emotionale Dysregulation von Menschen mit ADHS zu beschreiben.

STIMMUNGSSCHWANKUNGEN

Da Menschen mit ADHS oft unter emotionaler Dysregulation leiden, können ihre Tage von Stimmungsschwankungen bestimmt sein. In Kombination mit Impulsivität kann die Schwierigkeit, unsere Emotionen zu zügeln, dazu führen, dass wir im Laufe des Tages ganz verschiedene Stimmungen erleben. Beim Aufwachen ängstigt dich der Gedanke an deine To-do-Liste, wenn du Freund:innen von deinem neusten Projekt erzählst, erlebst du einen Begeisterungssturm. Dieses Wechselbad der Gefühle ist anstrengend. Kein Wunder, dass du mittendrin plötzlich total erschöpft bist!

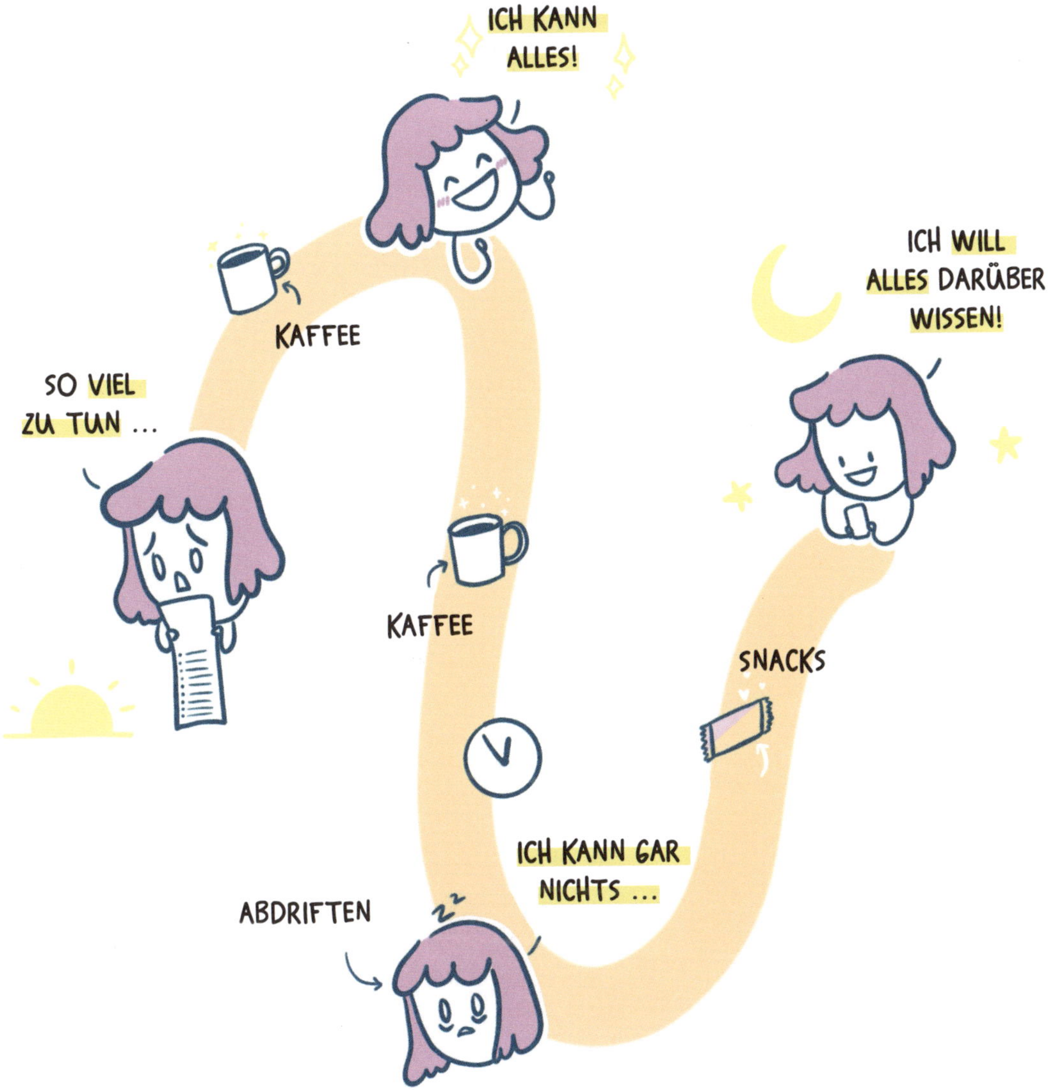
SO VIEL
ZU TUN …
KAFFEE
ICH KANN
ALLES!
KAFFEE
ABDRIFTEN
ICH KANN GAR
NICHTS …
SNACKS
ICH WILL
ALLES DARÜBER
WISSEN!

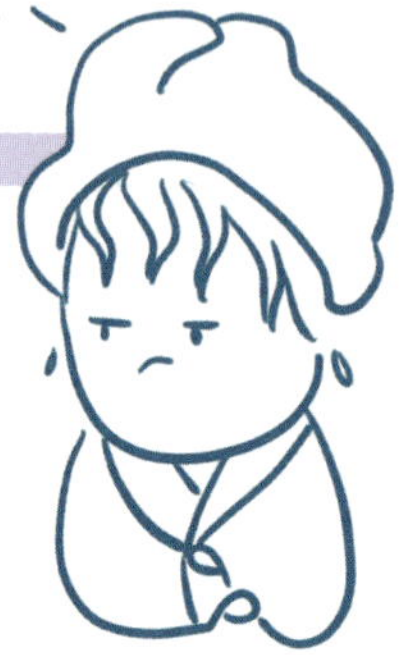
DU BIST FRÜH
DRAN ...

ÜBERKOMPENSATION

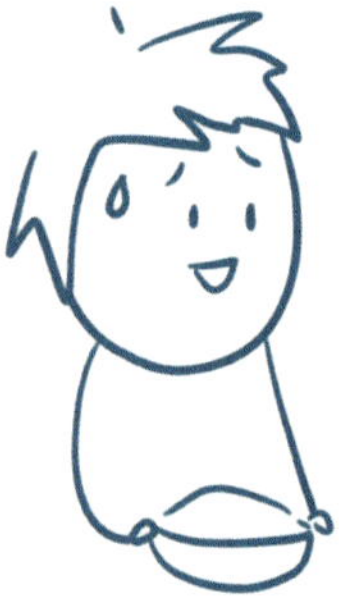
ICH HABE
GUACAMOLE
MITGEBRACHT!

Im Laufe unseres Lebens mit ADHS entwickeln wir oft Gewohnheiten und Fähigkeiten, um Symptome zu kompensieren. Zum Beispiel haben viele Menschen mit ADHS Probleme mit dem Zeitgefühl und kommen zu privaten Verabredungen oder beruflichen Terminen oft zu spät. Damit das nicht passiert, entwickeln manche Menschen mit ADHS die Gewohnheit, immer zu früh zu kommen. Diese Form der Überkompensation kann zu neuen Problemen führen. Vielleicht entwickelst du Angstzustände, weil du ständig versuchst, die Probleme vorauszusehen, die deine ADHS-Merkmale verursachen könnten (z. B. kannst du keine E-Mail verschicken, ohne sie mindestens zehn Mal gelesen zu haben).

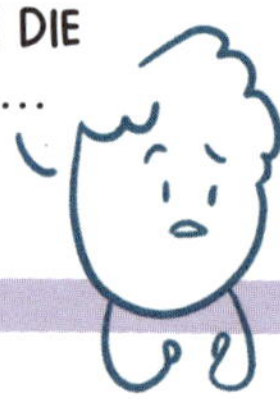
IN EINER
VIERTELSTUNDE
KOMMEN DIE
GÄSTE ...

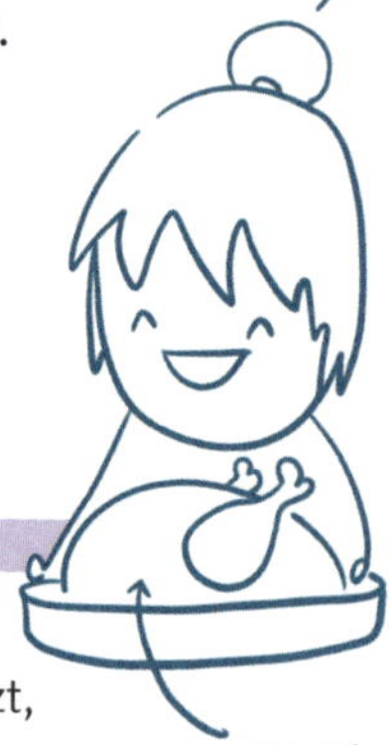
PERFEKT
TIMING!
NOCH
GEFROREN

«ZEITBLINDHEIT»

Der Begriff «Zeitblindheit» wird in der ADHS-Community benutzt, um mangelndes Zeitgefühl zu beschreiben. Menschen mit ADHS berichten häufig von Problemen mit dem Zeitmanagement. Ihr «Zeithorizont», wie weit sie Gedanken in die Zukunft projizieren können, ist oft begrenzter als bei neurotypischen Menschen. Kommt Hyperfokus dazu, bleiben Menschen mit ADHS manchmal in «Interessenblasen» stecken, verlieren die Zeit aus dem Blick und kommen z. B. wegen einem faszinierenden Artikel oder Video zu spät zur Arbeit.

In diesem Kapitel haben wir uns mit einigen Grundbegriffen beschäftigt, mit denen Menschen in der ADHS-Community ihre Symptome beschreiben. Über die richtigen Worte zu verfügen, um von unserem Leben mit ADHS zu erzählen, ist wesentlich, um verstehen und erklären zu können, was wir Tag für Tag erleben.

Im nächsten Teil des Buchs begleitest du mich durch einen ganz normalen Tag mit ADHS. Du wirst sehen, dass die Funktionsweise unseres Gehirns Einfluss auf jeden einzelnen Aspekt unseres Alltags haben kann. Und denk daran:

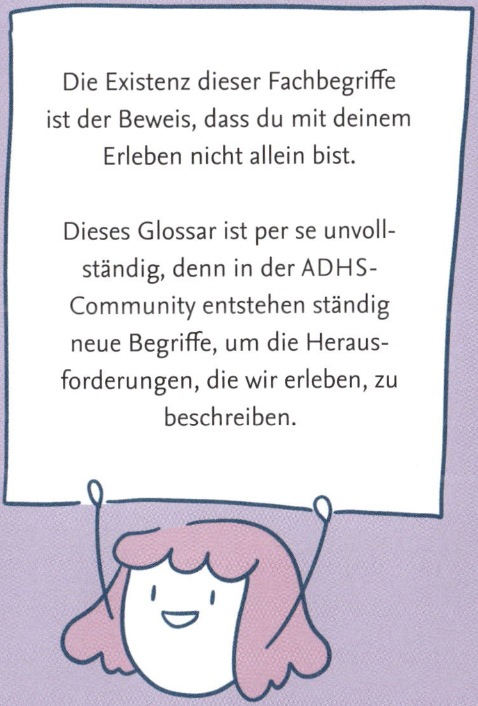

TEIL 2

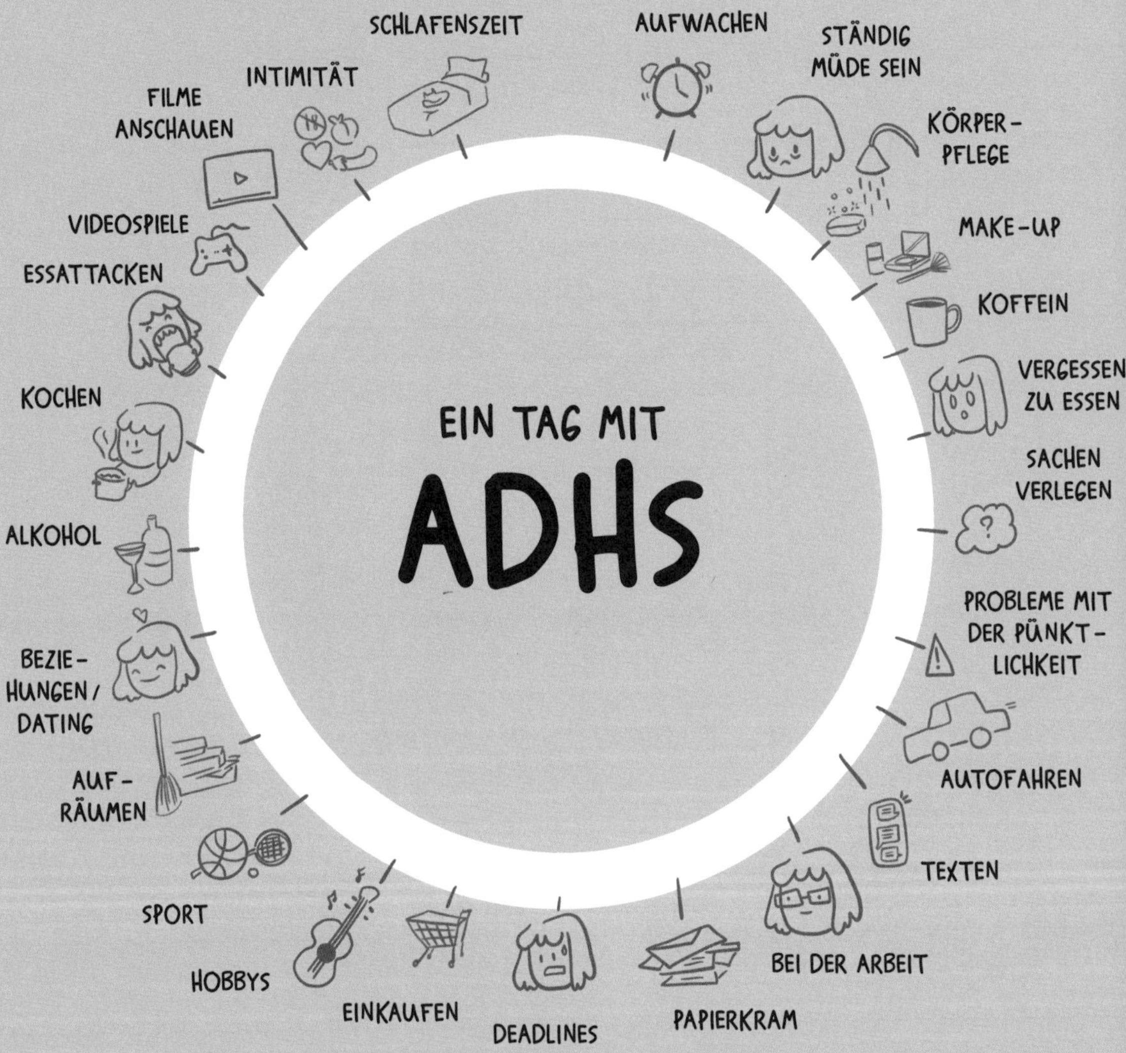
EIN TAG MIT
ADHS
AUFWACHEN
STÄNDIG MÜDE SEIN
KÖRPERPFLEGE
MAKE-UP
KOFFEIN
VERGESSEN ZU ESSEN
SACHEN VERLEGEN
PROBLEME MIT DER PÜNKTLICHKEIT
AUTOFAHREN
TEXTEN
BEI DER ARBEIT
PAPIERKRAM
DEADLINES
EINKAUFEN
HOBBYS
SPORT
AUFRÄUMEN
BEZIEHUNGEN / DATING
ALKOHOL
KOCHEN
ESSATTACKEN
VIDEOSPIELE
FILME ANSCHAUEN
INTIMITÄT
SCHLAFENSZEIT

Wie ist es, mit ADHS zu leben? Diese Frage habe ich mir oft gestellt, vor und nach der Diagnose. Die Theorie war mir klar, aber ich war auf der Suche nach konkreten Beispielen, wie ADHS mein Leben, meinen tatsächlichen Alltag, beeinflusst. Von dem Moment, wenn ich aufwache, bis zu dem Moment, wenn ich (unter großen Anstrengungen) wieder einschlafe. Dein Tag wird von ADHS-Symptomen geformt. Lass uns gemeinsam den Einfluss von ADHS auf dein Leben beleuchten, damit du mit dir ins Reine kommen und gute Lösungen für dich finden kannst.

EIN TAG MIT ADHS

Aufwachen

PROBLEME, MORGENS AUS DEM BETT ZU KOMMEN, KENNT JEDE:R. FÜR MENSCHEN MIT ADHS IST ES OFT NOCH SCHWIERIGER …

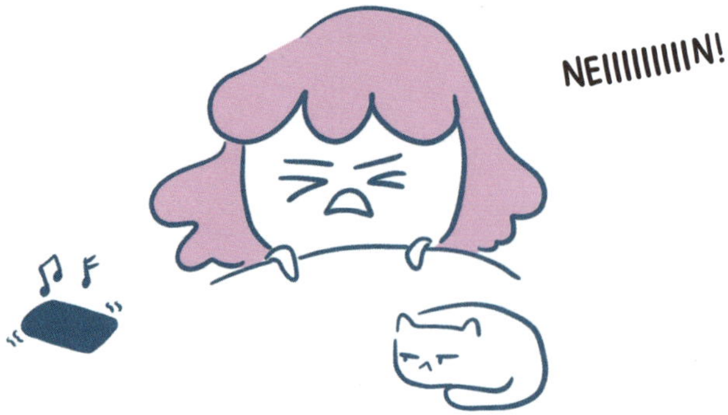

MEINE ERFAHRUNG

Ich habe fast jeden Morgen Probleme mit dem Aufstehen. Was ich auch tue, ich brauche Stunden, um aus meinem warmen Bett zu kommen. Weil ich oft erst spät einschlafe (dazu nachher mehr), brauche ich ziemlich lange, bis ich mich wirklich wach fühle. Doch damit geht der Ärger erst los. Um wach zu werden, greife ich zu meinem Smartphone, und das öffnet Tür und Tor zu zahllosen Ablenkungen. Deshalb komme ich häufig zu spät, selbst wenn ich wie durch ein Wunder mal pünktlich aufwache!

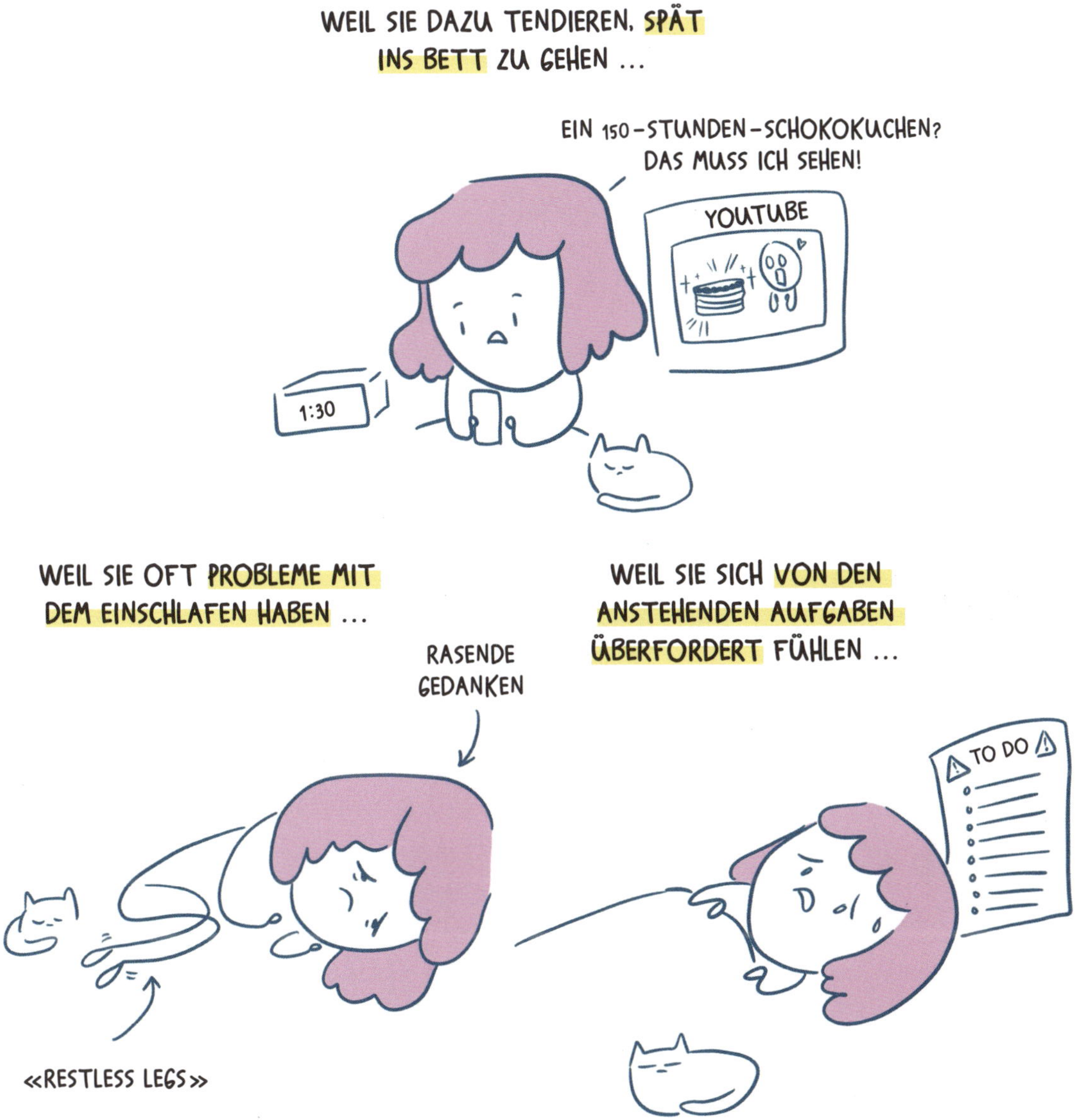
WEIL SIE DAZU TENDIEREN, SPÄT INS BETT ZU GEHEN …
EIN 150-STUNDEN-SCHOKOKUCHEN? DAS MUSS ICH SEHEN!
YOUTUBE
1:30
WEIL SIE OFT PROBLEME MIT DEM EINSCHLAFEN HABEN …
RASENDE GEDANKEN
«RESTLESS LEGS»
WEIL SIE SICH VON DEN ANSTEHENDEN AUFGABEN ÜBERFORDERT FÜHLEN …
TO DO

ODER WEIL SIE SICH **LEICHT ABLENKEN** LASSEN …

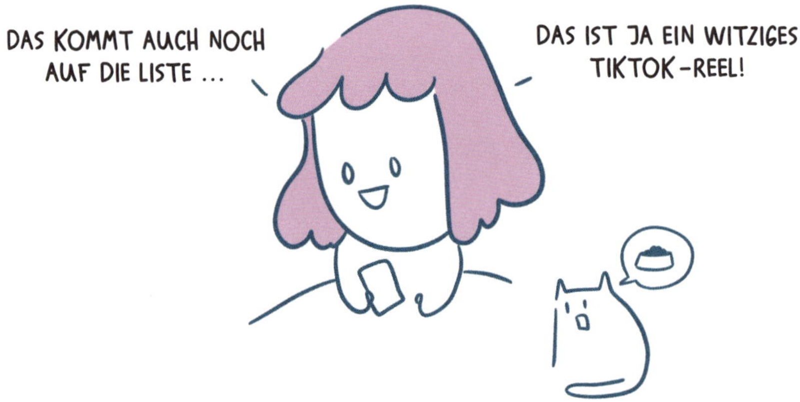
DAS KOMMT AUCH NOCH AUF DIE LISTE …
DAS IST JA EIN WITZIGES TIKTOK-REEL!

BIS SIE MERKEN, DASS SIE **VIEL ZU SPÄT** DRAN SIND!

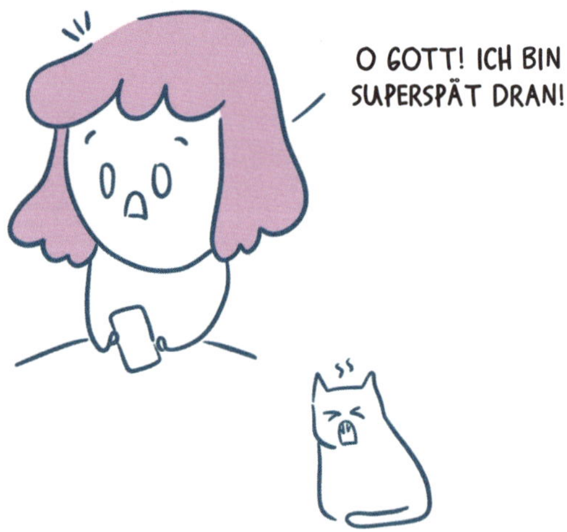
O GOTT! ICH BIN SUPERSPÄT DRAN!

MEIN RAT

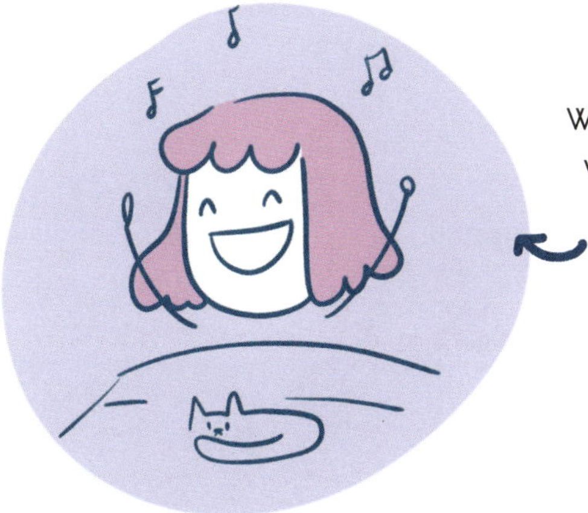

Wenn ich zum Aufstehen besonders viel Schwung brauche, mache ich meine Muntermachermusik an. Normalerweise hilft das.

Wenn ich am nächsten Tag einen wichtigen Termin habe, lege ich das Telefon außer Reichweite, damit ich morgens nicht in Versuchung komme, stundenlang zu scrollen.

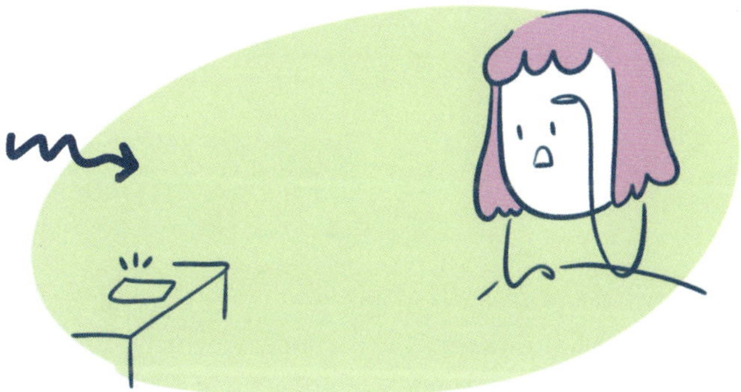

Ständig müde sein

VIELE DENKEN, MENSCHEN MIT ADHS HÄTTEN UNMENGEN ENERGIE …

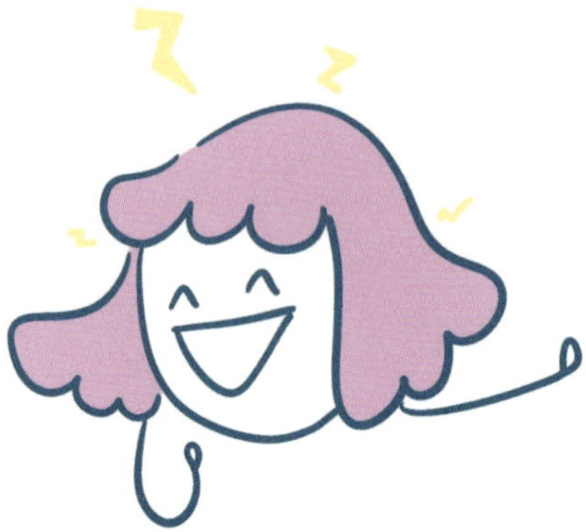

MEINE ERFAHRUNG

Ich glaube, der ADHS-Aspekt der Hyperaktivität kann irreführend sein. Ich bin definitiv hyperaktiv (zumindest mental!), aber ich bin auch ultramüde. Der Umgang mit meinen Symptomen und die Konsequenzen daraus sind anstrengend. Weil ich ständig versuche, mir alles zu merken und den Kopf über Wasser zu halten, habe ich oft keine Energie mehr für die Dinge, die ich gerne tue.

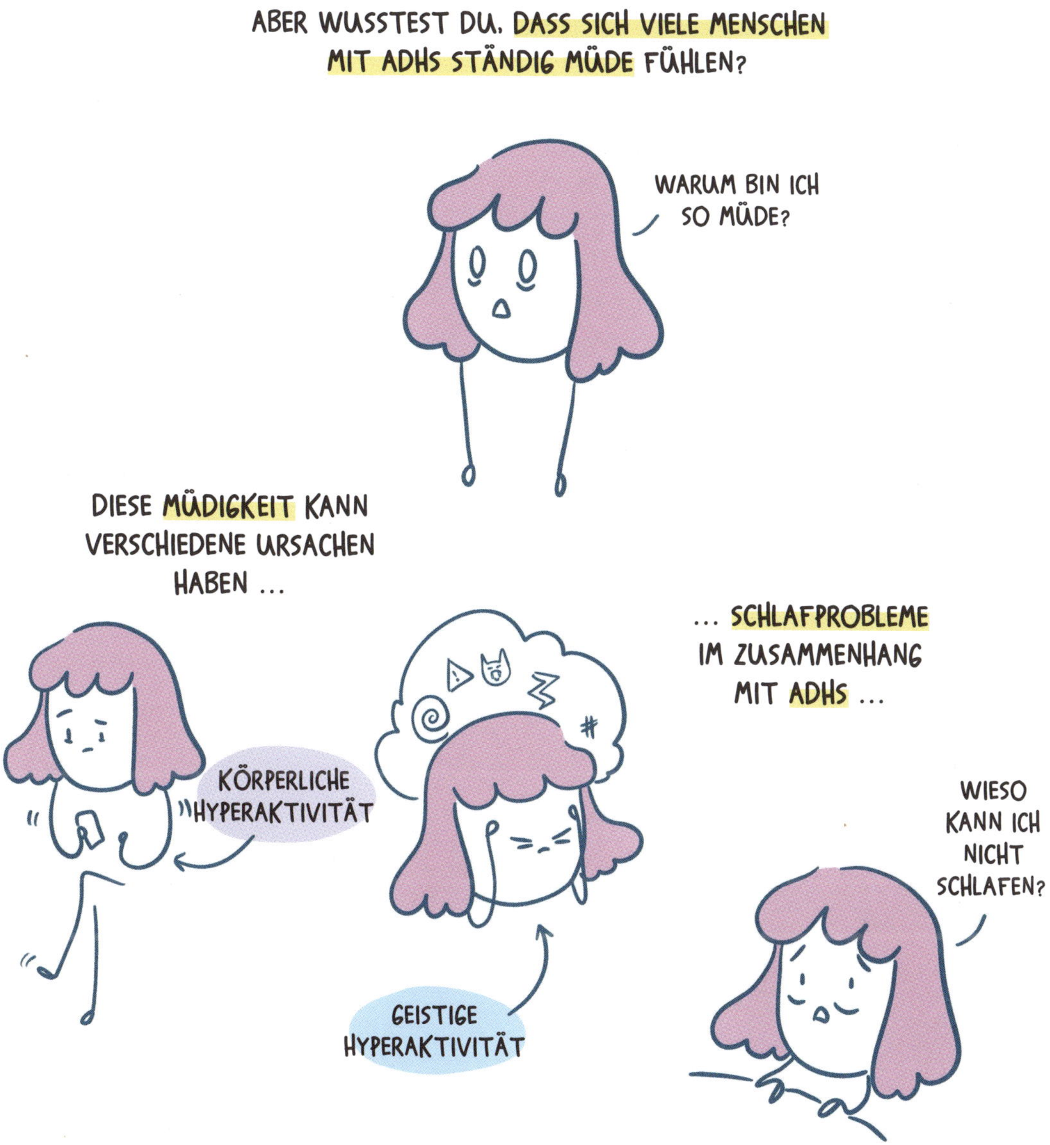
ABER WUSSTEST DU, DASS SICH VIELE MENSCHEN MIT ADHS STÄNDIG MÜDE FÜHLEN?
WARUM BIN ICH SO MÜDE?
DIESE MÜDIGKEIT KANN VERSCHIEDENE URSACHEN HABEN …
KÖRPERLICHE HYPERAKTIVITÄT
GEISTIGE HYPERAKTIVITÄT
… SCHLAFPROBLEME IM ZUSAMMENHANG MIT ADHS …
WIESO KANN ICH NICHT SCHLAFEN?

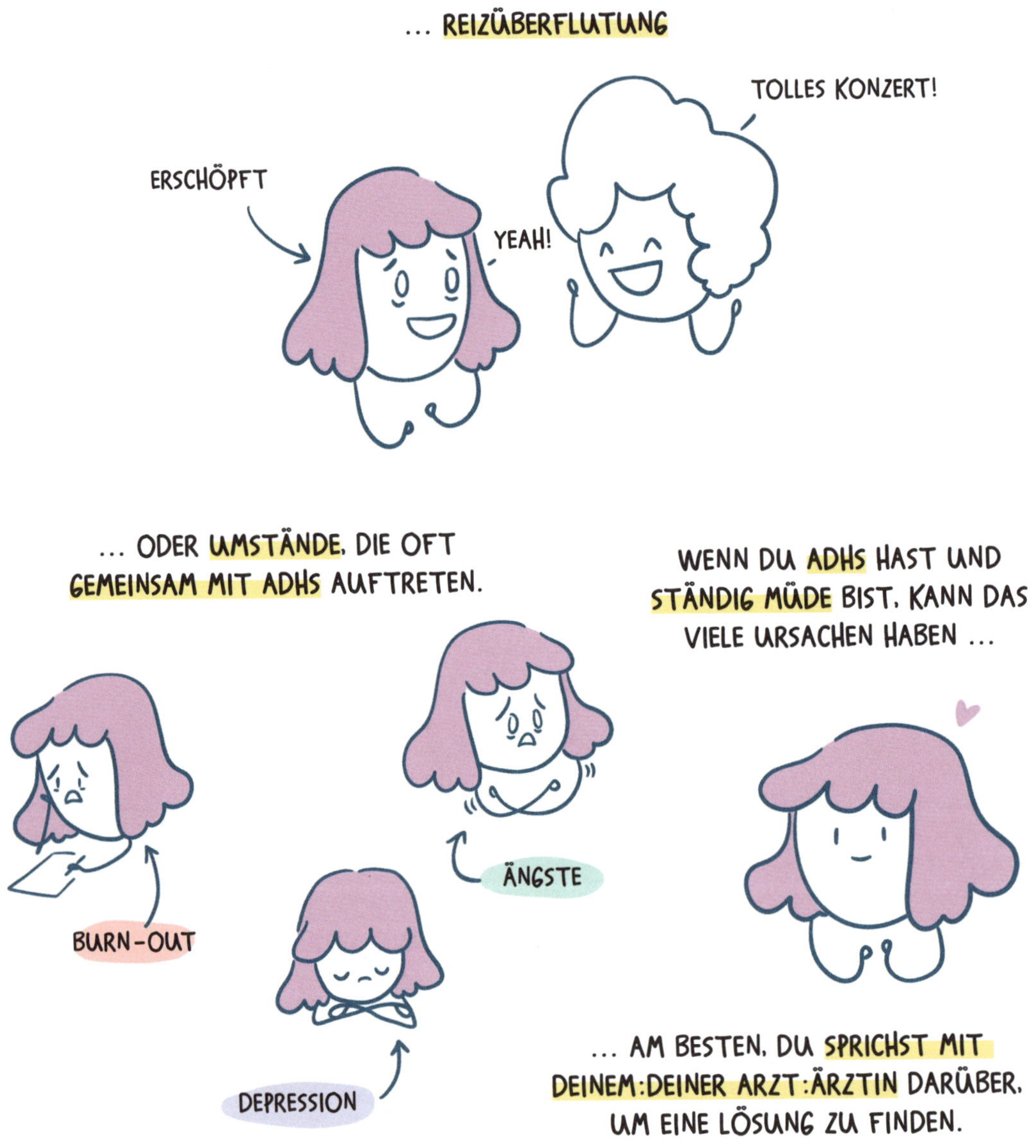
... REIZÜBERFLUTUNG
ERSCHÖPFT
YEAH!
TOLLES KONZERT!
... ODER UMSTÄNDE, DIE OFT GEMEINSAM MIT ADHS AUFTRETEN.
BURN-OUT
DEPRESSION
ÄNGSTE
WENN DU ADHS HAST UND STÄNDIG MÜDE BIST, KANN DAS VIELE URSACHEN HABEN ...
... AM BESTEN, DU SPRICHST MIT DEINEM:DEINER ARZT:ÄRZTIN DARÜBER, UM EINE LÖSUNG ZU FINDEN.

MEIN RAT

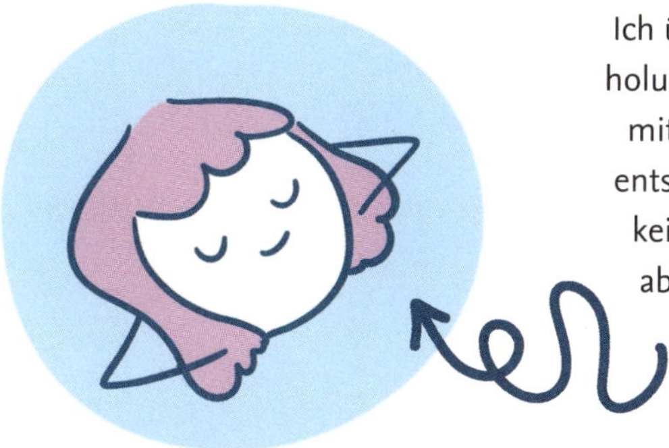

Ich übe mich darin, noch mehr Wert auf Erholung zu legen. Wie viele andere Menschen mit ADHS auch, vergesse ich oft, mich zu entspannen und auszuruhen. Mit Achtsamkeit und Meditation tue ich mich schwer, aber ich genieße einfache Dinge wie ein Bad oder beruhigende Musik.

Sich ständig todmüde zu fühlen, ist nicht normal. Wenn du das Gefühl hast, mit dir stimmt etwas nicht, sprich mit deinem:deiner Arzt:Ärztin. Ich war selbst mal in so einer Situation, und ich bin froh, dass ich meinen Zustand ernst genommen habe, denn so konnte mein Problem richtig behandelt werden.

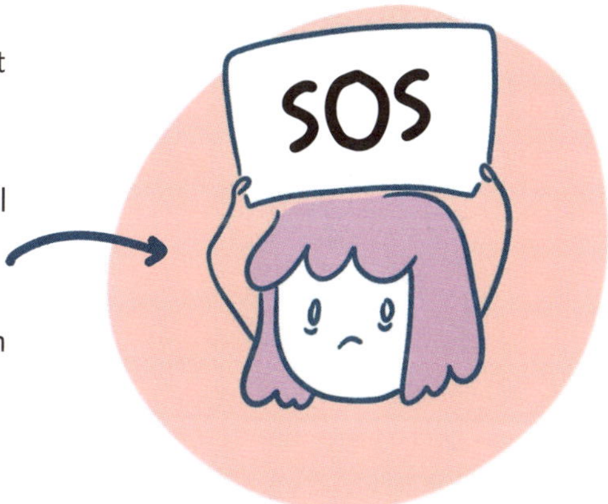

Körperpflege

WUSSTEST DU, DASS MENSCHEN MIT ADHS PROBLEME MIT DER KÖRPERPFLEGE HABEN KÖNNEN?

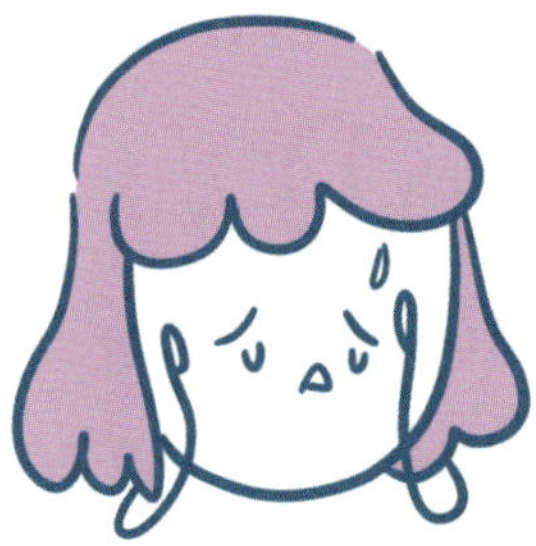

MEINE ERFAHRUNG

Vor meiner Diagnose wäre ich nie auf die Idee gekommen, dass meine Probleme mit der Körperpflege etwas mit ADHS zu tun haben könnten. Diese Herausforderungen sind für andere unsichtbar, aber ich habe mich deswegen schon oft geschämt. Zum Beispiel vergesse ich oft, mir die Zähne zu putzen, und ich weiß gar nicht, wie oft mir schon die sauberen Klamotten ausgegangen sind, weil ich vergessen habe, die Wäsche aus der Maschine zu holen und aufzuhängen.

DAS LIEGT DARAN, DASS **ADHS-SYMPTOME EINFLUSS** AUF UNSERE **FÄHIGKEIT** HABEN KÖNNEN, EINE **GUTE KÖRPERPFLEGE** AUFRECHTZUERHALTEN …

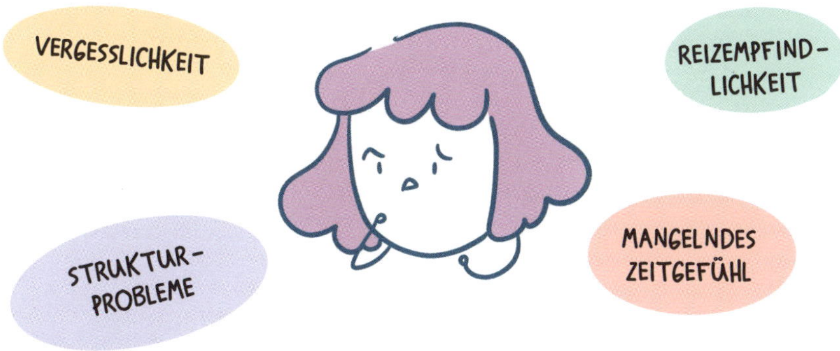
VERGESSLICHKEIT
REIZEMPFIND-
LICHKEIT
STRUKTUR-
PROBLEME
MANGELNDES
ZEITGEFÜHL

Z. B. SCHWIERIGKEITEN, DAS **HAAREWASCHEN EINZUPLANEN** …

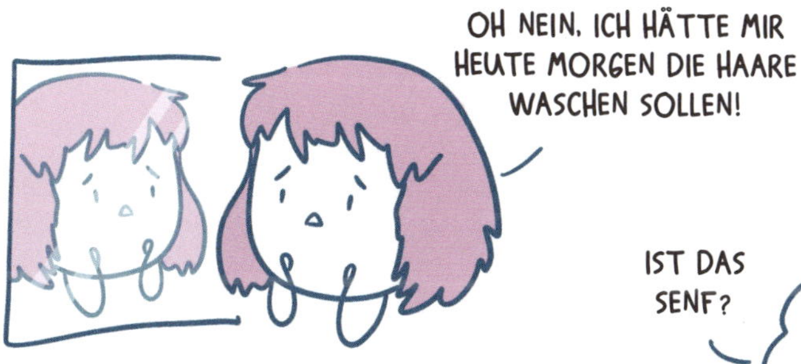
OH NEIN, ICH HÄTTE MIR
HEUTE MORGEN DIE HAARE
WASCHEN SOLLEN!

… ODER **NICHT** ZU **MERKEN**, DASS DEINE **KLAMOTTEN FLECKEN** HABEN …

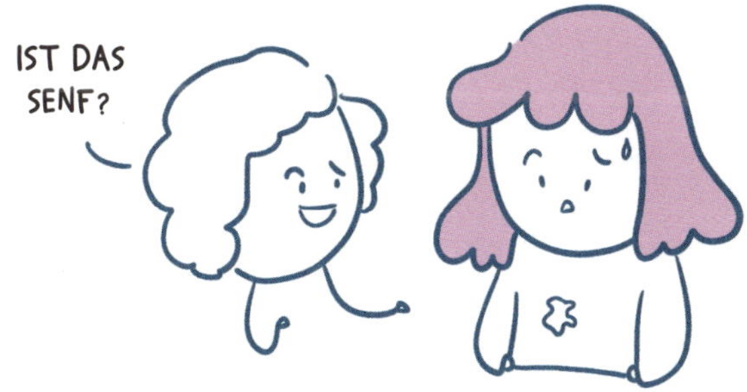
IST DAS
SENF?

… ODER **PROBLEME ZU DUSCHEN** WEGEN DER **REIZEMPFINDLICHKEIT** …

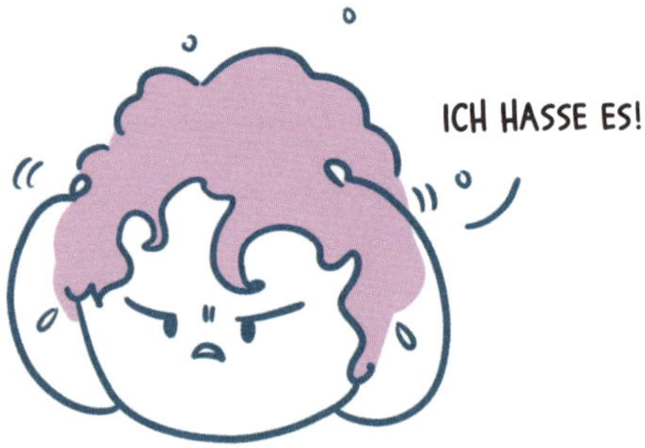

… ODER DAS **ZÄHNEPUTZEN VERGESSEN.**

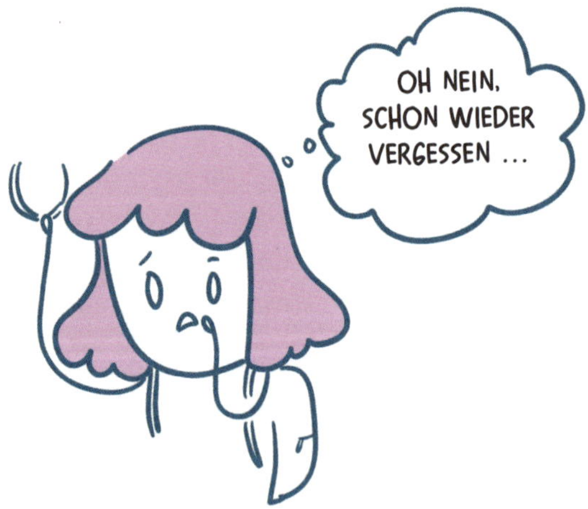

MEIN RAT

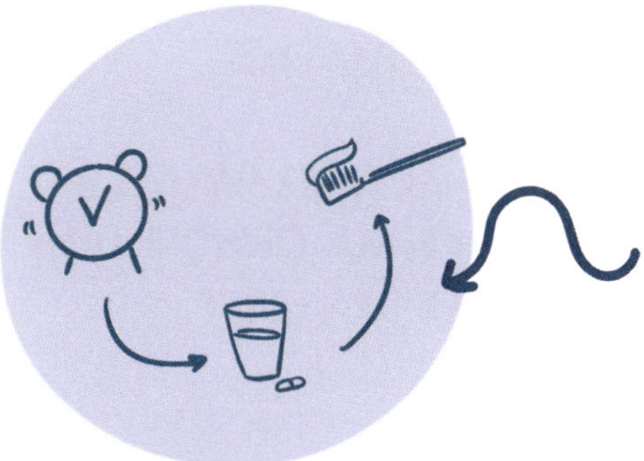

Ich verbinde morgens immer Aufstehen, Medikamente einnehmen und Zähneputzen, damit ich nichts vergesse. Im nächsten Teil des Buchs erzähle ich dir noch mehr über das Stapeln von Gewohnheiten.

Ich zögere das Haarewaschen oft heraus, weil ich das Gefühl schrecklich finde. Deshalb habe ich grundsätzlich immer Trockenshampoo dabei.

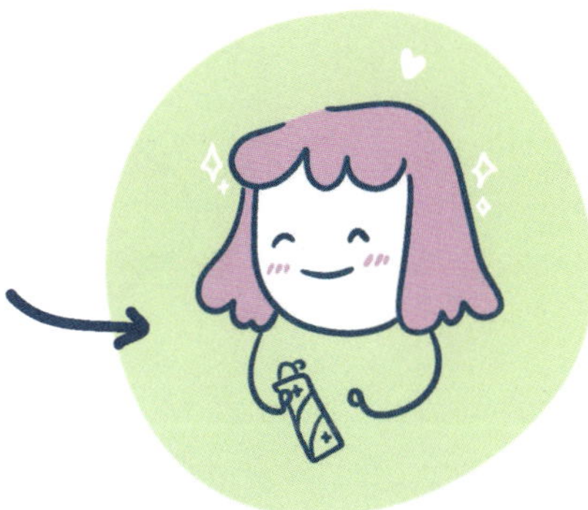

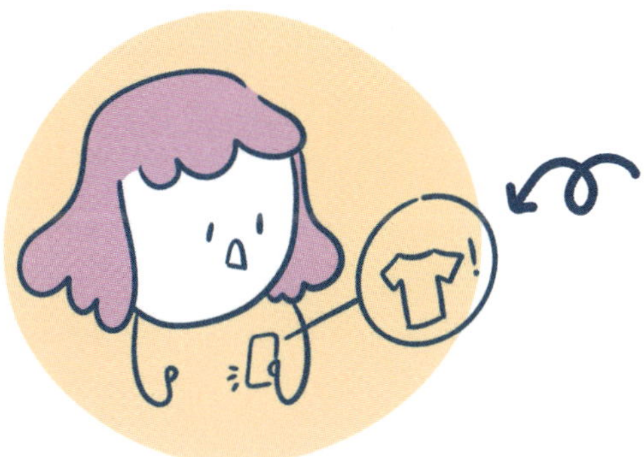

Wenn ich die Waschmaschine einschalte, stelle ich mir auf dem Handy eine Erinnerung ein. Wenn nicht, vergesse ich garantiert die Wäsche in der Maschine, bis ich das nächste Mal etwas waschen will.

Make-up

ADHS KANN ALLE LEBENSBEREICHE BERÜHREN, AUCH DEIN VERHÄLTNIS ZU MAKE-UP

ZUM BEISPIEL GLAUBST DU ERNSTHAFT, DU HÄTTEST NOCH ZEIT FÜR AUFWENDIGES MAKE-UP, OBWOHL DU SOWIESO SCHON VIEL ZU SPÄT DRAN BIST.

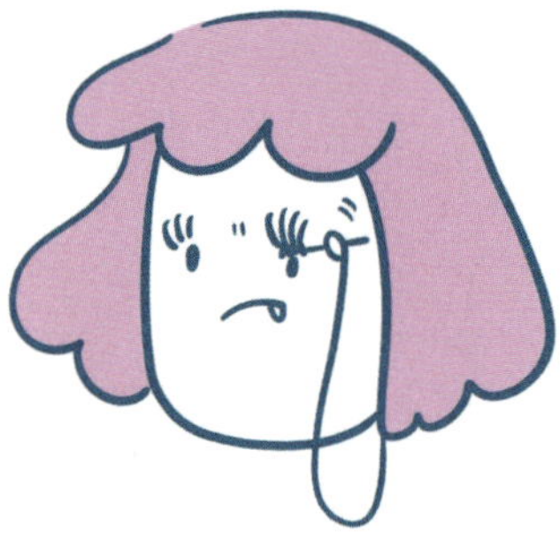

MEINE ERFAHRUNG

Manchmal liebe ich es, mich zu schminken, und verbringe jede Menge Zeit mit einem Full-Face-Make-up (auch, wenn ich sowieso schon spät dran bin), und am nächsten Tag reicht mir etwas Lippenbalsam. Aber meistens bin ich viel zu spät dran, um mich ordentlich zu schminken, also werfe ich einfach mit irgendwelchem Zeug um mich und schaffe es so in fünf Minuten.

STUNDENLANG IN IRGENDWELCHEN MAKE-UP-TUTORIALS VERSINKEN ...

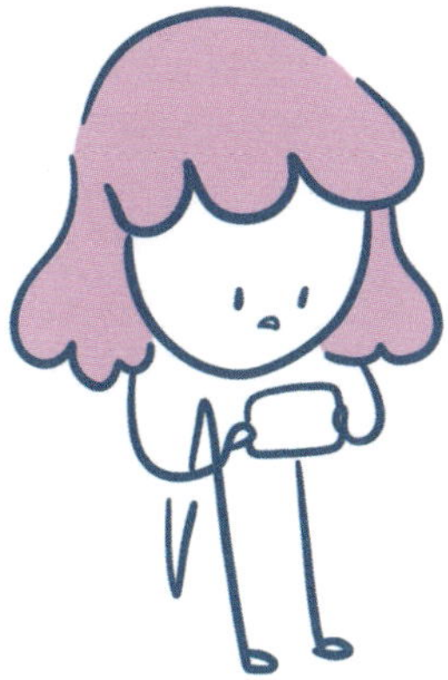

BEIM SCHMINKEN EIN RIESENCHAOS VERANSTALTEN ...

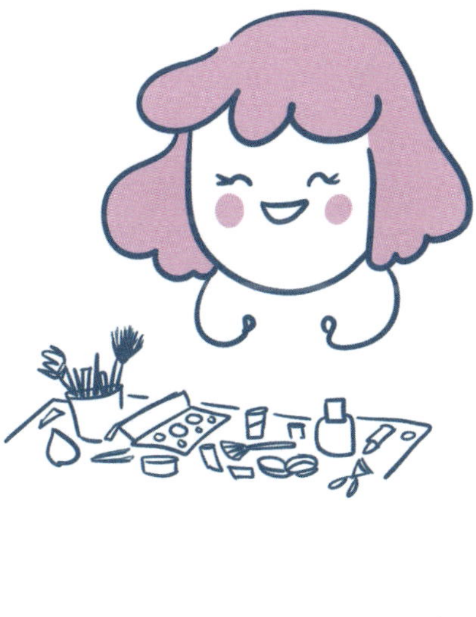

DAS MAKE-UP RUINIEREN, WEIL DU DIR STÄNDIG IM GESICHT RUMFUMMELST …

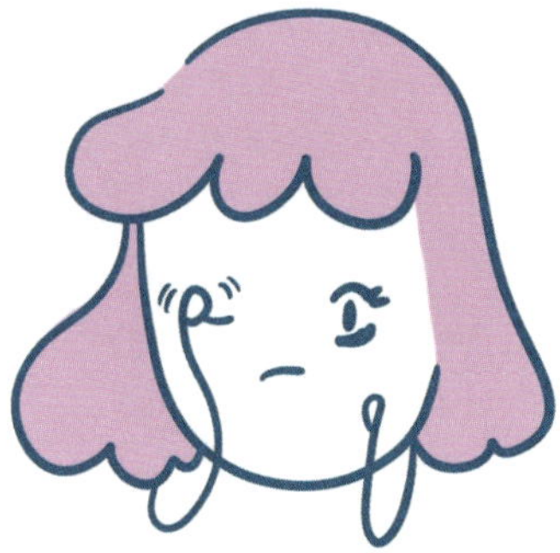

ODER DU HAST MAKE-UP-STIMMUNGSSCHWANKUNGEN …

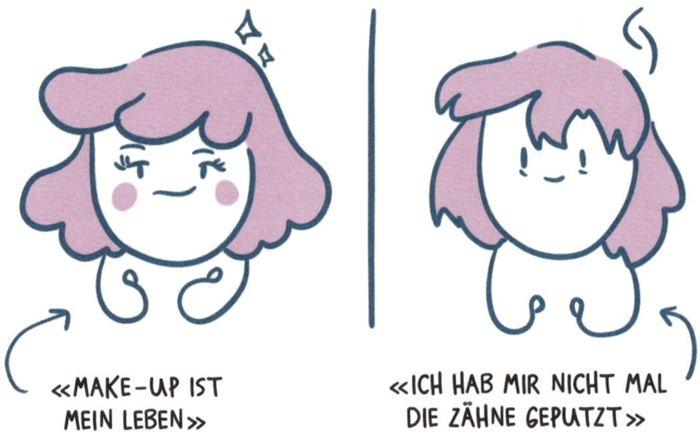
«MAKE-UP IST MEIN LEBEN»
«ICH HAB MIR NICHT MAL DIE ZÄHNE GEPUTZT»

MEIN RAT

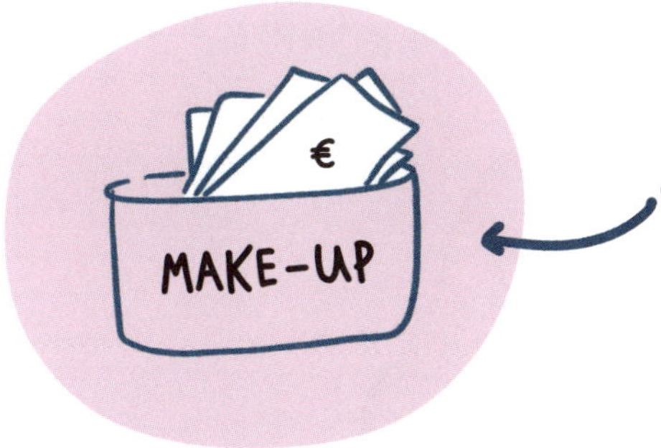

Make-up ist für mich in Sachen Impulskäufe die größte Gefahrenquelle. Statt es mir ganz zu verbieten, setze ich mir ein realistisches Monatsbudget, um mich ohne zu viel Frust daran zu erfreuen.

Um nicht ständig wieder in Zeitnot zu geraten, habe ich gestoppt, wie lange ich für meine «normale» Schminkroutine brauche. Jetzt weiß ich, wie viel Zeit ich mindestens einplanen muss, um mich morgens fertig zu machen.

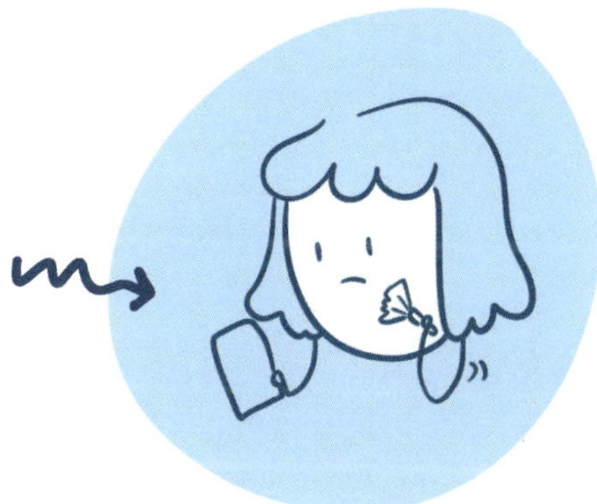

Koffein

WUSSTEST DU, DASS MENSCHEN MIT ADHS ANDERS AUF KAFFEE REAGIEREN KÖNNEN?

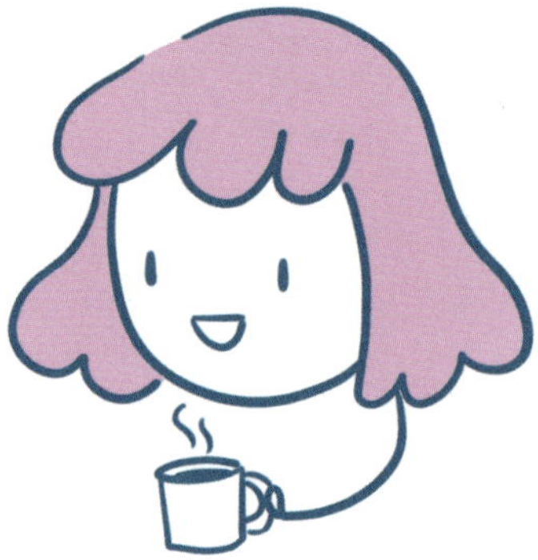

MEINE ERFAHRUNG

Meine Beziehung zu Kaffee gleicht einer Hassliebe. Koffein kann mir helfen, Dinge zu erledigen und den Mut aufzubringen, mich den schwierigsten Aufgaben auf meiner To-do-Liste zuzuwenden. Aber zu viel Koffein verschlimmert meine geistige Hyperaktivität und kann mich in ausgewachsene Angstzustände treiben. Weil ich mich jahrelang mit Kaffee und Tee stimuliert habe, fällt es mir dennoch schwer, auf Koffein zu verzichten.

MANCHE MENSCHEN MIT ADHS MACHEN UM KAFFEE EINEN GROSSEN BOGEN, WEIL ER DIE HYPERAKTIVITÄT BEFEUERN KANN …

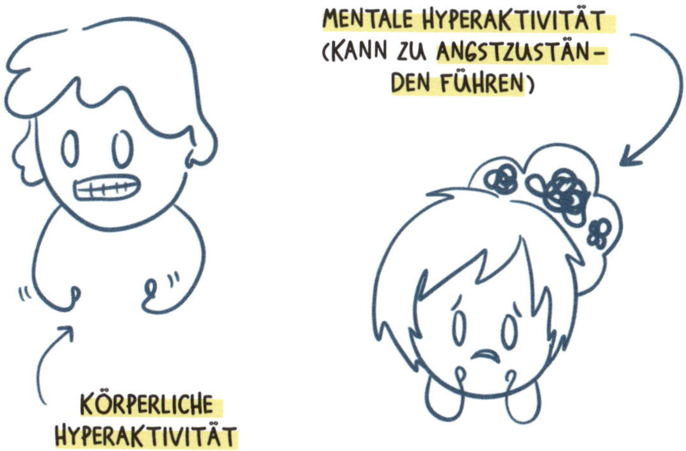

AUF ANDERE HAT KOFFEIN DEN GEGENTEILIGEN EFFEKT: IHNEN HILFT ES, ZU ENTSPANNEN …

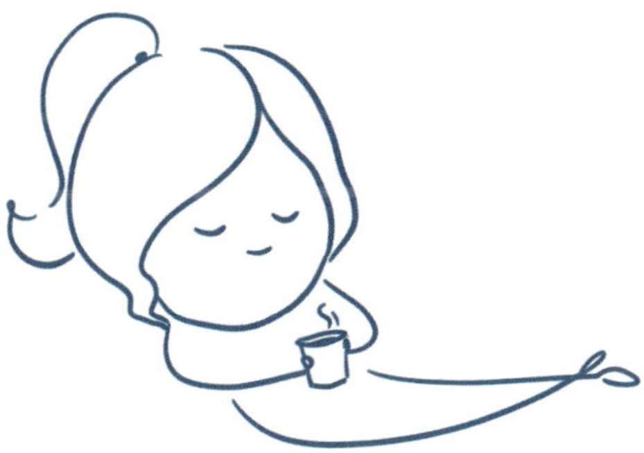

VIELE NICHT DIAGNOSTIZIERTE ERWACHSENE MIT ADHS TRINKEN VIEL KAFFEE, UM SICH ZU KONZENTRIEREN.

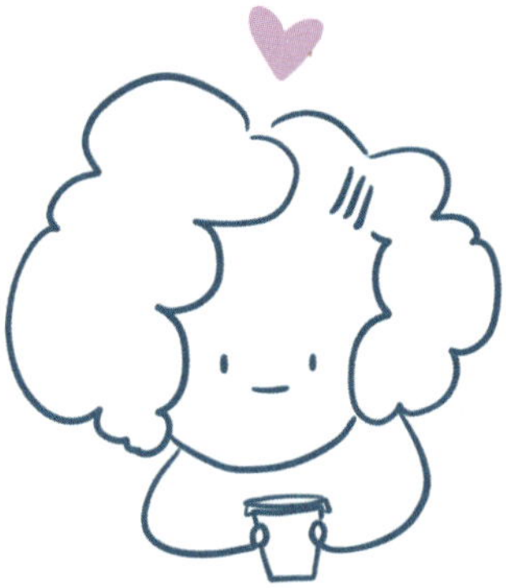

IN MANCHEN FÄLLEN ENTWICKELN SIE EIN EXTREMES BEDÜRFNIS NACH KOFFEIN …

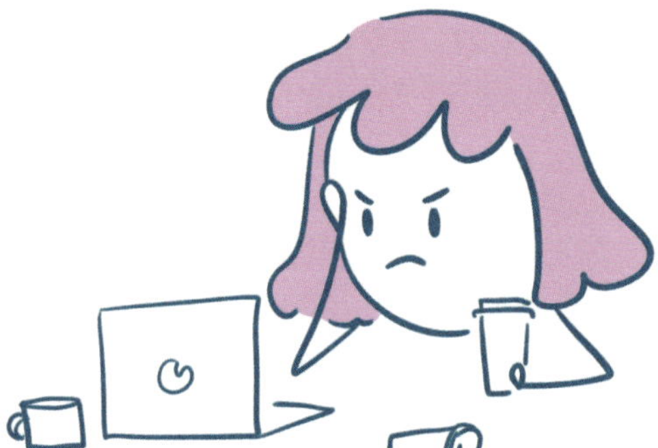

… UND KONSUMIEREN DESHALB GROSSE MENGEN KAFFEE.

MEIN RAT

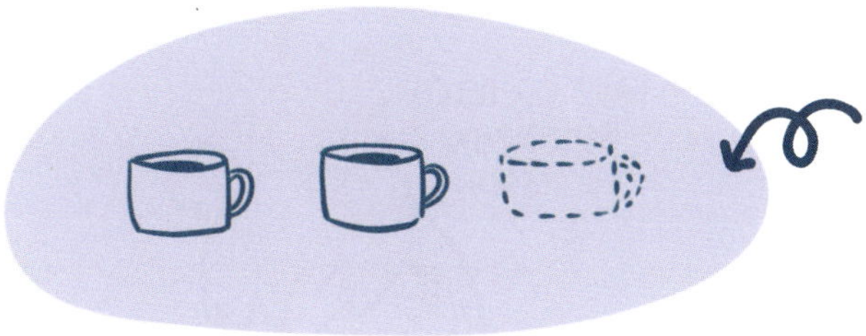

Die Erfahrung, dass sich mein Schlaf und meine mentale Gesundheit mit weniger Koffein verbesserten, hat mir dabei geholfen, den Konsum zu reduzieren. Schon eine Tasse weniger pro Tag oder die Umstellung auf koffeinfreien Kaffee ab dem Mittagessen kann den Unterschied machen!

Sobald ich merke, dass ich weniger Kaffee trinken sollte, versuche ich, ihn durch koffeinärmere Getränke wie grünen Tee oder heiße Schokolade zu ersetzen. Wenn ich einen Koffeinschub brauche, greife ich zu dunkler Schokolade oder Kakao-Nibs.

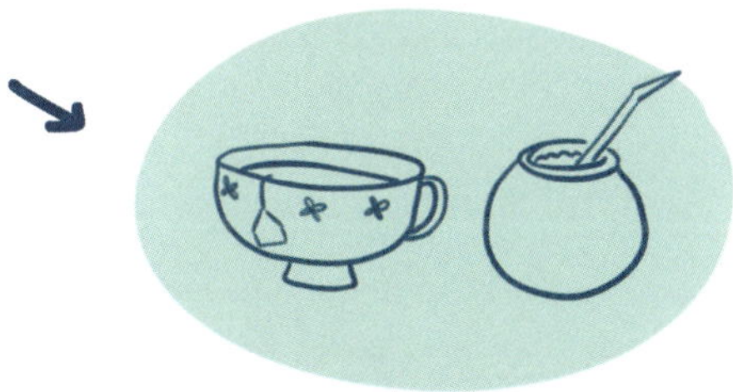

Vergessen zu essen

VIELE MENSCHEN MIT ADHS VERGESSEN ZU ESSEN.

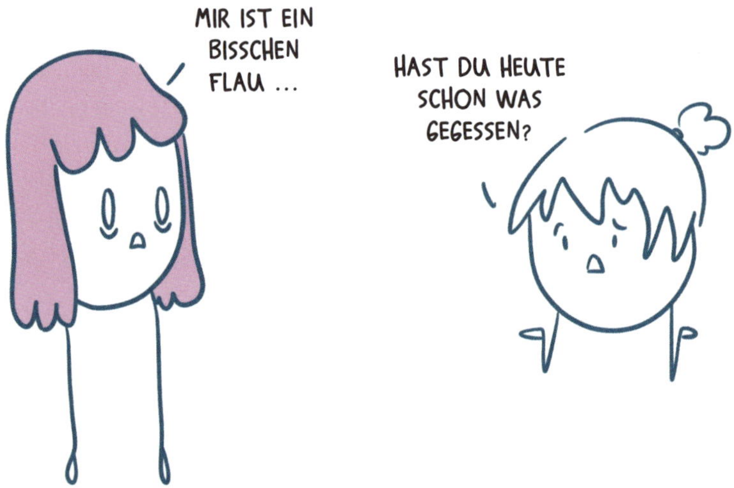
MIR IST EIN BISSCHEN FLAU …
HAST DU HEUTE SCHON WAS GEGESSEN?

MEINE ERFAHRUNG

Ich vergesse ständig zu essen. Manchmal hyperfokussiere ich mich so stark auf etwas, dass ich jedes Zeitgefühl verliere, bis plötzlich mein Magen knurrt (immer mitten im Meeting, ist ja klar!). Manchmal ist mein Tag so chaotisch, dass ich zum Essen keine Zeit finde. Das Problem: Vergessen zu essen verschlimmert einige meiner ADHS-Symptome, zum Beispiel das Abdriften. Deswegen stehen ganz oben auf meiner Prioritätenliste zwei Mahlzeiten am Tag.

MANCHMAL IST UNSER HYPERFOKUS SO STARK, DASS WIR ALLES ANDERE VERGESSEN.

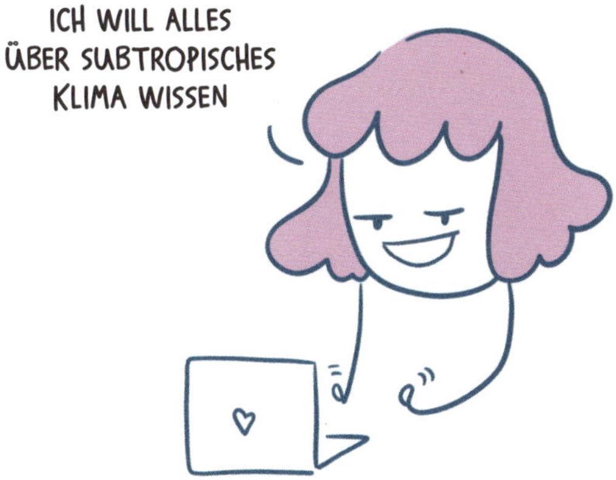
ICH WILL ALLES ÜBER SUBTROPISCHES KLIMA WISSEN

AUCH UNSERE PROBLEME MIT STRUKTUR ERSCHWEREN ES UNS MANCHMAL, REGELMÄSSIG ZU ESSEN.

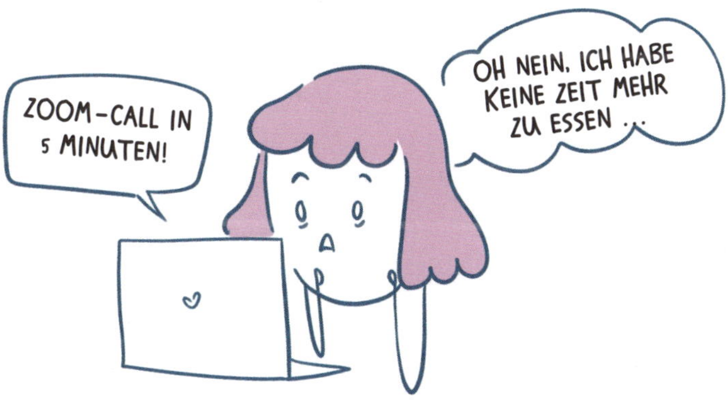
ZOOM-CALL IN 5 MINUTEN!
OH NEIN, ICH HABE KEINE ZEIT MEHR ZU ESSEN ...

AUCH **PROBLEME MIT DEM ZEITGEFÜHL ERSCHWEREN** ES, DIE **ESSENSZEITEN IM BLICK ZU BEHALTEN.**

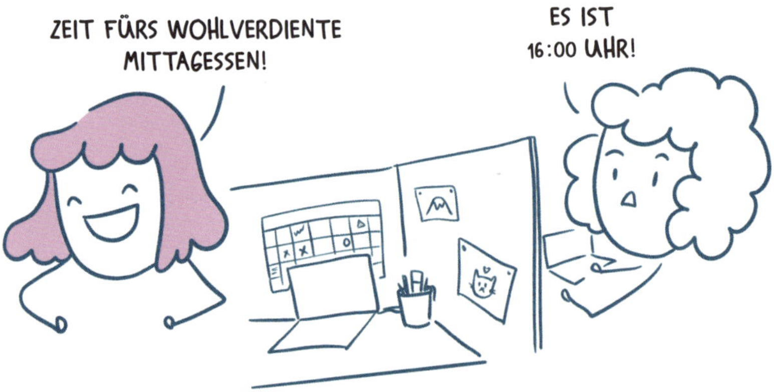
ZEIT FÜRS WOHLVERDIENTE MITTAGESSEN!
ES IST 16:00 UHR!

AUSSERDEM WIRKEN MANCHE **ADHS-MEDIKAMENTE APPETITHEMMEND** …

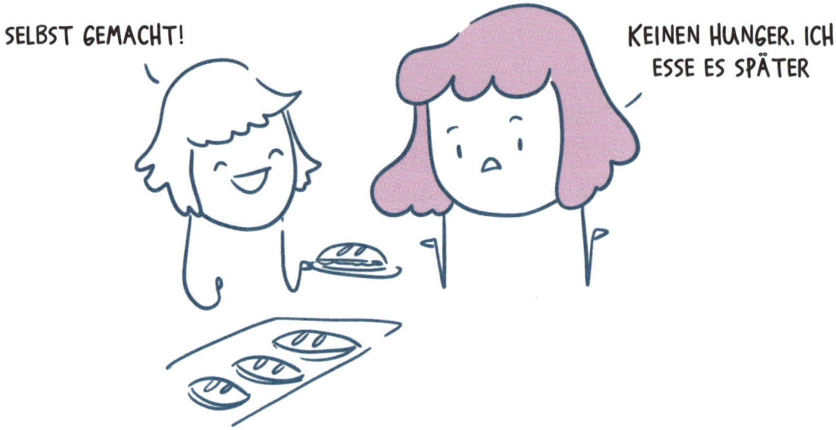
SELBST GEMACHT!
KEINEN HUNGER. ICH ESSE ES SPÄTER

MEIN RAT

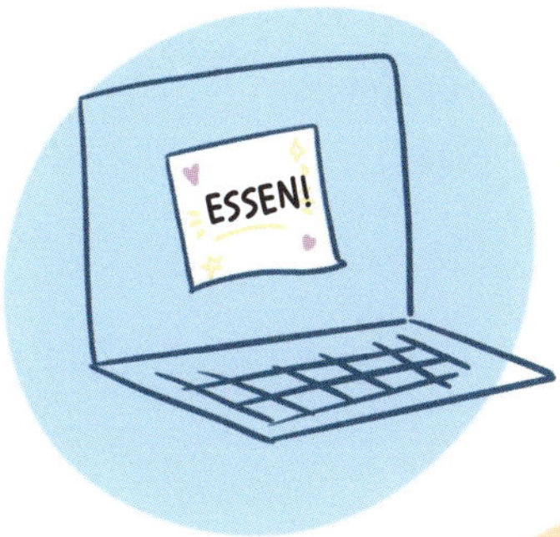

Auch wenn es seltsam klingt, ich stelle mir «Erinnerungen» auf dem Smartphone ein, die lauten: «Essen nicht vergessen».

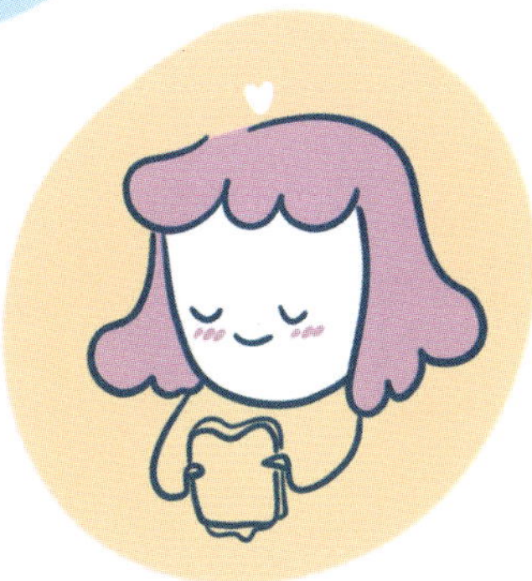

Ich habe akzeptiert, dass es bequem sein muss, damit ich wirklich etwas esse. Ein Käsebrot zu Mittag ist zwar nicht gerade Pinterest-tauglich, aber wenn ich mehr nicht hinbekomme, soll es mir reichen!

Als mein Essverhalten zu chaotisch wurde, habe ich mithilfe einer Ernährungsberaterin einen auf meine Bedürfnisse abgestimmten Mahlzeitenplan erstellt.

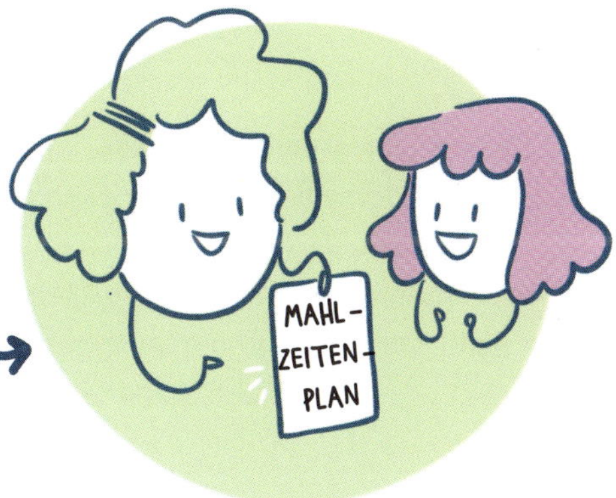

Sachen verlegen

ZU DEN UNAUFMERKSAMKEITS-SYMPTOMEN VON ADHS GEHÖRT ES, STÄNDIG ZEUG ZU VERBUMMELN …

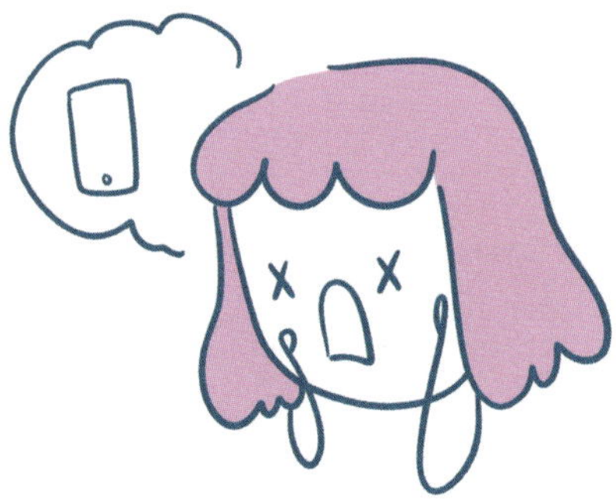

MEINE ERFAHRUNG

Wenn ich aus dem Haus gehe, bin ich meistens supervorsichtig mit meinen Sachen, deshalb verliere ich selten etwas. Dafür verlege ich sehr oft Zeug. Ich verbringe jede Woche Stunden mit Suchen: Brille, Fernbedienung, Telefon, Küchenutensilien, ständig sehe ich mich nach irgendetwas um. Das ist anstrengend, vor allem wenn man merkt, dass man das Telefon, das man seit einer halben Stunde sucht, längst in der Hand hält!

… EINIGE MENSCHEN MIT ADHS KOMPENSIEREN DAS, INDEM SIE ÜBERMÄSSIG AUF IHRE SACHEN AUFPASSEN.

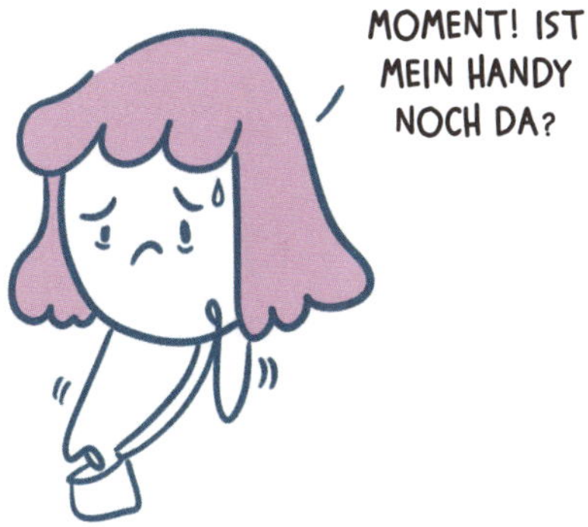
MOMENT! IST MEIN HANDY NOCH DA?

WAS NICHT HEISST, DASS SIE NICHT STÄNDIG ALLES MÖGLICHE SUCHEN.

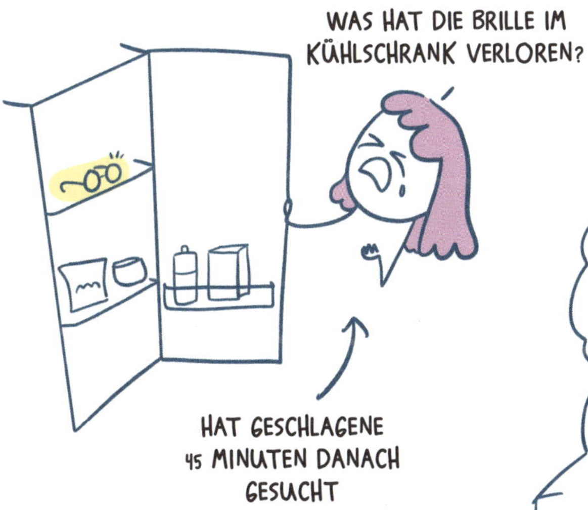
WAS HAT DIE BRILLE IM KÜHLSCHRANK VERLOREN?
HAT GESCHLAGENE 45 MINUTEN DANACH GESUCHT

MANCHE MENSCHEN MIT ADHS SUCHEN TÄGLICH STUNDENLANG NACH IHREN SACHEN.

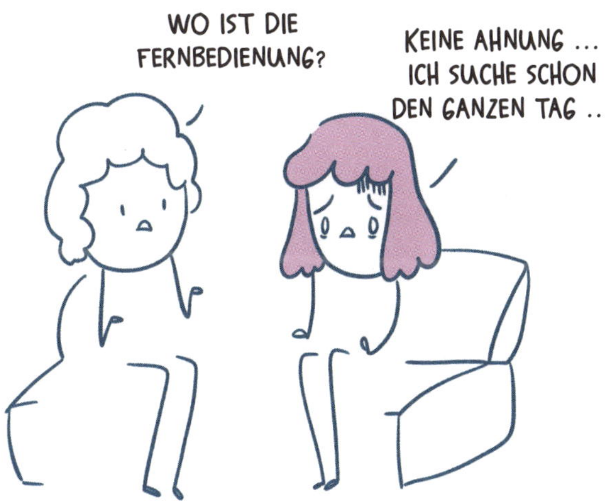
WO IST DIE FERNBEDIENUNG?
KEINE AHNUNG … ICH SUCHE SCHON DEN GANZEN TAG …

VOR ALLEM, **WENN ANDERE MENSCHEN WENIG VERSTÄNDNISVOLL DARAUF REAGIEREN** …

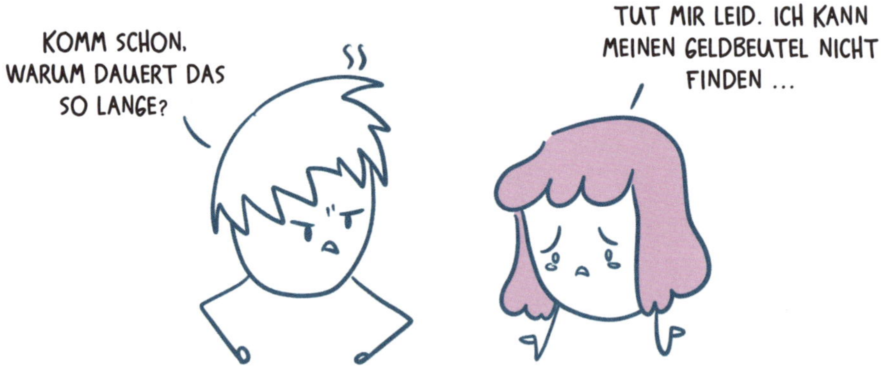
KOMM SCHON. WARUM DAUERT DAS SO LANGE?
TUT MIR LEID. ICH KANN MEINEN GELDBEUTEL NICHT FINDEN …

… KANN DAS **MENTAL ANSTRENGEND** SEIN …

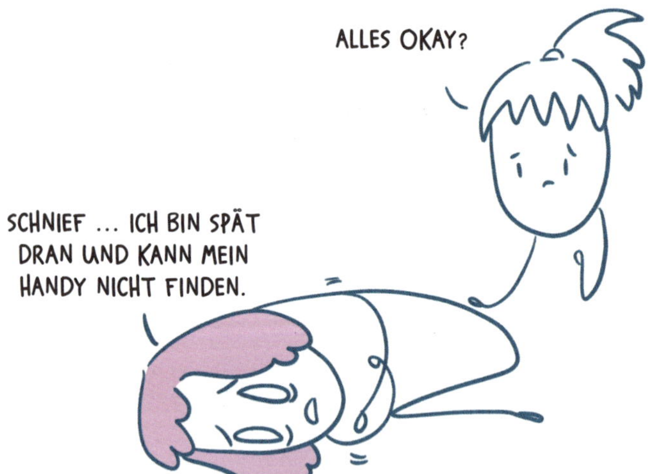
ALLES OKAY?
SCHNIEF … ICH BIN SPÄT DRAN UND KANN MEIN HANDY NICHT FINDEN.

MEIN RAT

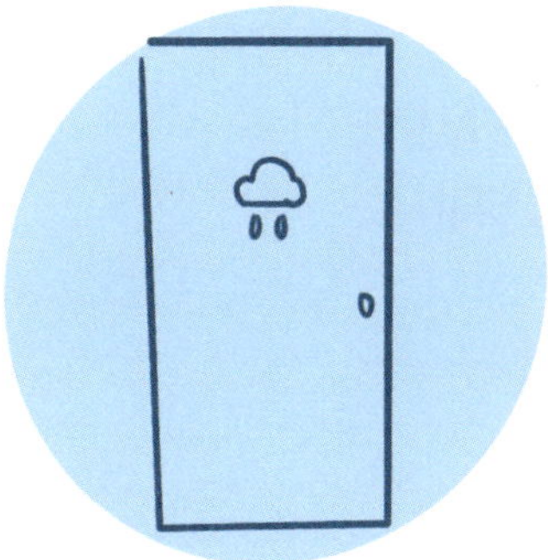

Ich habe mir für die Wohnungstür einen magnetischen Schlüsselhaken gekauft, darüber bin ich sehr froh! Für alles einen festen Platz zu haben, hilft mir definitiv dabei, weniger Sachen zu verlegen.

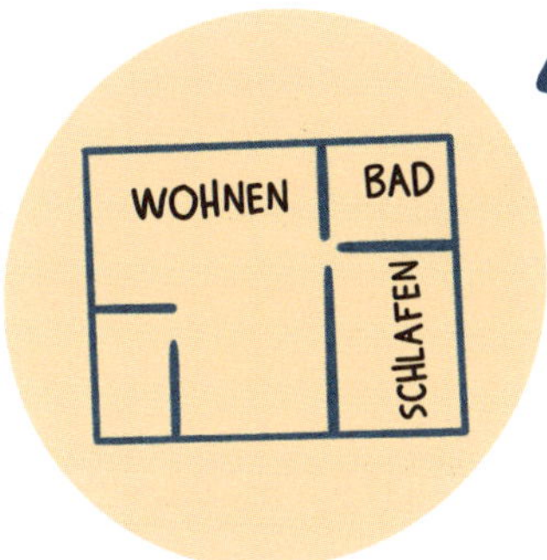

Ich bin sehr gut darin, Sachen zu verlegen, und schlecht darin, sie wiederzufinden. Um keine Zeit zu verlieren, suche ich systematisch Zimmer für Zimmer ab.

Eine Freundin hat mir Schlüsseltracker geschenkt, weil sie Verständnis für mein Problem hat. Einer davon klebt z. B. an der Schutzhülle meiner kabellosen Kopfhörer. Das funktioniert super.

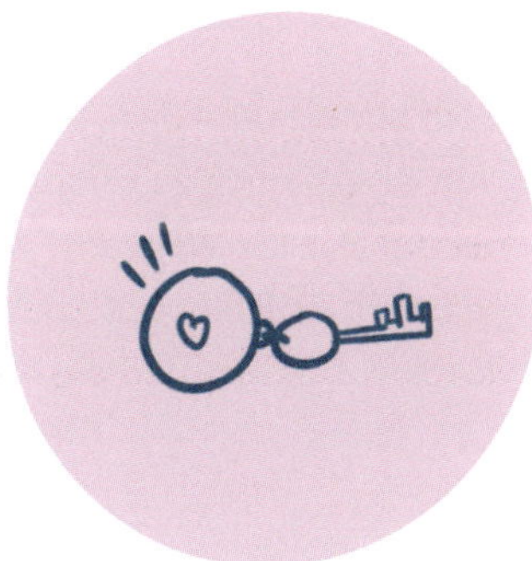

Probleme mit der Pünktlichkeit

VIELEN MENSCHEN MIT ADHS FÄLLT ES SCHWER, PÜNKTLICH ZU SEIN.

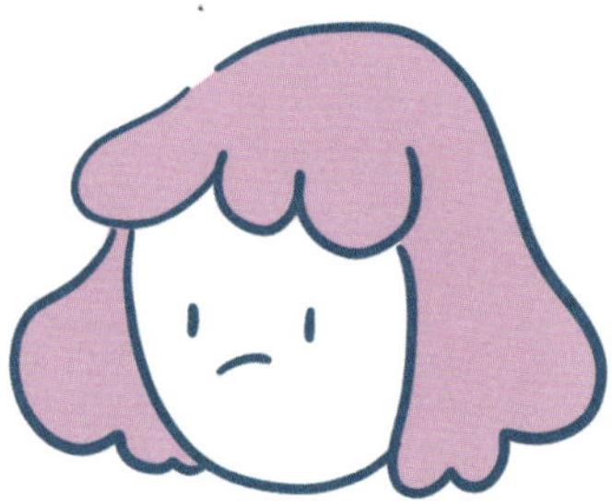

MEINE ERFAHRUNG

Ich bin nie pünktlich. Entweder ich bin megafrüh dran oder viel zu spät. Aus Angst, mich zu verspäten, gehe ich oft viel zu früh aus dem Haus und überschätze die Wegezeit. Wenn ich mich extrem verspäte, liegt es meistens daran, dass ich in was Interessantes versunken bin (z. B. niedliche Katzenvideos auf TikTok) und die Verabredung völlig vergessen habe – bis circa fünf Minuten vor dem Termin.

WENN DU DICH AUS MANGEL AN ZEITGEFÜHL VERSPÄTEST …

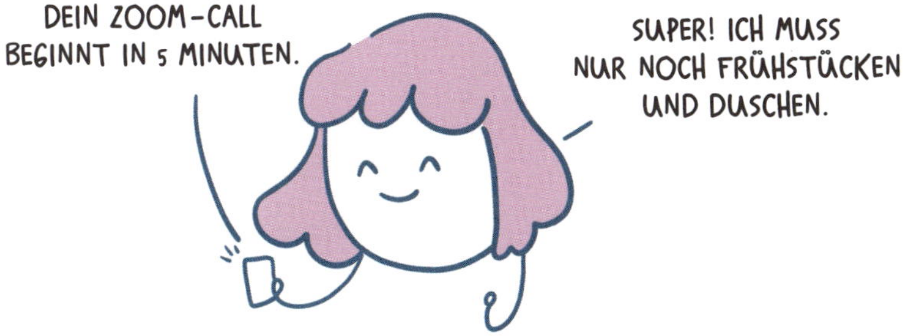
DEIN ZOOM-CALL BEGINNT IN 5 MINUTEN.
SUPER! ICH MUSS NUR NOCH FRÜHSTÜCKEN UND DUSCHEN.

WENN DU AUS ANGST, ZU SPÄT ZU KOMMEN, ZU FRÜH DRAN BIST …

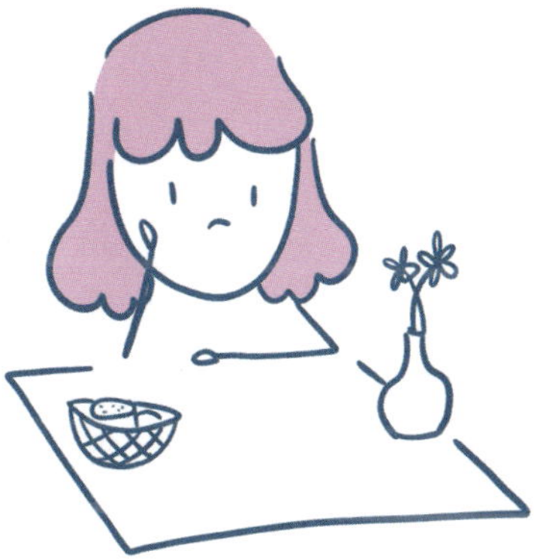

WENN DU DICH VERSPÄTEST, WEIL DU ABGELENKT WARST …

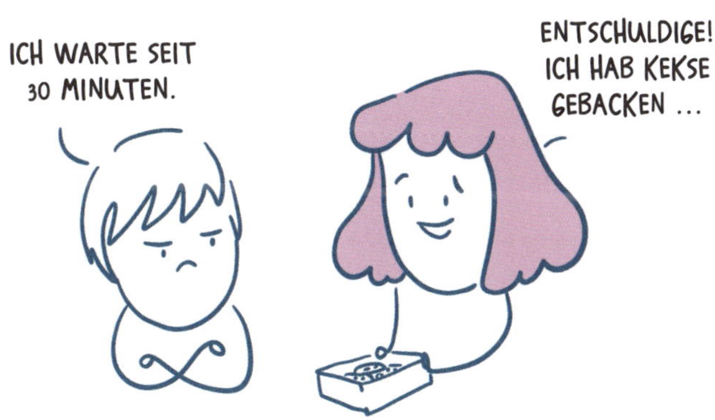
ICH WARTE SEIT 30 MINUTEN.
ENTSCHULDIGE! ICH HAB KEKSE GEBACKEN …

WENN DU DICH VERSPÄTEST, WEIL DU IMPULSIV ZUGESAGT HAST …

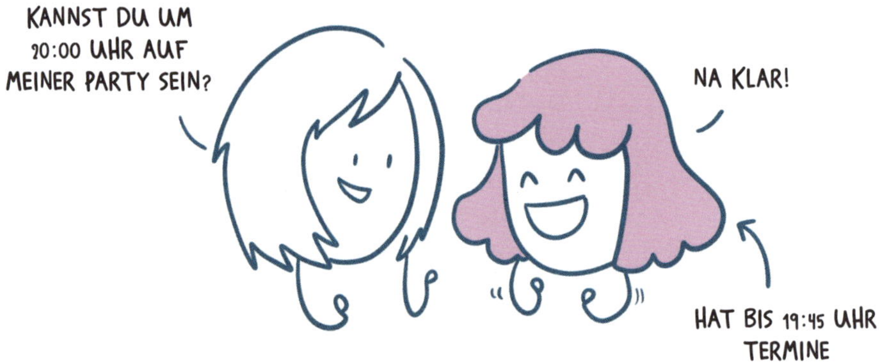
KANNST DU UM 20:00 UHR AUF MEINER PARTY SEIN?
NA KLAR!
HAT BIS 19:45 UHR TERMINE

WENN DU DICH VERSPÄTEST, WEIL DU DEN TERMIN VERGESSEN HAST.

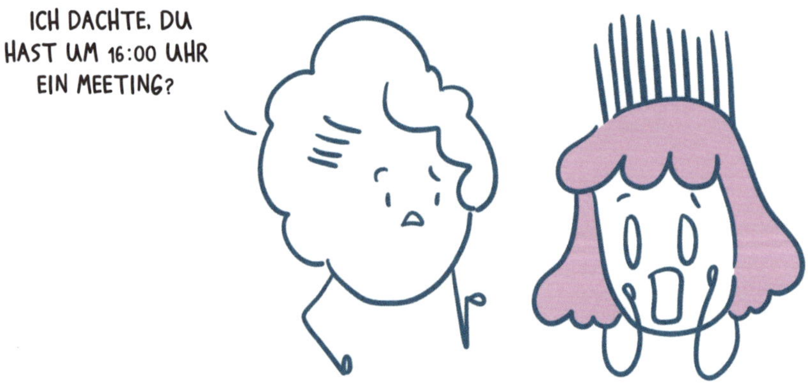
ICH DACHTE, DU HAST UM 16:00 UHR EIN MEETING?

MEIN RAT

Ich versuche, ein bis zwei Stunden vor einem wichtigen Telefonat oder Treffen Ablenkungen wie Social Media oder Fernsehsendungen mit Suchtpotenzial stark einzuschränken. Es gibt bessere Momente, um mit Binge-Watching anzufangen!

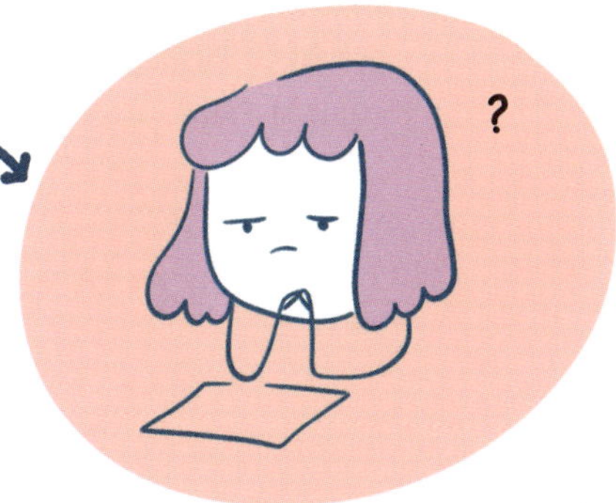

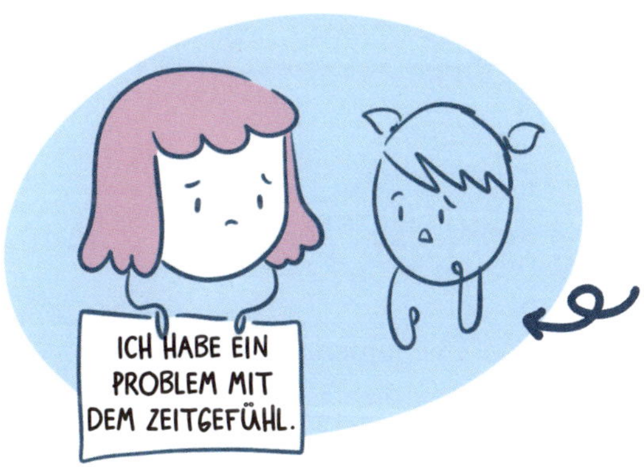

Ich entschuldige mich für meine Verspätung und erkläre, was los ist. Natürlich sage ich nicht, dass ich in einem Internet-Rabbit-Hole über die Geschichte der Nudel verschwunden bin, sondern dass ich ein Problem mit dem Zeitgefühl habe.

Autofahren

ADHS-MERKMALE WIE ABLENKBARKEIT, UNAUFMERKSAMKEIT UND IMPULSIVITÄT KÖNNEN DAS AUTOFAHREN BEEINTRÄCHTIGEN.

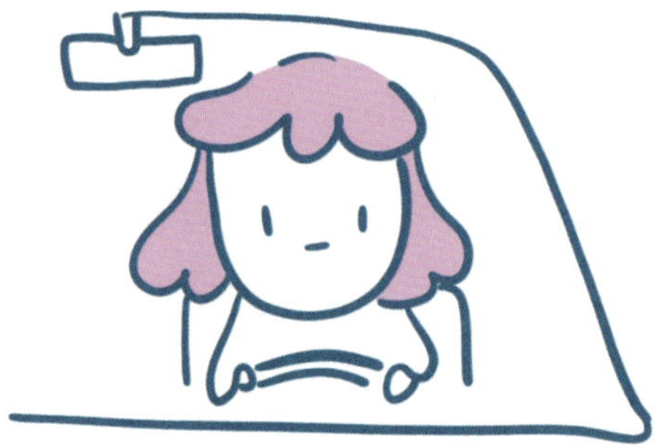

MEINE ERFAHRUNG

Für mich kann Autofahren beides sein, völlige Überforderung und pure Freude. Im Stadtverkehr, wo ich auf Unmengen Verkehrszeichen achten muss, auf Fahrradfahrer und Fußgänger, werde ich schnell nervös. Wenn dann noch jemand neben mir sitzt oder mir das Navi irgendwas erzählt, bin ich völlig raus. Gleichzeitig gehört Schnellfahren (gefahrlos, natürlich) auf der leeren Autobahn für mein impulsives Gehirn zu den befriedigendsten Dingen der Welt.

… AUF VERKEHRSZEICHEN ACHTEN KANN FÜR UNS SCHWIERIG SEIN.

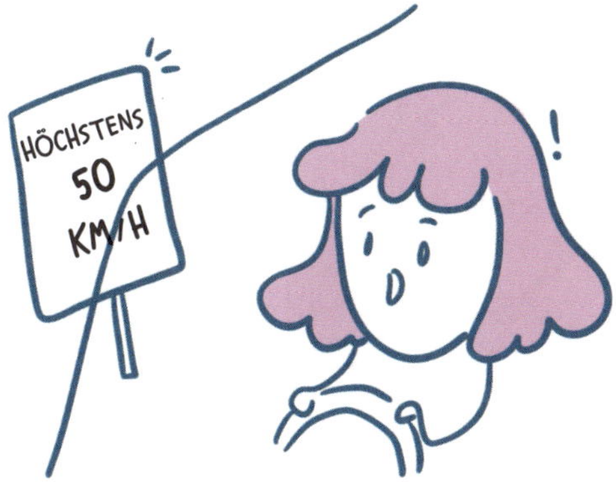

WIR LASSEN UNS LEICHT ABLENKEN, VOR ALLEM AUF LANGEN FAHRTEN …

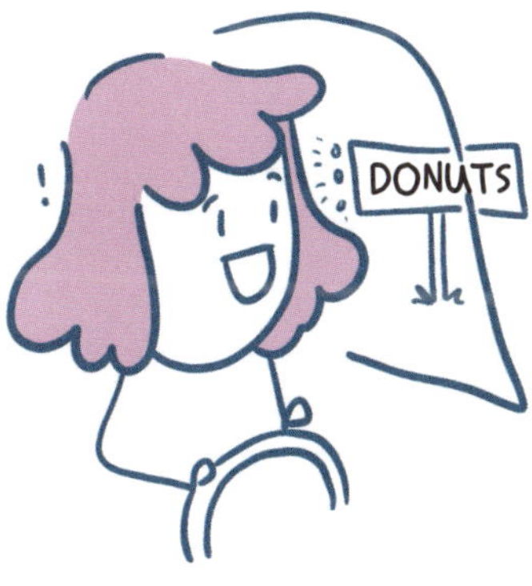

UNSERE PROBLEME MIT DER GEFÜHLSREGULATION KÖNNEN ZU AGGRESSIVITÄT FÜHREN.

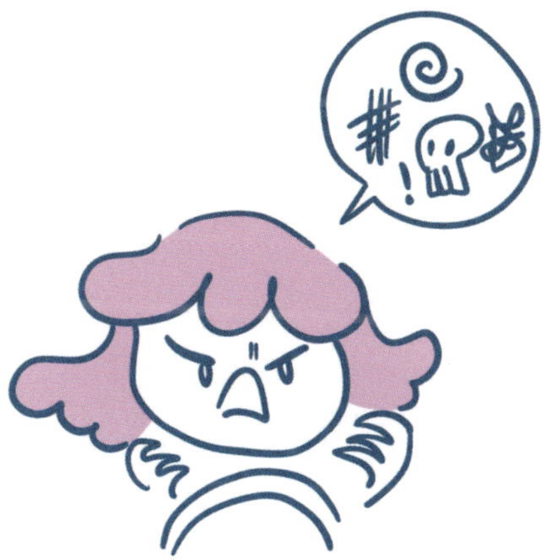

… ES KANN SEIN, DASS WIR UNS SCHLECHT AUF DEN VERKEHR KONZENTRIEREN KÖNNEN, WENN JEMAND MIT UNS REDET.

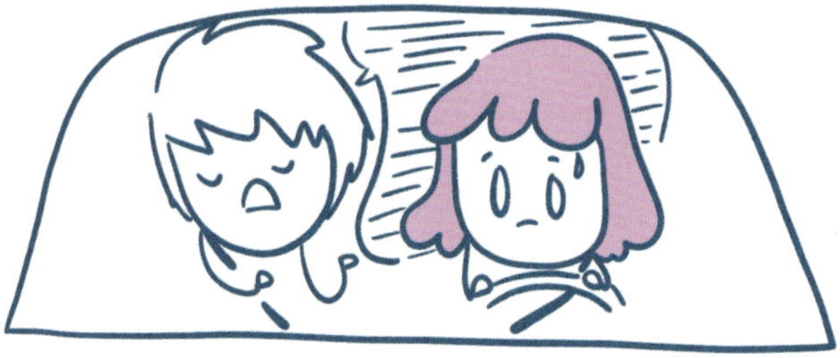

MENSCHEN MIT ADHS NEIGEN ZU EINEM HÖHEREN RISIKO, STRAFZETTEL ZU KASSIEREN …

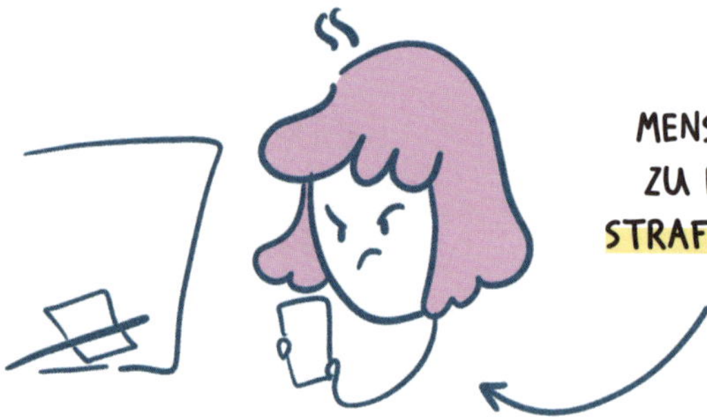

DAS GILT AUCH FÜR UNFÄLLE.

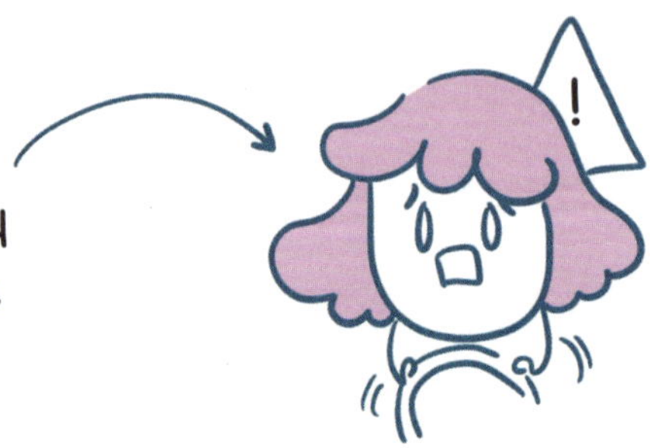

MEIN RAT

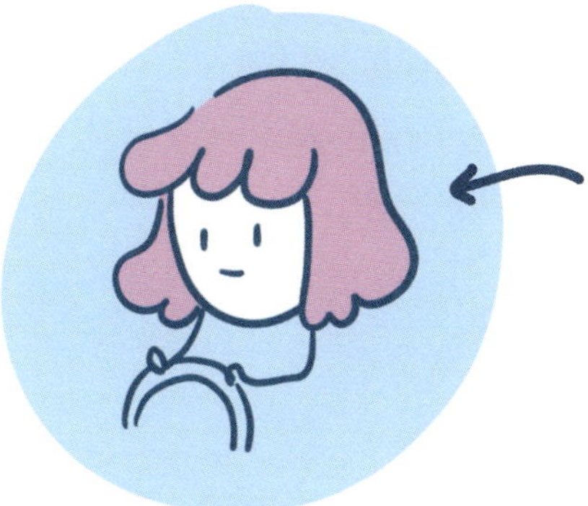

Ich versuche, beim Autofahren Ablenkungen zu minimieren. Um mich auf die Straße konzentrieren zu können, bleiben Handy, Snacks und interessanter Lesestoff außer Reichweite.

Seit meiner ADHS-Diagnose traue ich mich, meinen Mitfahrer:innen zu sagen, dass ich Ruhe brauche, um mich auf das Fahren zu konzentrieren.

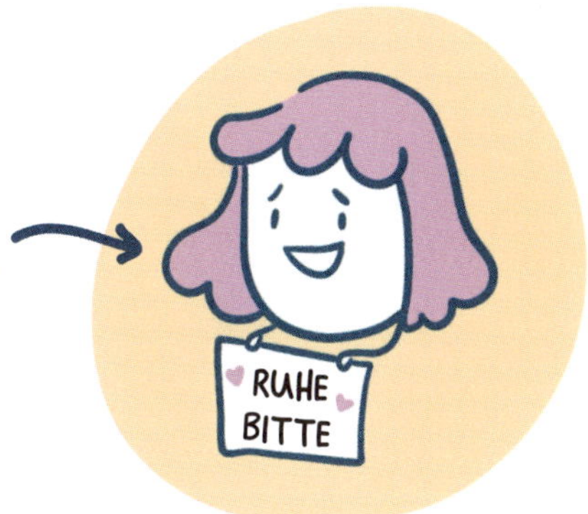

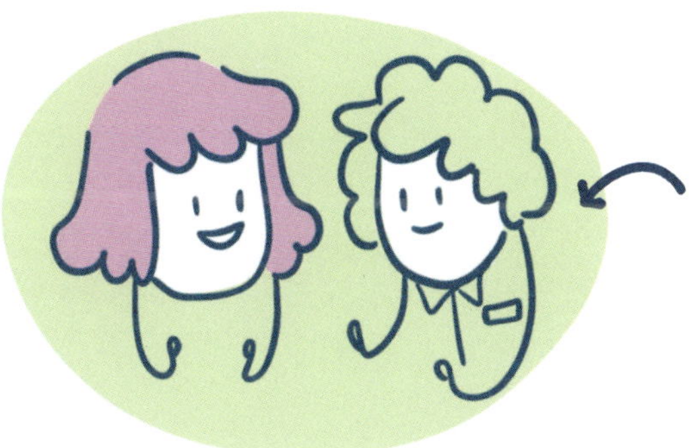

Ich habe wegen meinen Fahrängsten eine Therapie gemacht. Übungen aus der kognitiven Verhaltenstherapie haben mir super geholfen, mich hinter dem Lenkrad selbstsicherer zu fühlen.

Texten

FÜR MENSCHEN MIT ADHS KANN DIE KOMMUNIKATION ÜBER TEXTNACHRICHTEN HERAUSFORDERND SEIN …

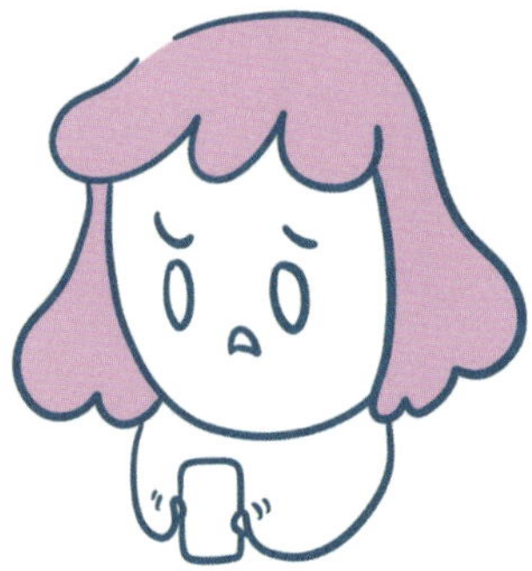

MEINE ERFAHRUNG

Für mich kann Kommunikation sehr herausfordernd sein, vor allem Textnachrichten. Wenn ich eine Nachricht bekomme, versuche ich, möglichst sofort zu antworten, weil ich es sonst wahrscheinlich vergesse (ja, trotz knallrotem Kringel auf meinem Handy)!

SIE VERGESSEN, AUF NACHRICHTEN ZU ANTWORTEN, UND GHOSTEN JEMANDEN VERSEHENTLICH WOCHENLANG …

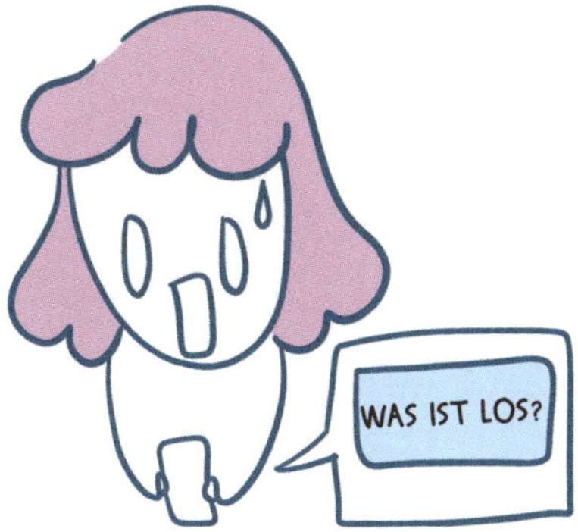

SIE FÜHLEN SICH MANCHMAL DURCH EINE HARMLOSE NACHRICHT ZURÜCKGEWIESEN …

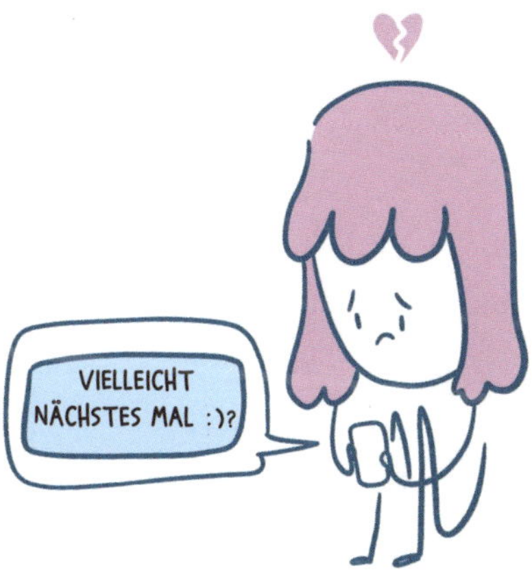

SIE UNTERBRECHEN MANCHMAL MITTENDRIN, WAS SIE TUN, NUR UM DAS ANTWORTEN SPÄTER NICHT ZU VERGESSEN …

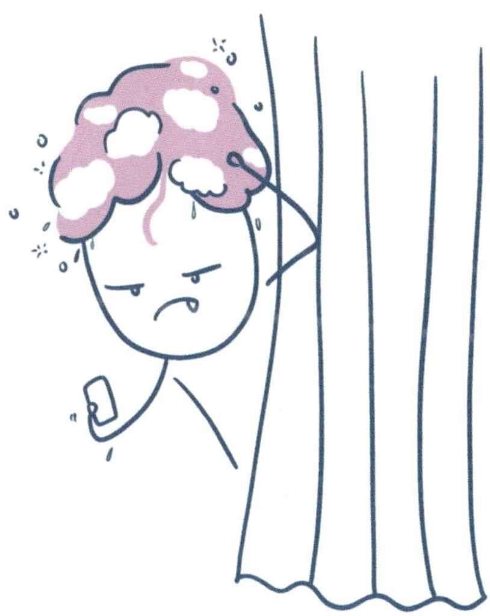

SIE HYPERFOKUSSIEREN SICH AUF EINE UNTERHALTUNG UND SCHREIBEN EWIG LANGE NACHRICHTEN …

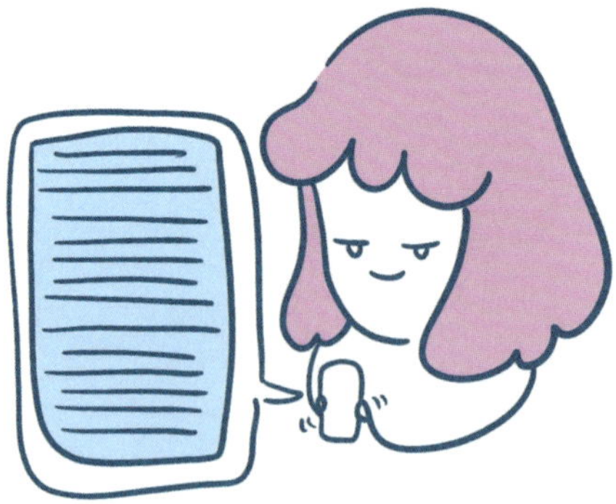

ODER LASSEN SICH VON IHREN RASENDEN GEDANKEN MITREISSEN UND SCHICKEN JEDE MENGE KURZE NACHRICHTEN.

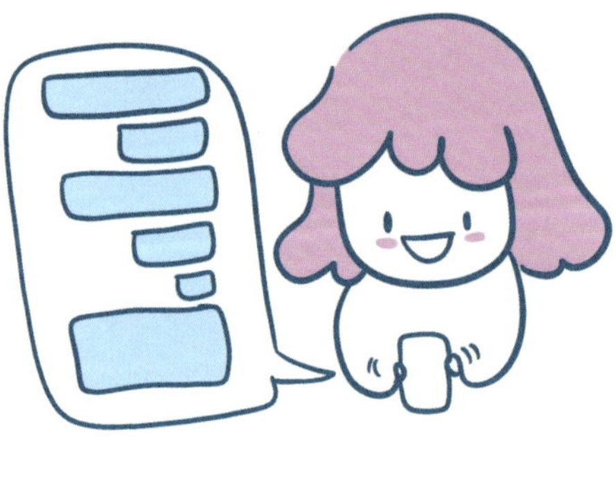

MEIN RAT

Wenn ich vergessen habe, auf eine Nachricht zu antworten, versuche ich, ehrlich zu sein. Seit meiner Diagnose erkläre ich anderen, was mit mir los ist. Ich bin immer wieder überrascht, wie verständnisvoll die Leute sind, wenn ich ehrlich bin.

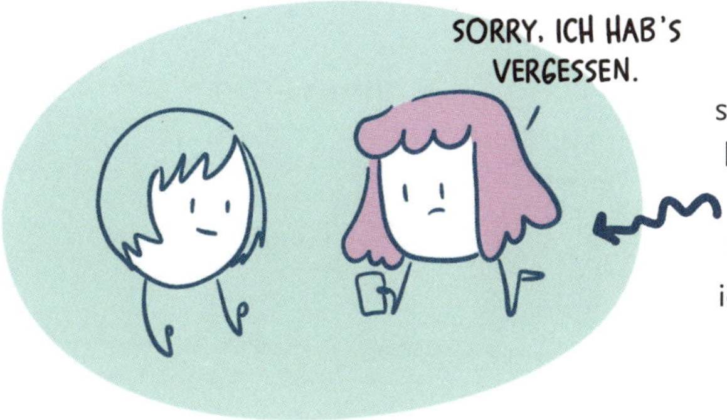

Wenn ich weiß, dass ich nicht sofort auf eine Nachricht reagieren kann, schicke ich einen Standardsatz wie «Hab deine Nachricht bekommen. Melde mich, sobald ich kann» und setze mir für später eine Erinnerung.

Um sicherzugehen, dass keine Nachricht untergegangen ist, nehme ich mir abends ein paar Minuten Zeit, um meine Nachrichten durchzugehen. Wenn ich keine Lust habe, sofort zu antworten, setze ich mir für den nächsten Tag eine Erinnerung.

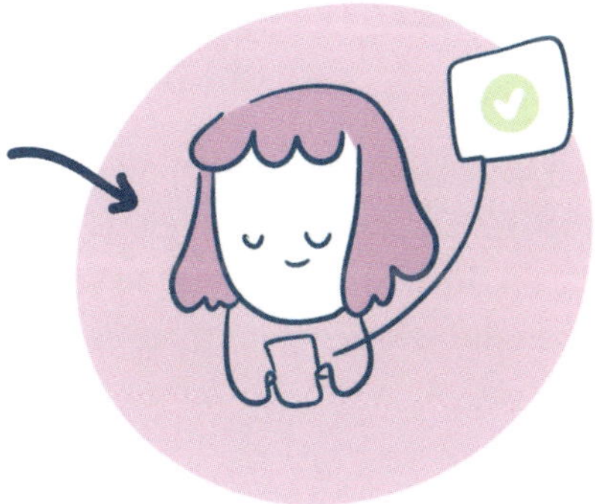

Bei der Arbeit

ADHS-SYMPTOME BEEINFLUSSEN ALLE LEBENSBEREICHE, AUCH DIE ARBEIT.

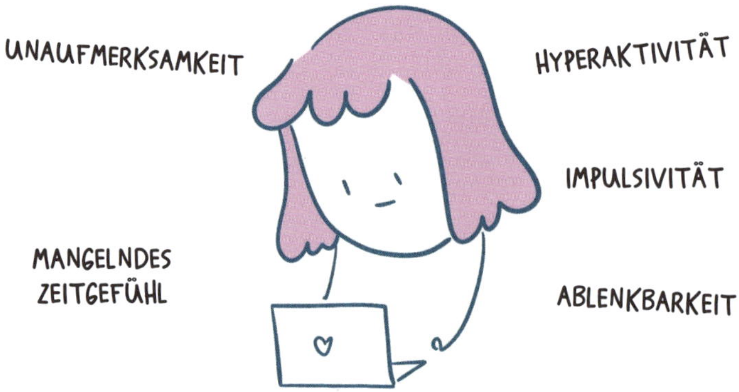

MEINE ERFAHRUNG

Ich hatte schon viele Jobs, und meine ADHS-Symptome waren immer mit dabei. Als Empfangsfrau im Hotel fürchtete ich mich davor, den Gästen etwas zu erklären, weil ich immer so verwirrend formulierte, selbst für mich. Als freiberufliche Texterin knirschte es zwischen mir und meinen Kund:innen, weil ich zu viele Fehler machte.

UNSERE SYMPTOME KÖNNEN UNS **PROBLEME** BEREITEN, **UNS ZU ORGANISIEREN …**

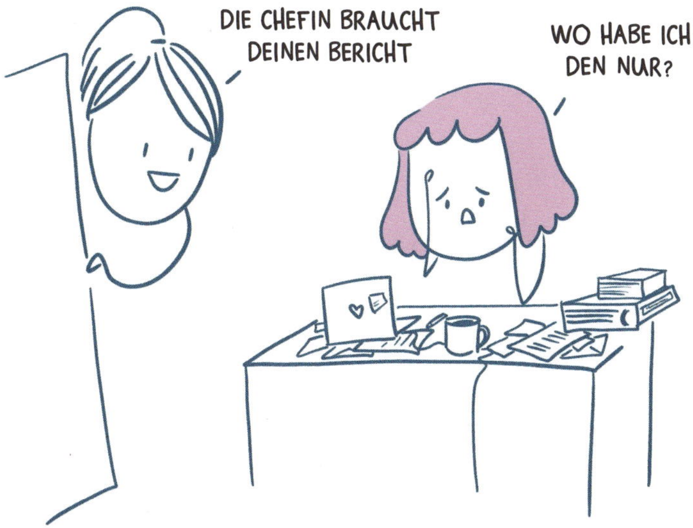
DIE CHEFIN BRAUCHT DEINEN BERICHT
WO HABE ICH DEN NUR?

SICH WIEDERHOLENDE AUFGABEN WERDEN **SCHNELL LANGWEILIG …**

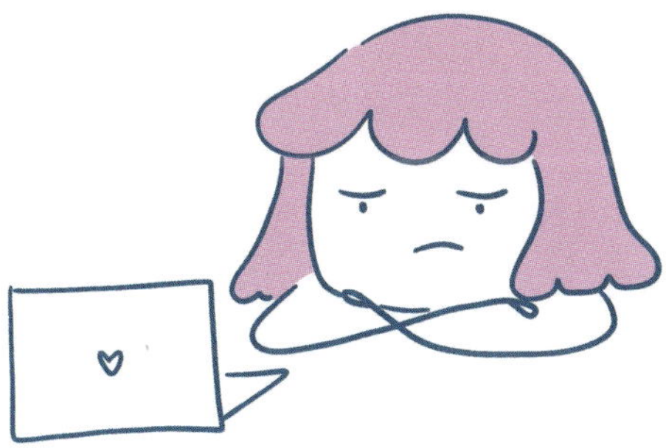

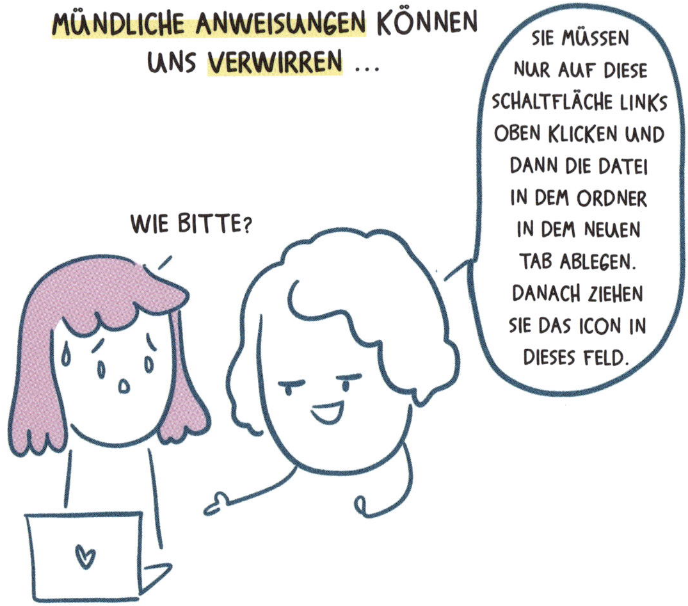
MÜNDLICHE ANWEISUNGEN KÖNNEN UNS VERWIRREN ...
WIE BITTE?
SIE MÜSSEN NUR AUF DIESE SCHALTFLÄCHE LINKS OBEN KLICKEN UND DANN DIE DATEI IN DEM ORDNER IN DEM NEUEN TAB ABLEGEN. DANACH ZIEHEN SIE DAS ICON IN DIESES FELD.

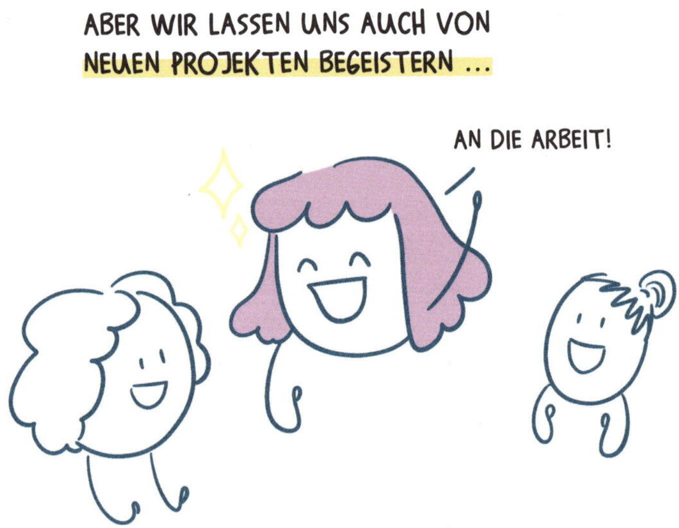
ABER WIR LASSEN UNS AUCH VON NEUEN PROJEKTEN BEGEISTERN ...
AN DIE ARBEIT!

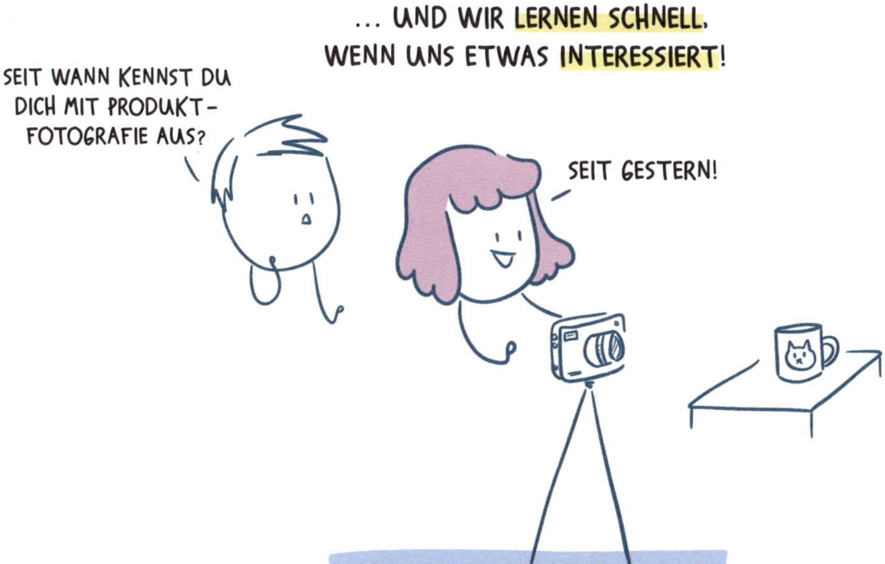
… UND WIR LERNEN SCHNELL, WENN UNS ETWAS INTERESSIERT!
SEIT WANN KENNST DU DICH MIT PRODUKT-FOTOGRAFIE AUS?
SEIT GESTERN!

MEIN RAT

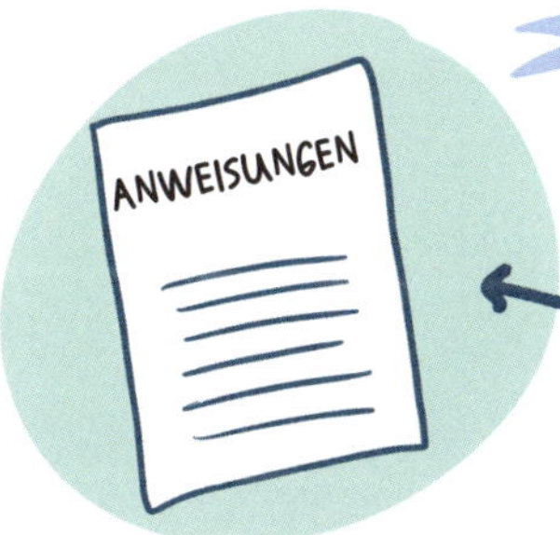
ANWEISUNGEN

Schon vor meiner Diagnose habe ich oft um Entgegenkommen gebeten, ohne zu wissen, dass ich damit meine ADHS-Symptome kompensierte. Zum Beispiel habe ich oft gefragt, ob ich wichtige Anweisungen schriftlich bekommen könnte.

Es war eine großartige Entscheidung, freiberufliche Texterin und später Content Creator zu werden. Auch wenn es oft stressig ist, kann ich so meine plötzlichen Motivations- und Inspirationsschübe ausnutzen und immer wieder neue Dinge tun.

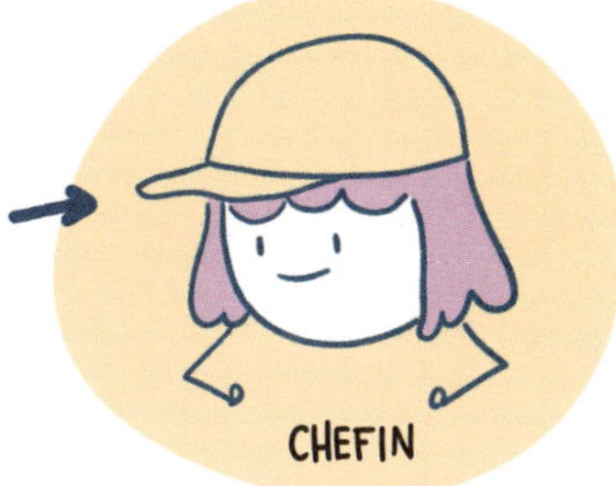
CHEFIN

Papierkram

VIELE MÖGEN PAPIERKRAM NICHT. ABER FÜR MENSCHEN MIT ADHS KANN ER EIN WAHRER ALBTRAUM SEIN.

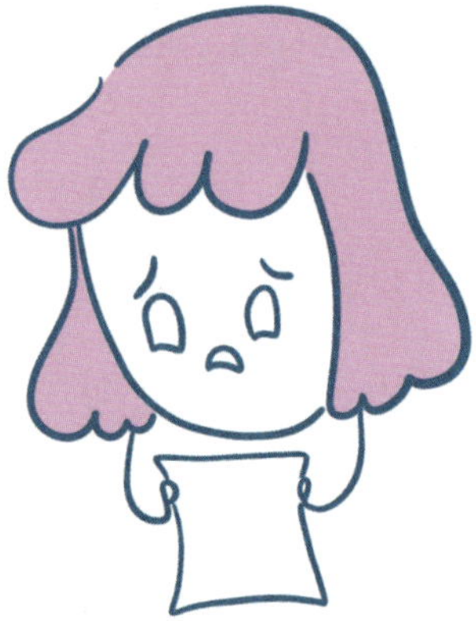

MEINE ERFAHRUNG

Ich hasse Papierkram. Immer schon. Bei mir liegt ständig ungeöffnete Post rum, ich bezahle meine Rechnungen auf den letzten Drücker, und bei bürokratischen Dingen verzettle ich mich jedes Mal. All das überfordert mich, und ich gestehe, dass ich beim Versuch, ein Formular auszufüllen, schon geweint habe.

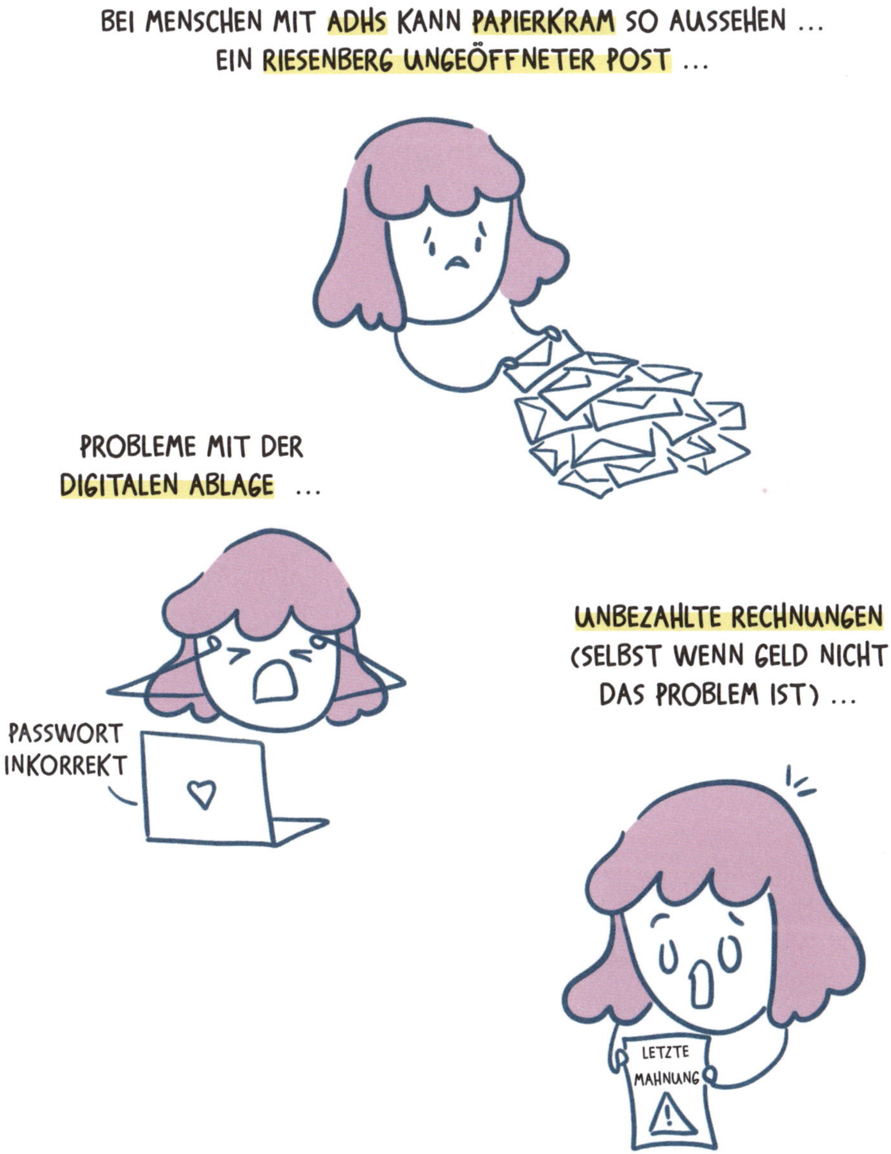
BEI MENSCHEN MIT ADHS KANN PAPIERKRAM SO AUSSEHEN …
EIN RIESENBERG UNGEÖFFNETER POST …
PROBLEME MIT DER DIGITALEN ABLAGE …
PASSWORT INKORREKT
UNBEZAHLTE RECHNUNGEN (SELBST WENN GELD NICHT DAS PROBLEM IST) …
LETZTE MAHNUNG

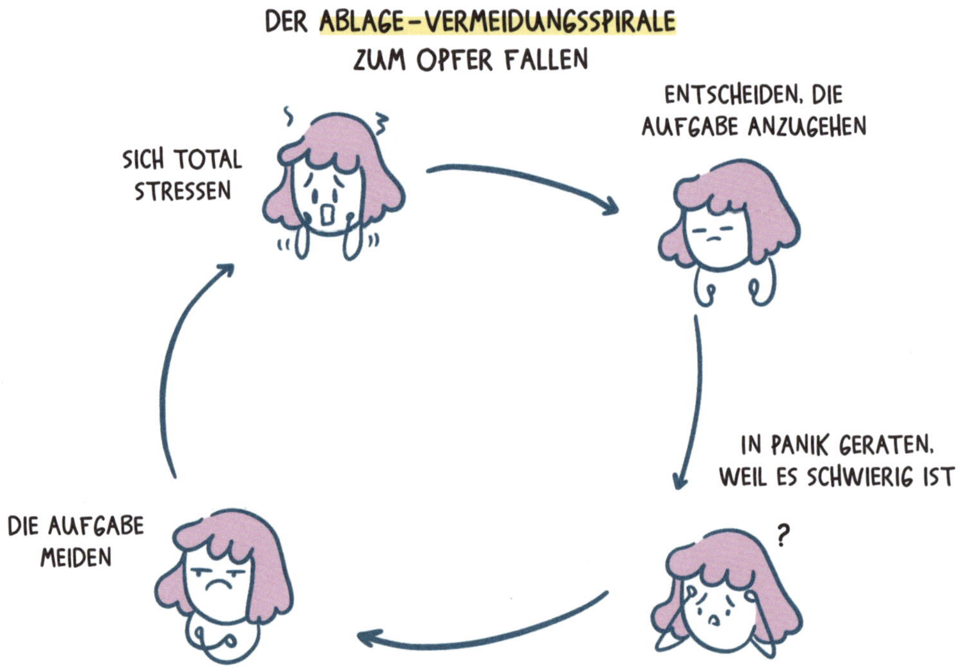
DER ABLAGE-VERMEIDUNGSSPIRALE
ZUM OPFER FALLEN
ENTSCHEIDEN, DIE AUFGABE ANZUGEHEN
IN PANIK GERATEN, WEIL ES SCHWIERIG IST
DIE AUFGABE MEIDEN
SICH TOTAL STRESSEN

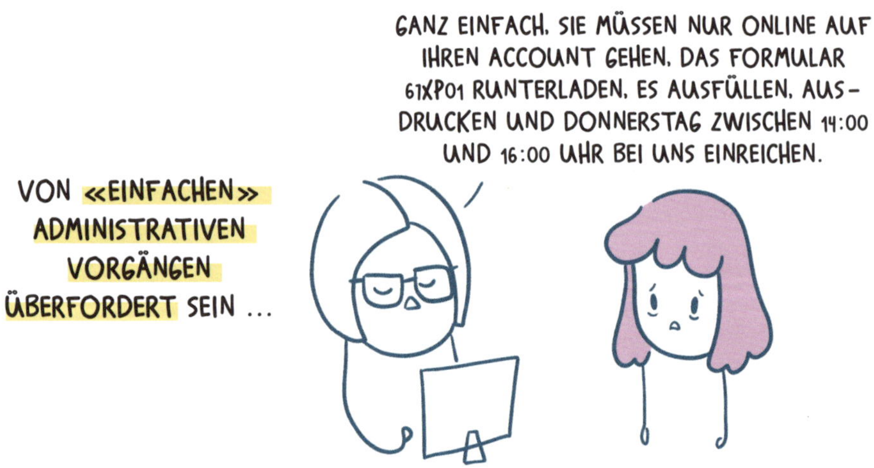
GANZ EINFACH. SIE MÜSSEN NUR ONLINE AUF IHREN ACCOUNT GEHEN, DAS FORMULAR 67XP01 RUNTERLADEN, ES AUSFÜLLEN, AUSDRUCKEN UND DONNERSTAG ZWISCHEN 14:00 UND 16:00 UHR BEI UNS EINREICHEN.
VON «EINFACHEN» ADMINISTRATIVEN VORGÄNGEN ÜBERFORDERT SEIN ...

MEIN RAT

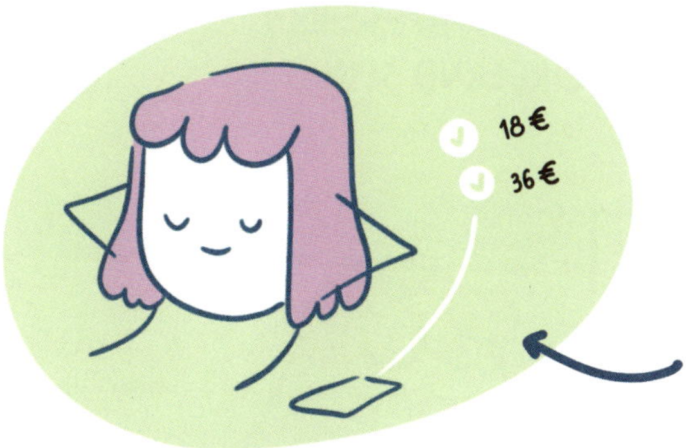

Nachdem ich wieder mal Mahngebühren bezahlt hatte, entschloss ich mich, möglichst auf Lastschriftverfahren umzustellen. Es hat eine Weile gedauert, aber jetzt weiß ich, dass die Sachen bezahlt werden, ohne dass ich mich kümmern muss.

Wenn ich merke, dass ich es nicht alleine schaffe, bitte ich um Hilfe. Es erleichtert die Dinge enorm, wenn mir ein:e Freund:in erklärt, wie ich online Steuern überweisen oder einen Antrag ausfüllen kann.

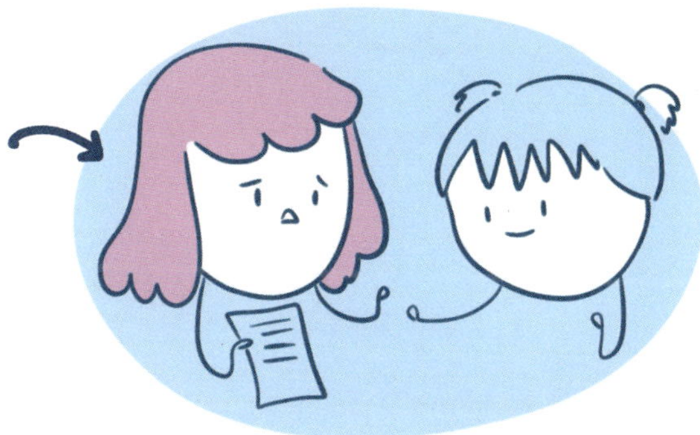

Deadlines

DEADLINES KÖNNEN FÜR EIN ADHS-GEHIRN GANZ SCHÖN HERAUSFORDERND SEIN.

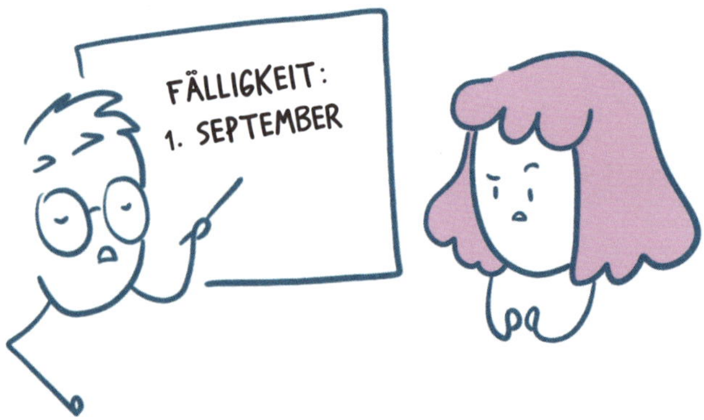

MEINE ERFAHRUNG

Ich kann mit Deadlines nicht umgehen. Wenn zwischen heute und dem Fristende mehr als ein paar Tage liegen, habe ich das Gefühl, ich hätte ewig Zeit. Und natürlich merke ich erst kurz vor dem Stichtag, dass ich was falsch gemacht habe. Dieses ADHS-Merkmal hatte früher große Auswirkungen auf mein Arbeitsleben.

WEIL WIR DAZU NEIGEN, ZEIT ANDERS WAHRZUNEHMEN …

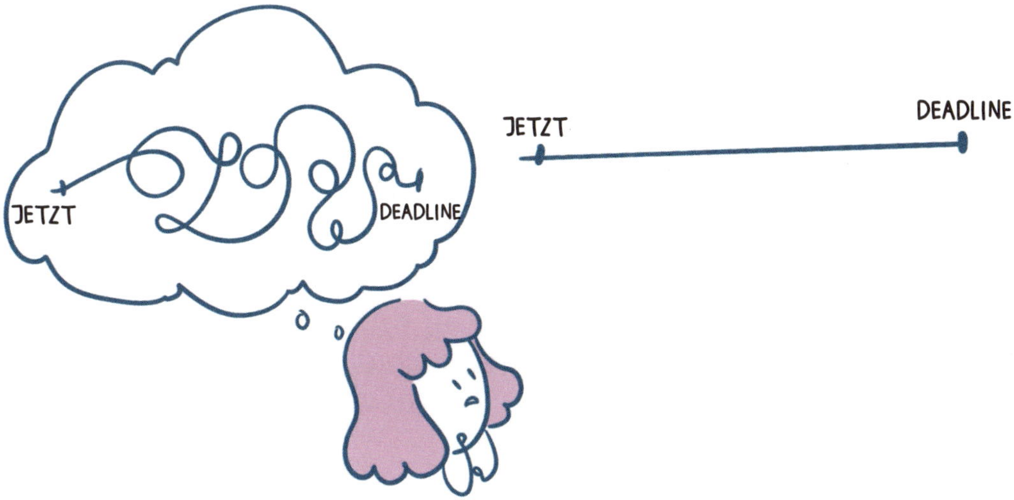

FÄLLT ES UNS OFT SCHWER, VORAUSZUPLANEN …

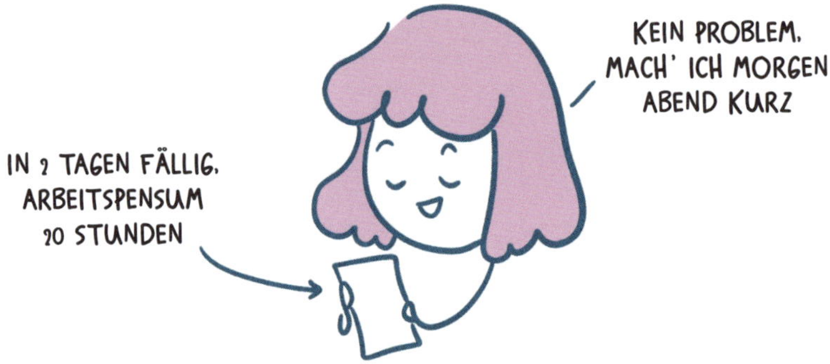
KEIN PROBLEM, MACH' ICH MORGEN ABEND KURZ
IN 2 TAGEN FÄLLIG, ARBEITSPENSUM 20 STUNDEN

… WIR KOMMEN OFT INS SCHWITZEN, WEIL WIR AUF DEN LETZTEN DRÜCKER VERSUCHEN, DIE DEADLINE NICHT ZU REISSEN.

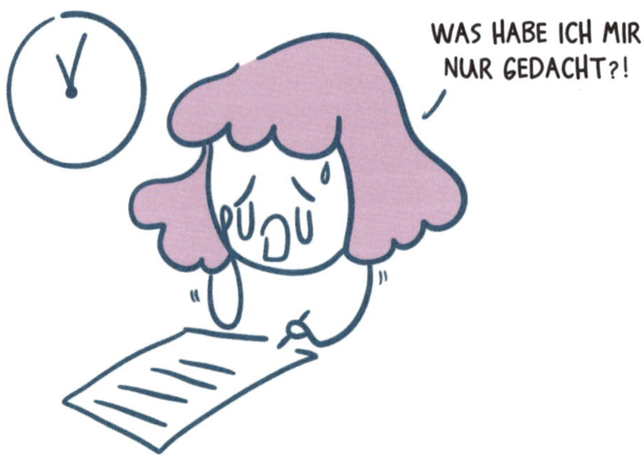
WAS HABE ICH MIR NUR GEDACHT?!

MEIN RAT

Ich unterteile meine Aufgaben in kleinere Abschnitte, die sich leichter bewältigen lassen. Soll ich z. B. eine E-Mail schreiben, habe aber Probleme, damit anzufangen, lautet das erste Ziel manchmal nur, die Betreff-Zeile zu formulieren. Wenn ich mir den Einstieg in eine Aufgabe erleichtere, fällt es mir leichter, Deadlines einzuhalten.

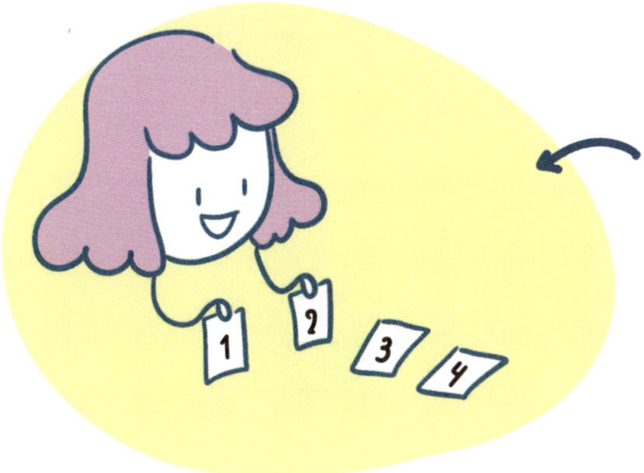

Wenn ich auf einen Abgabetermin hinarbeiten muss, erstelle ich visuelle Hilfsmittel. Das kann etwas ganz Simples sein, z. B. ein Pfeil mit einzelnen Schritten auf einem Blatt Papier oder ein Whiteboard mit einer Tabelle zum Ausfüllen. Das hilft mir, meinen Fortschritt besser im Blick zu behalten.

Wenn mich der Umfang einer bevorstehenden Aufgabe überfordert, hilft es mir, diese in kleine Abschnitte zu unterteilen. Darüber werde ich euch im letzten Teil des Buchs noch mehr erzählen.

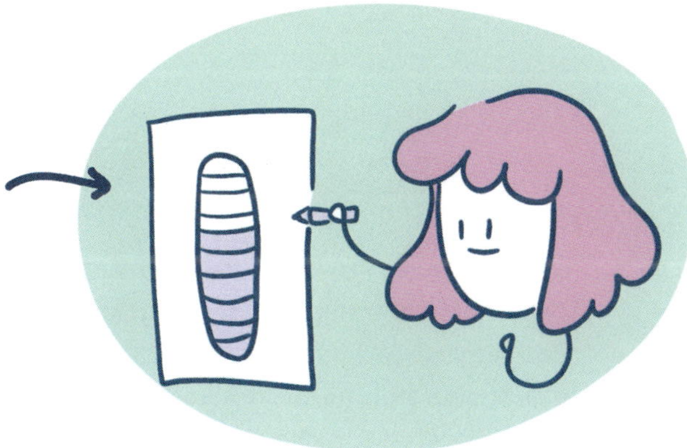

Einkaufen

ES KANN SEIN, DASS ES DIR SCHWERFÄLLT, DICH ZU ERINNERN, WAS DU EINKAUFEN WOLLTEST, WEIL DU KEINEN ZETTEL GESCHRIEBEN HAST …

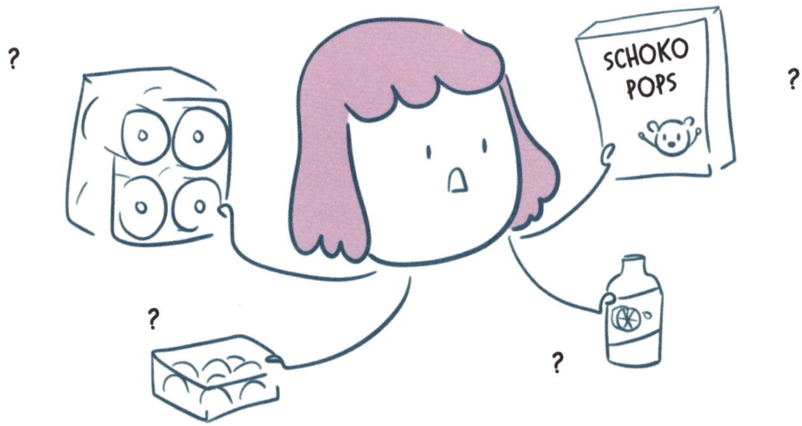

MEINE ERFAHRUNG

Einkaufen gehört zu den alltäglichen Aufgaben, die von meiner ADHS am stärksten betroffen sind. Selbst mit Einkaufszettel lasse ich mich oft ablenken und vergesse wichtige Dinge. Ich kaufe ständig schickes neues Zeug, das ich nicht brauche, und suche stundenlang die Gänge ab, obwohl das, was ich suche, direkt vor meiner Nase steht.

… ODER WEIL DU **DEN ZETTEL VERGESSEN** HAST …

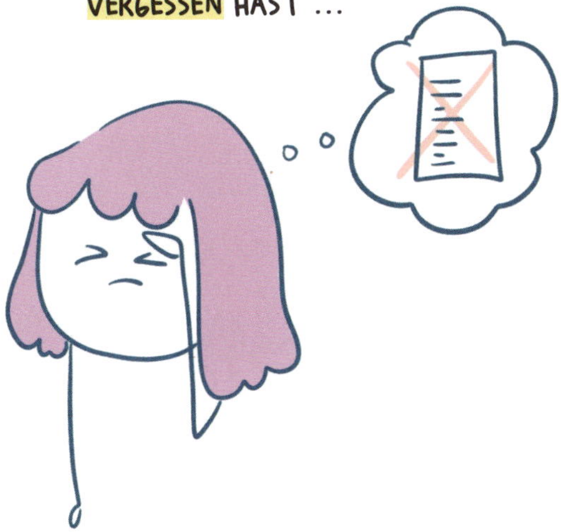

DIE **VIELEN SENSORISCHEN REIZE** KÖNNEN EINE **ÜBERFORDERUNG** SEIN …

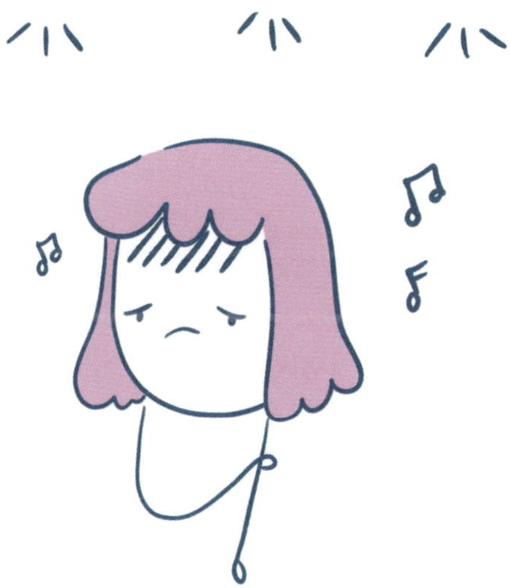

DU KANNST DICH NICHT ZWISCHEN ZWEI PRODUKTEN ENTSCHEIDEN ...

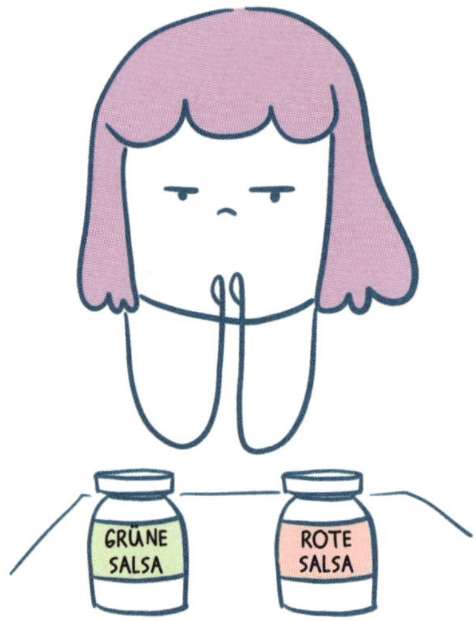

ODER KAUFST IMPULSIV SACHEN, DIE DU NICHT BRAUCHST.

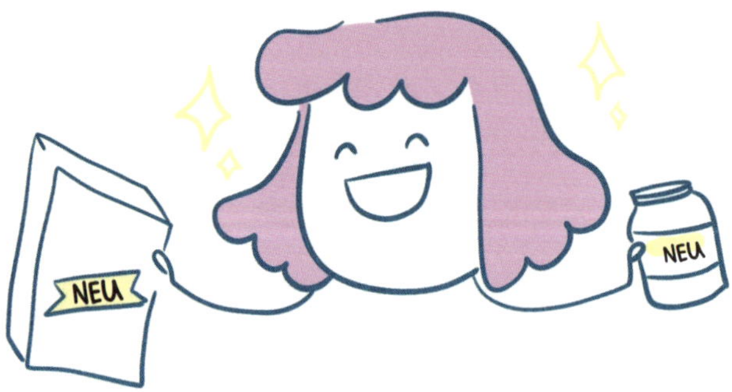

MEIN RAT

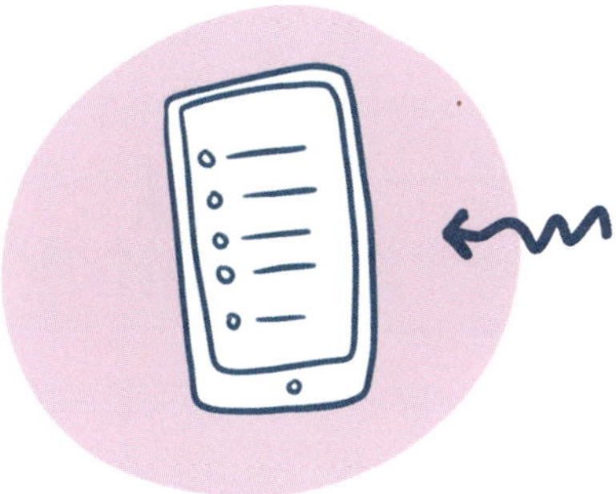

Seit ich aus Einkaufszetteln Checklisten gemacht habe, fällt mir das Einkaufen leichter. Ich habe mir auf meinem Handy eine Checkliste mit allen Produkten angelegt, die ich oft kaufe, und kann sie jedes Mal wieder benutzen. Ich verbessere diese Liste fortlaufend, sodass sie immer detaillierter wird.

Der Lieferdienst vom Supermarkt ist für mich lebensrettend. Anfangs hatte ich ein schlechtes Gewissen, weil ich meine Einkäufe nicht mehr selbst erledige, aber es hilft mir dabei, mich zu Hause besser zu organisieren, und ich vergesse seltener etwas.

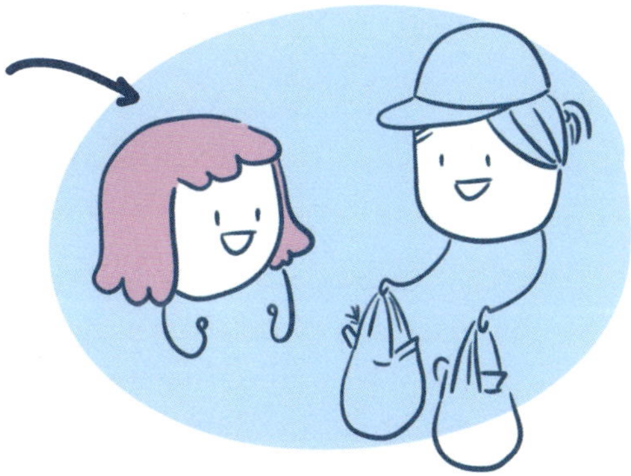

Hobbys

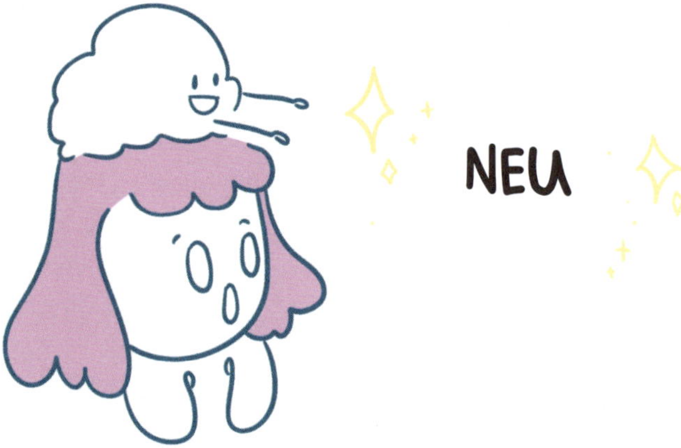

MEINE ERFAHRUNG

Ich bin schon immer von Hobby zu Hobby gesprungen. Als ich bei YouTube über ein Video zu Rollerskates stolperte, habe ich mir sofort online ein Paar gekauft. Zwei Wochen lang bin ich jeden Tag damit gefahren, und seitdem verstauben sie im Schrank. Ich weiß noch, dass ich mich als Kind ziemlich schlecht gefühlt habe, weil ich bei meinen Hobbys so «inkonsequent» war. Inzwischen kann ich das besser akzeptieren, weil ich weiß, dass diese Eigenschaft bei Menschen mit ADHS weitverbreitet ist.

MENSCHEN MIT **ADHS** WENDEN SICH HÄUFIG NEUEN HOBBYS ZU …

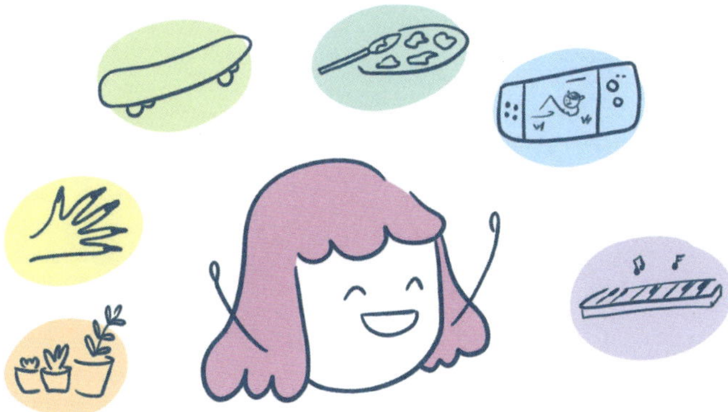

ABER WEIL UNSER GEHIRN DAZU NEIGT, SICH ZU LANGWEILEN … VERLIEREN WIR OFT GENAUSO SCHNELL WIEDER DAS INTERESSE.

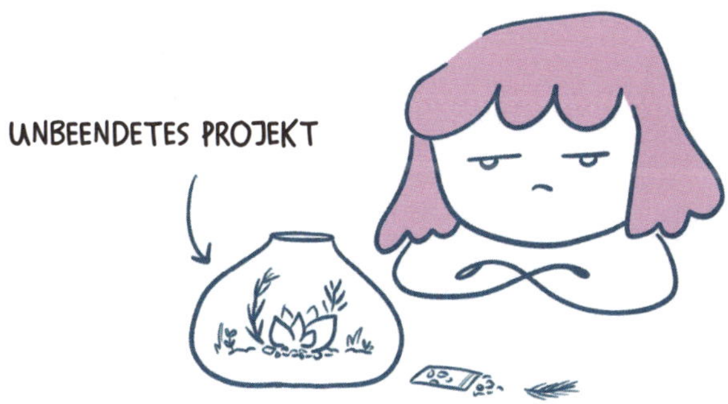

AUF DIESES VERHALTEN REAGIEREN ANDERE MENSCHEN OFT MIT UNVERSTÄNDNIS.

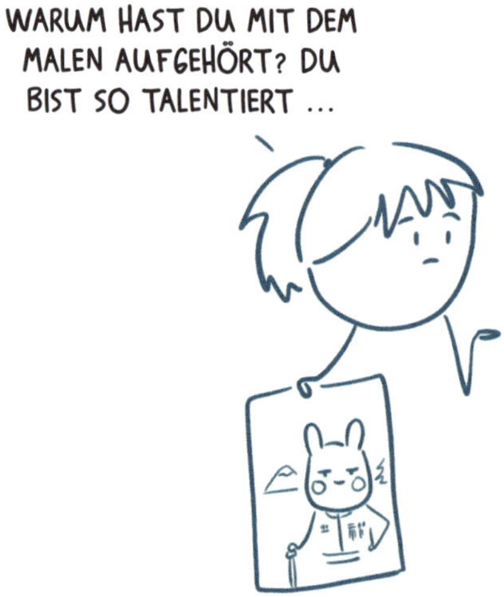
WARUM HAST DU MIT DEM MALEN AUFGEHÖRT? DU BIST SO TALENTIERT …

SICH UNVERSTANDEN ZU FÜHLEN KANN SCHAM AUSLÖSEN …

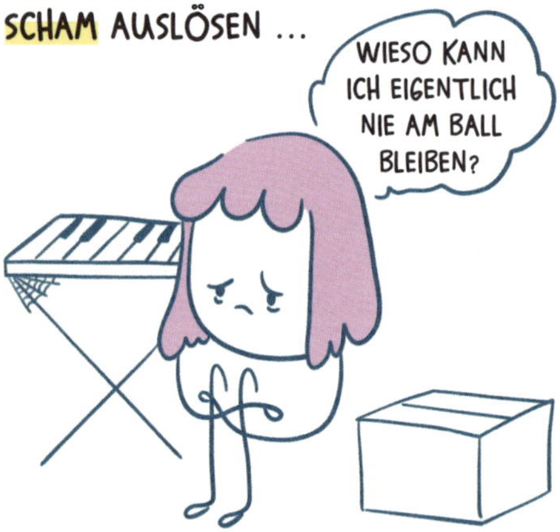
WIESO KANN ICH EIGENTLICH NIE AM BALL BLEIBEN?

DOCH DANK DIESER EIGENSCHAFT VERFÜGEN MENSCHEN MIT ADHS OFT ÜBER GROSSES WISSEN ÜBER VERSCHIEDENSTE THEMEN.

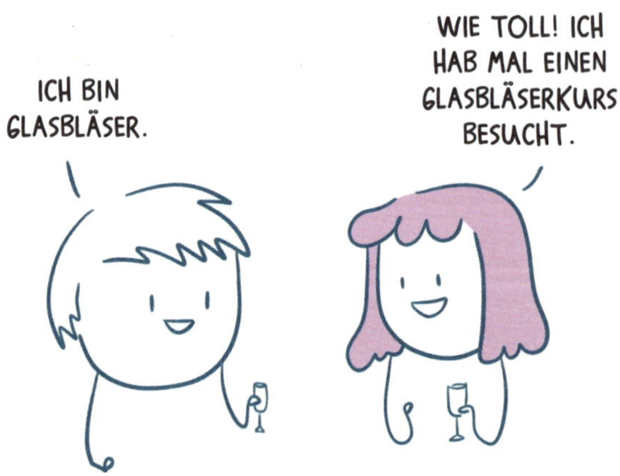
ICH BIN GLASBLÄSER.
WIE TOLL! ICH HAB MAL EINEN GLASBLÄSERKURS BESUCHT.

MEIN RAT

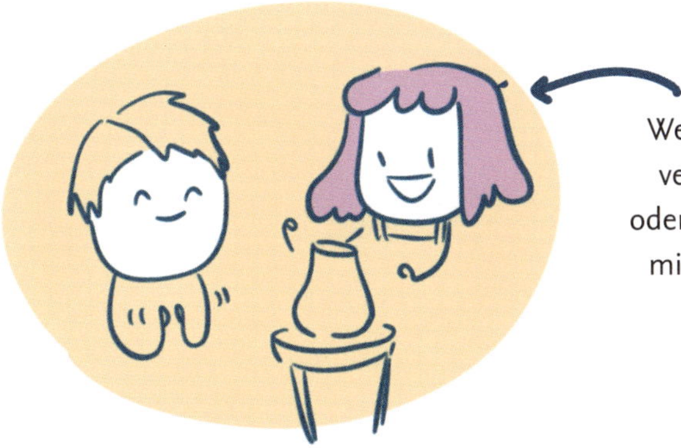

Wenn ich ein neues Hobby entdecke, versuche ich, einen Kurs zu buchen oder einem Verein beizutreten. Das hilft mir, Verbindlichkeit herzustellen und nicht zu schnell aufzugeben.

Wenn ich an einem Hobby das Interesse verliere, verkaufe oder verschenke ich meine Ausrüstung. Auf diese Weise sammelt sich nicht so viel überflüssiges Zeug an, und ich fühle mich wohler.

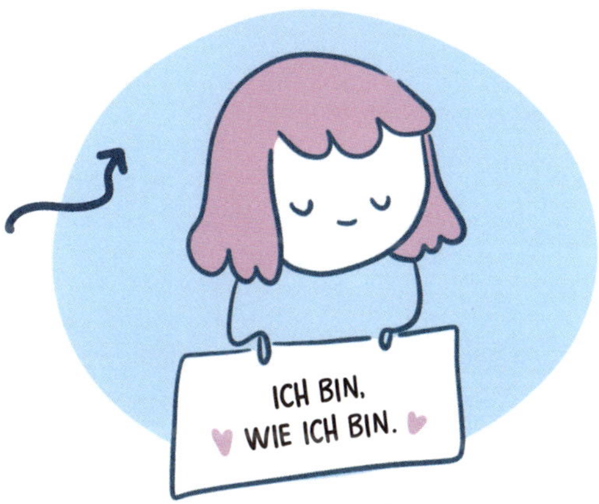

Sport

ES HEISST OFT, SPORT TUE DEM ADHS-GEHIRN GUT ...

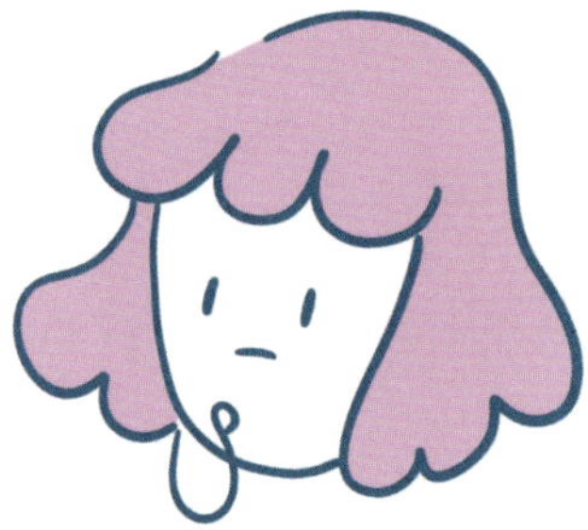

MEINE ERFAHRUNG

Für mich kann Sport beides sein: angenehm oder die reinste Qual. Eine Sportart, die mir gefällt, z. B. Badminton, ist super, um Spaß zu haben und Energie loszuwerden. Aber an etwas dranzubleiben, das ich langweilig finde (wie Joggen), ist fast unmöglich.

DAS LIEGT DARAN, DASS SPORT **SICH POSITIV AUF DIE CHEMIE DES GEHIRNS** AUSWIRKEN KANN …

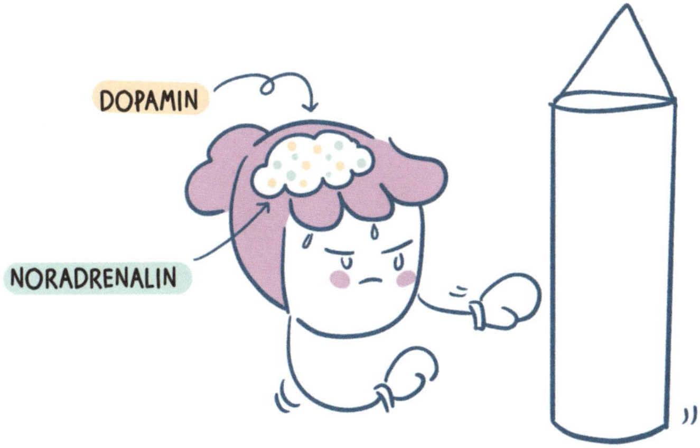

MANCHE FACHLEUTE GLAUBEN, DASS DIESE **CHEMISCHEN STOFFE MITVERANTWORTLICH SIND**, DASS SICH DAS **ADHS-GEHIRN ANDERS VERHÄLT …**

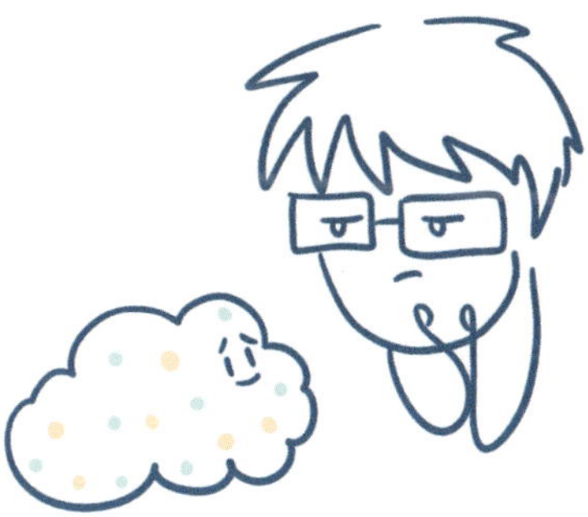

ABER SPORT KANN FÜR MENSCHEN MIT ADHS AUCH HERAUSFORDERND SEIN …

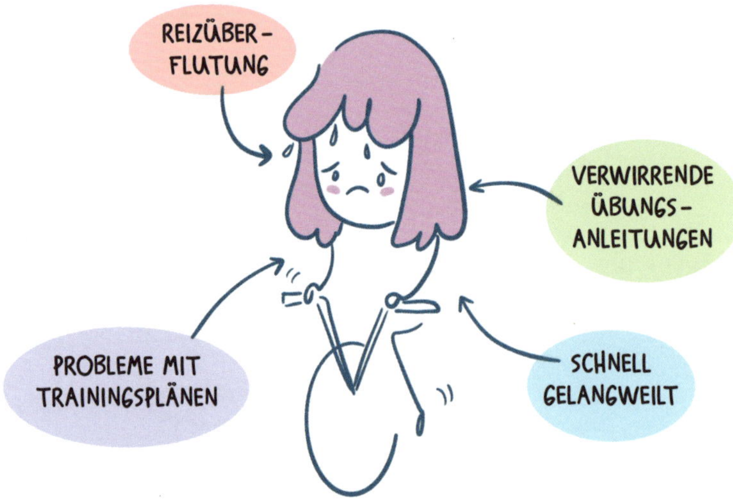

DER TRICK IST, ETWAS ZU TUN, WORAN DU WIRKLICH FREUDE HAST.

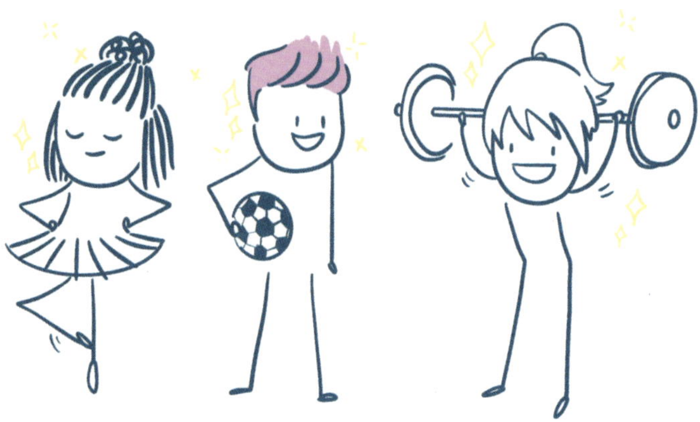

MEIN RAT

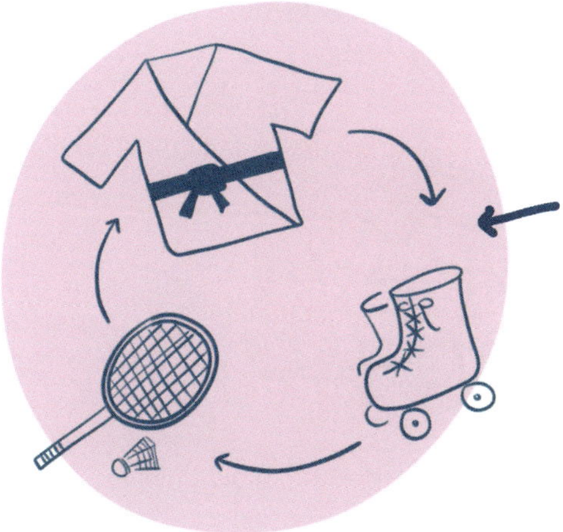

Inzwischen akzeptiere ich, dass ich womöglich öfter die Sportart wechseln muss, um die Freude am Sport nicht zu verlieren. Klar, meine mangelnde Beharrlichkeit könnte mich daran hindern, in Jiu-Jitsu den schwarzen Gürtel zu erlangen, aber dafür kann ich mit den verschiedensten Sportarten experimentieren!

Was körperliche Betätigung betrifft, zwinge ich mich nicht länger zu Dingen, die mir keine Freude machen. Wenn ich etwas tue, das mir Spaß macht (z. B. zu meinem aktuellen Lieblingslied tanzen), vergesse ich dabei sogar, dass es überhaupt Sport ist.

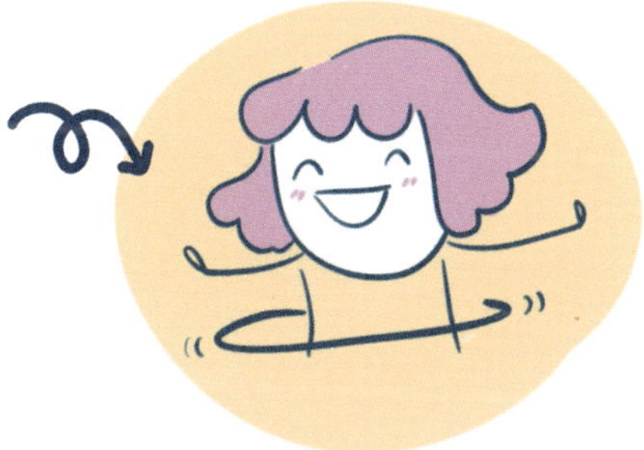

Aufräumen

VIELE MENSCHEN MIT ADHS NEIGEN ZU UNORDNUNG.

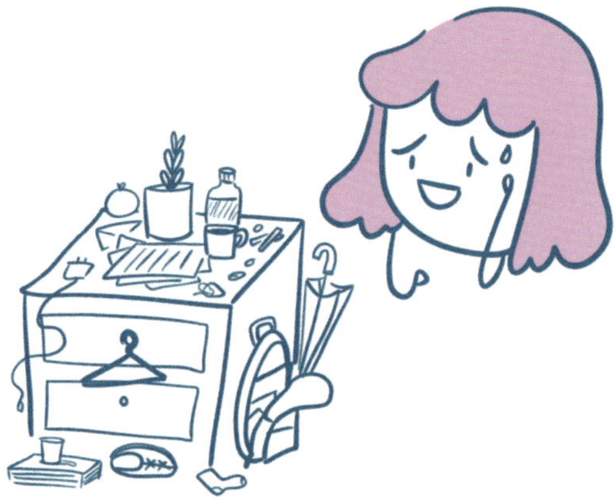

MEINE ERFAHRUNG

Bei mir zu Hause Ordnung zu halten, ist eine große Herausforderung. Wenn ich nicht aufpasse, bricht bei mir innerhalb eines Tages das komplette Chaos aus. Deshalb versuche ich ständig, alles, was rumliegt, sofort aufzuräumen. Aber sobald ich müde bin oder keine Lust habe (und das passiert sehr oft) überfordert mich die schiere Menge der Sachen, die einfach so herumliegen.

BEI UNS KANN ES **ZIEMLICH CHAOTISCH** AUSSEHEN, UND DAFÜR **SCHÄMEN** WIR UNS MANCHMAL EIN BISSCHEN.

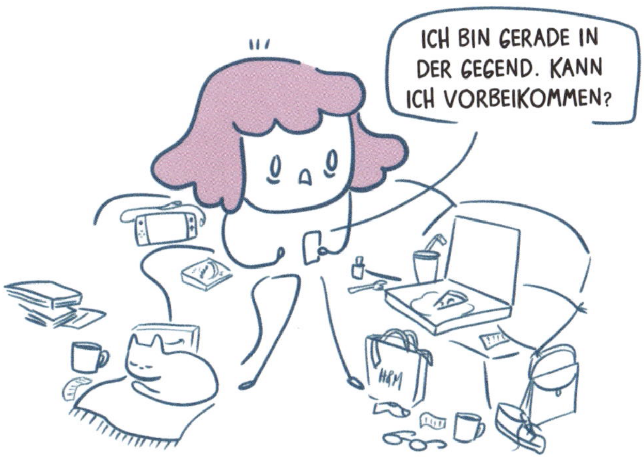
ICH BIN GERADE IN DER GEGEND. KANN ICH VORBEIKOMMEN?
H&M

AUFRÄUMEN KANN FÜR DAS **ADHS-GEHIRN ÜBERFORDERND** SEIN, WEIL WIR ZUWEILEN **PROBLEME** HABEN, **ZU PRIORISIEREN …**

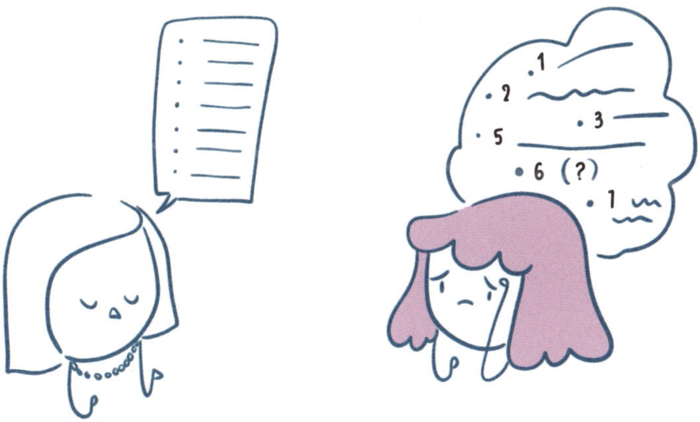
1
2
3
5
6 (?)
7

AUSSERDEM LASSEN WIR UNS LEICHT ABLENKEN …

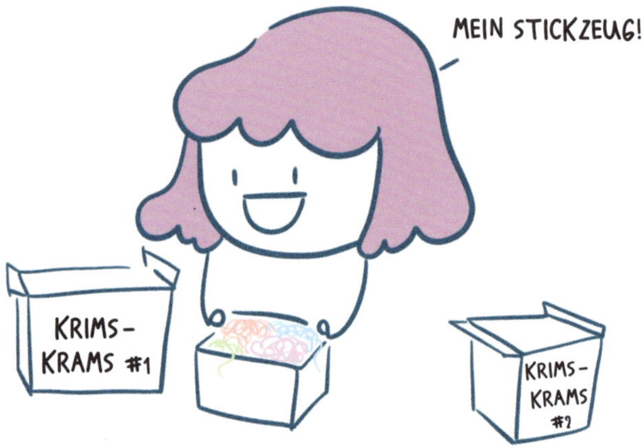
MEIN STICKZEUG!
KRIMS-KRAMS #1
KRIMS-KRAMS #2

DABEI KANN EINE CHAOTISCHE UMGEBUNG MANCHE ADHS-PROBLEME VERSCHLIMMERN …

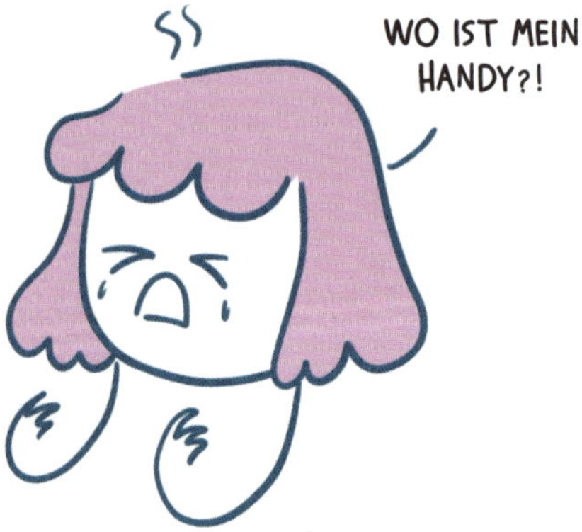
WO IST MEIN HANDY?!

MEIN RAT

Ich achte darauf, nicht zu viel Zeug zu kaufen, um meine Wohnung nicht zu überfüllen. Das ist für mich sehr wichtig, um meine Umgebung im Griff zu behalten.

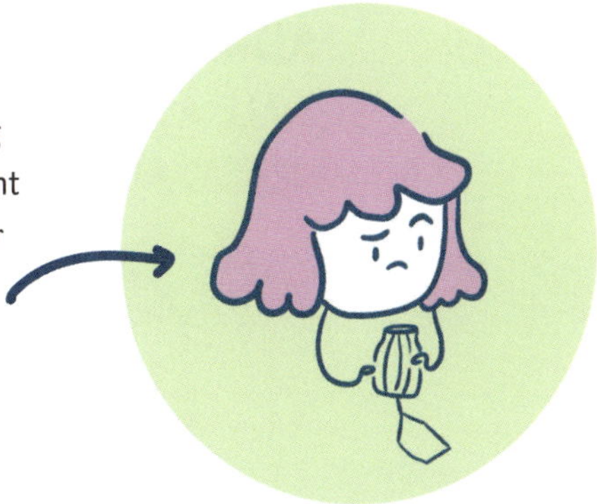

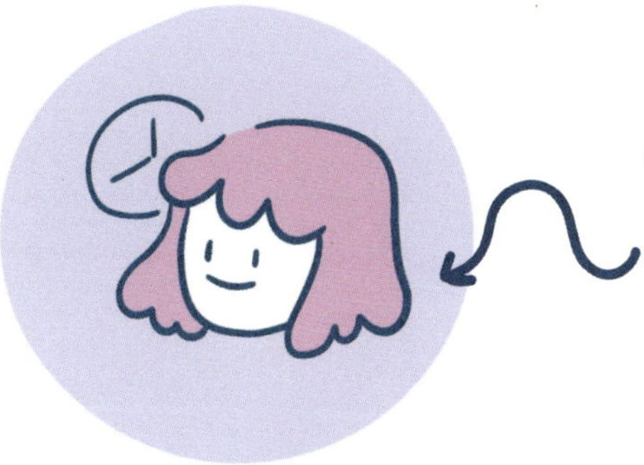

Ich versuche, täglich mindestens zehn Minuten zum Aufräumen einzuplanen.

Ich lade oft Leute zu mir ein. Ich weiß, dass mich das motiviert, vorher aufzuräumen und zu putzen.

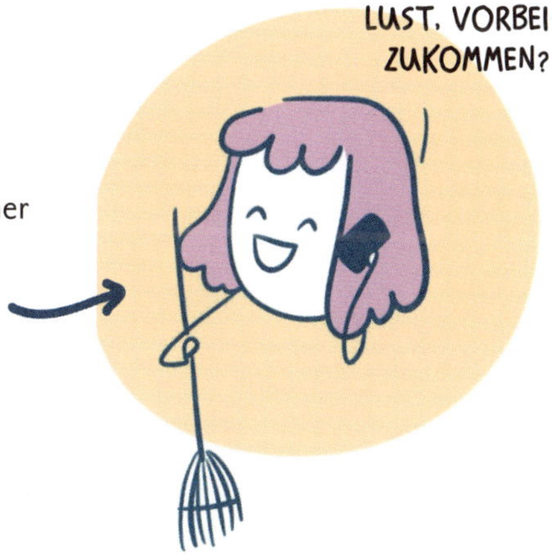

Beziehungen/Dating

ADHS KANN SICH AUF VIELE SOZIALE ASPEKTE UNSERES LEBENS AUSWIRKEN, AUCH AUF LIEBESDINGE …

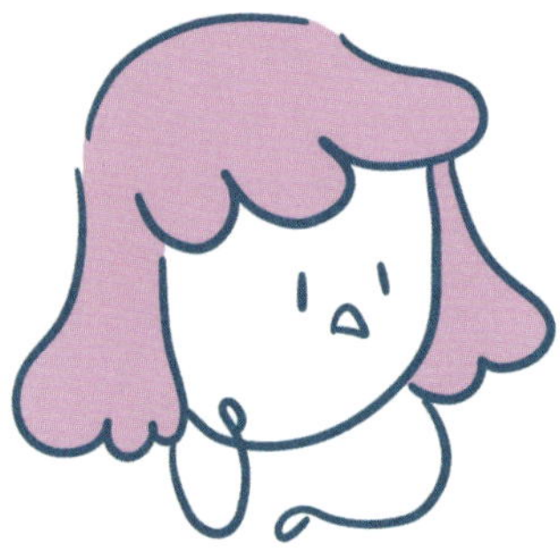

MEINE ERFAHRUNG

Ein Date ist für mich schrecklich nervenaufreibend. Mir ist klar, dass es für jede:n herausfordernd ist, aber für mein ADHS-Gehirn sind Dates eine völlig andere Hausnummer. Wenn ich aufgeregt bin, habe ich manche Symptome besonders schlecht im Griff, z. B. in Gesprächen abdriften oder meinem Gegenüber ins Wort fallen.

UNSER **ADHS-GEHIRN** KANN AUCH DANN **MITTEN IM GESPRÄCH ABDRIFTEN**, WENN WIR JEMANDEN SEHR MÖGEN …

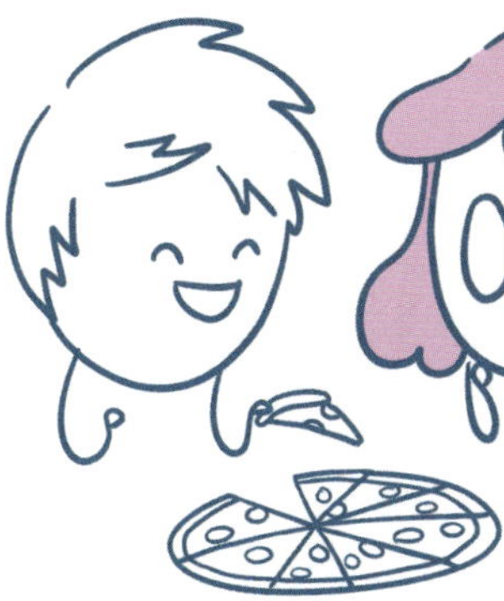

ES GIBT JEDE MENGE DINGE, VON DENEN WIR UNS **ABLENKEN LASSEN …**

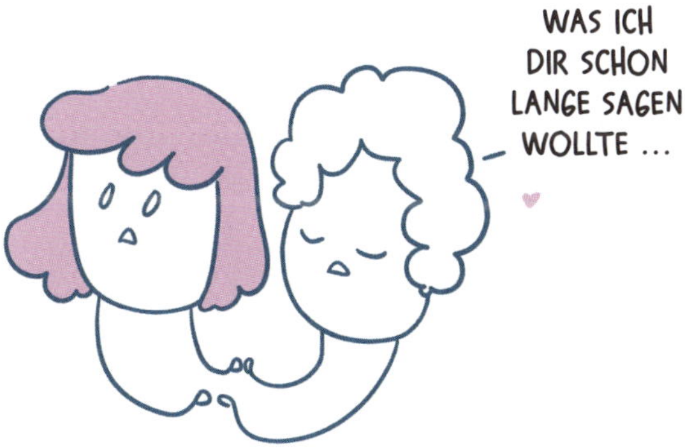

WIR **VERLIEBEN** UNS MANCHMAL **BLITZSCHNELL** …

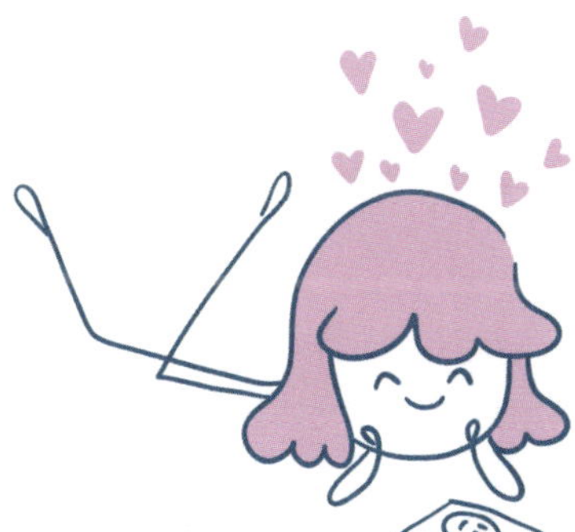

UND KÖNNEN DANN OFT AN NICHTS ANDERES MEHR DENKEN …

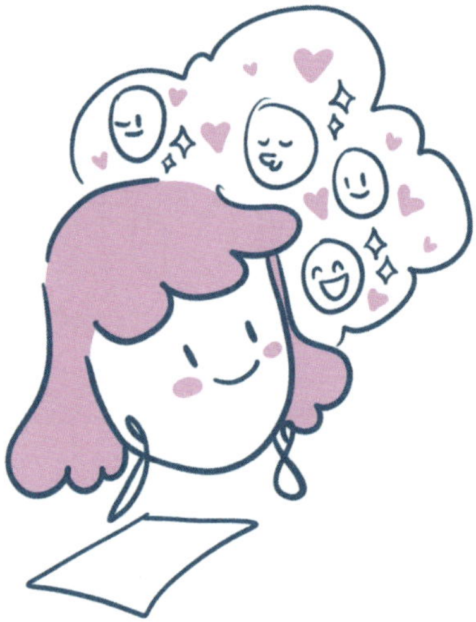

ODER SIND EBENSO SCHLAGARTIG VON JEMANDEM GELANGWEILT, WIE WIR UNS VERLIEBT HABEN.

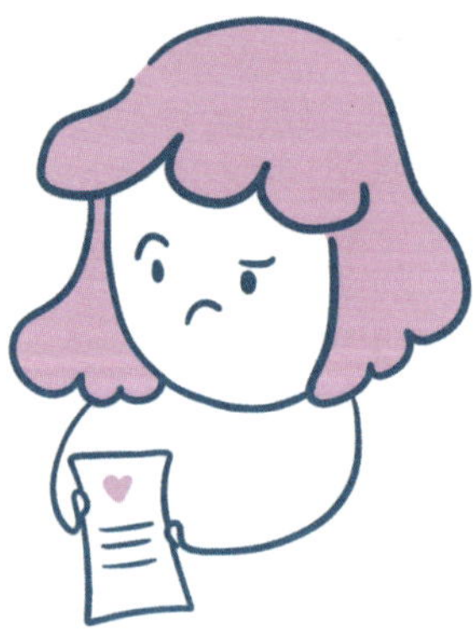

MEIN RAT

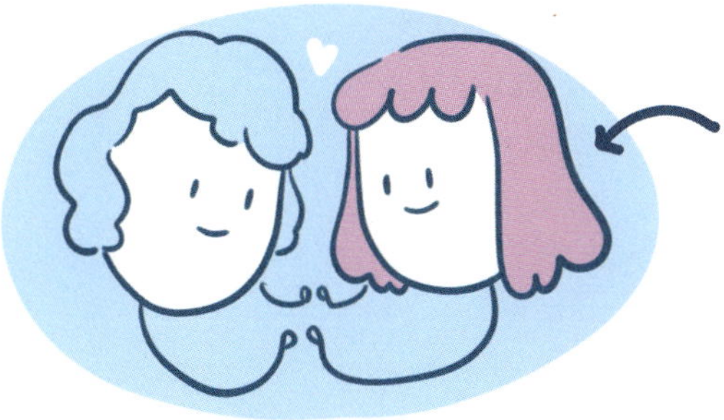

Menschen mit ADHS zu sehen, die gute Beziehungen führen, beruhigt mich. Für mich sind sie der Beweis, dass es möglich ist, auch wenn es mit ADHS oft schwerer ist.

Ein geringes Selbstwertgefühl kann unsere Probleme beim Daten verschlimmern. Daran zu arbeiten, vor allem im Kontext einer Therapie, ehe ich mich Hals über Kopf in Verabredungen stürzte, hat mir geholfen, selbstsicherer zu werden.

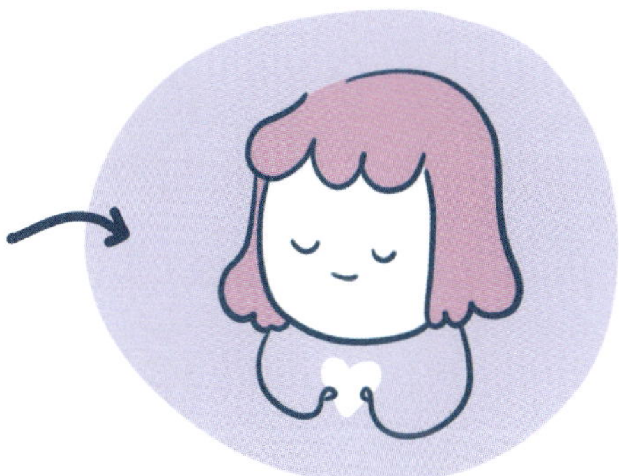

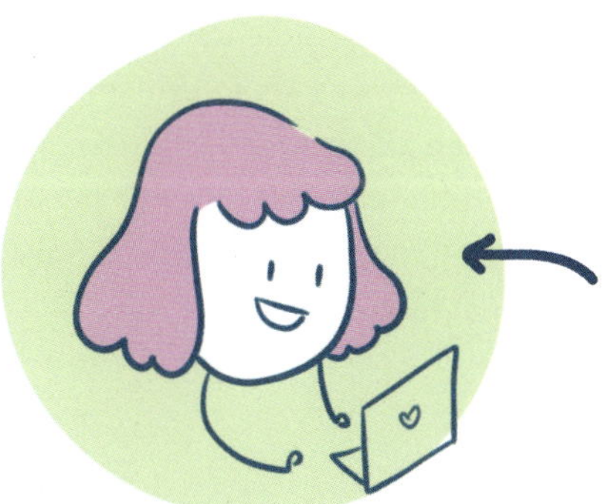

Mich in Online-Foren mit anderen Menschen mit ADHS auszutauschen, hat mir geholfen, mich nach unangenehmen Dating-Erfahrungen weniger allein zu fühlen.

Alkohol

MENSCHEN MIT ADHS KÖNNEN EINE KOMPLIZIERTE BEZIEHUNG ZU ALKOHOL HABEN.

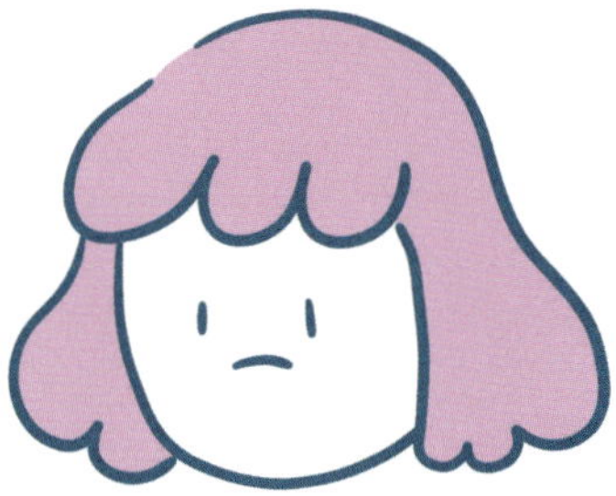

MEINE ERFAHRUNG

Da ich schüchtern bin und im Umgang mit anderen unbeholfen sein kann, habe ich früher mit Freund:innen oder wenn ich neue Leute kennengelernt habe, oft getrunken. Das war okay, bis das Leben anstrengender wurde und mir auffiel, dass ich mir angewöhnt hatte, zur Beruhigung der Nerven jeden Abend Alkohol zu trinken. Seit ich weiß, dass ich ADHS habe, bin ich vorsichtiger geworden, weil mir mein erhöhtes Suchtpotenzial bewusst ist.

WEIL SIE MANCHMAL UNTER SOZIALPHOBIE LEIDEN …

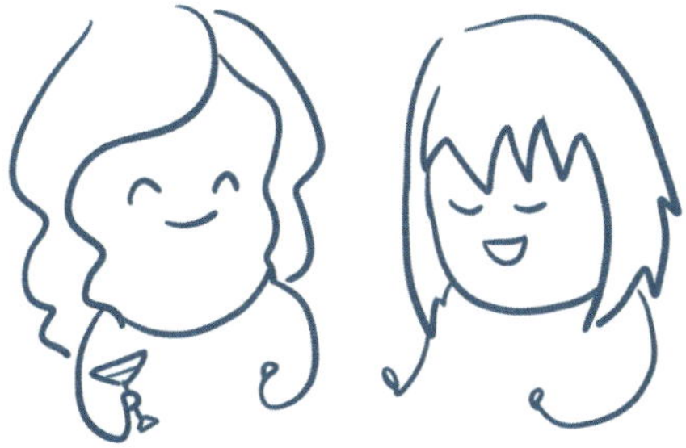

NEIGEN MANCHE MENSCHEN MIT ADHS DAZU, IN GESELLSCHAFT MEHR ZU TRINKEN …

ABER IN KOMBINATION MIT IMPULSIVITÄT KANN ZU VIEL ALKOHOL SEHR NEGATIVE KONSEQUENZEN HABEN.

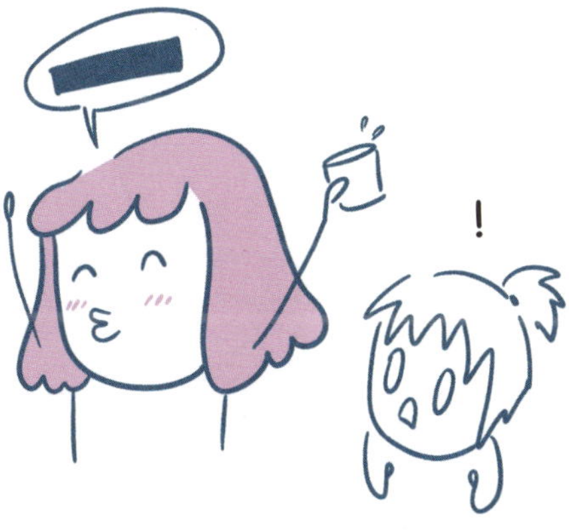

WEIL VIELE MENSCHEN MIT ADHS AUSSERDEM UNTER NIEDRIGEM SELBSTWERTGEFÜHL UND DEPRESSIONEN LEIDEN …

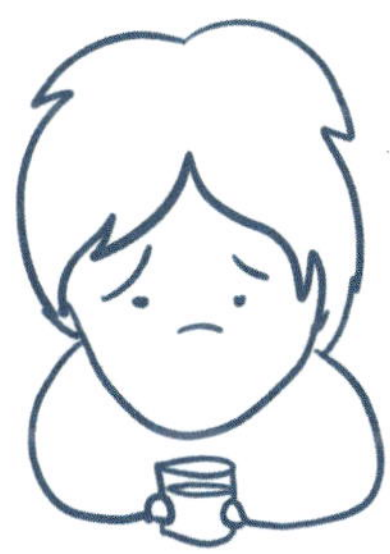

KANN ALKOHOL ALS GEEIGNETE MÖGLICHKEIT ERSCHEINEN, NEGATIVE GEFÜHLE ZU BETÄUBEN.

ES IST WICHTIG, SICH DARÜBER IM KLAREN ZU SEIN, DASS ADHS FOLGENDE RISIKEN ERHÖHT …

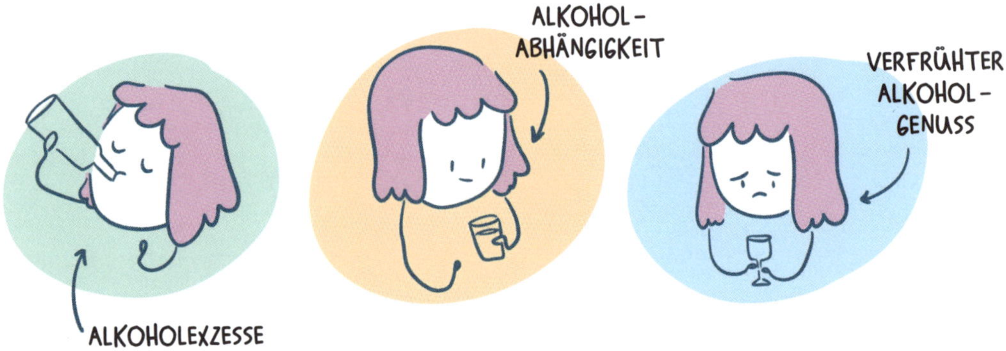

FALLS DU **ALKOHOL** TRINKST, UM DEINE **ÄNGSTE** ZU REDUZIEREN ODER WEIL DIR **DEIN LEBEN LANGWEILIG** VORKOMMT:

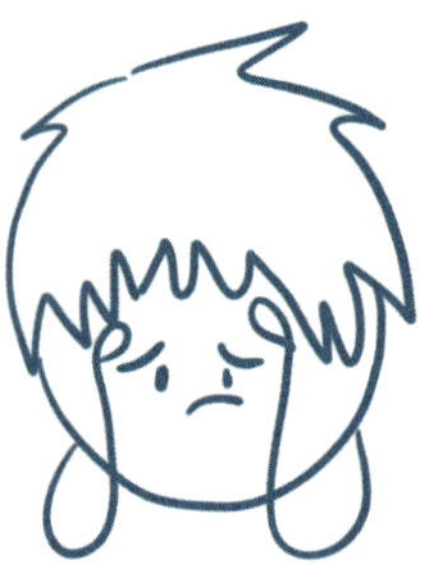

KEIN GRUND, DICH ZU SCHÄMEN. VIELE MENSCHEN TRINKEN ALKOHOL ZUR **SELBSTMEDIKATION** ODER ALS **BEWÄLTIGUNGSSTRATEGIE.**

VERSUCHE ZU **VERSTEHEN, WESHALB DU TRINKST.**

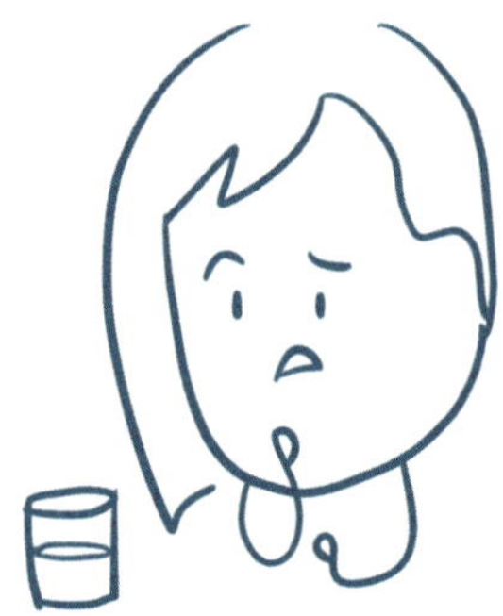

WENN DU DEINE **MUSTER ERKENNST**, WIRD ES DIR **LEICHTER** FALLEN, **LÖSUNGEN ZU FINDEN**.

MEIN RAT

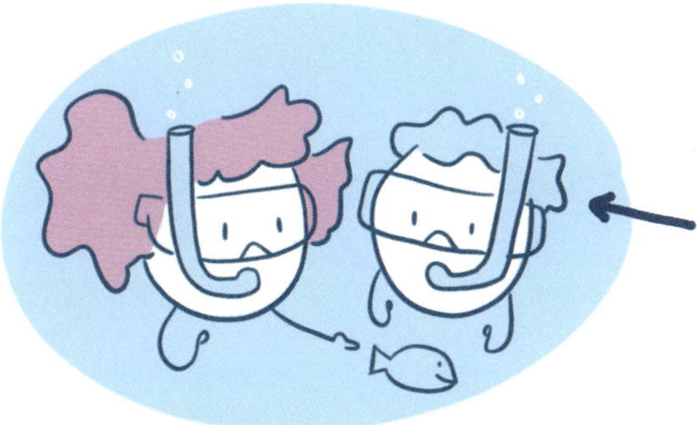

Damit ich gar nicht erst auf die Idee komme, mich bei sozialen Interaktionen auf Alkohol zu verlassen, versuche ich, mit Freund:innen Dinge zu unternehmen (wie z. B. Sport oder Museumsbesuche), bei denen Alkohol keine Option ist.

Therapie, vor allem Verhaltenstherapie, hat mir geholfen, meine Trigger zu verstehen und gesündere Bewältigungsstrategien zu entwickeln.

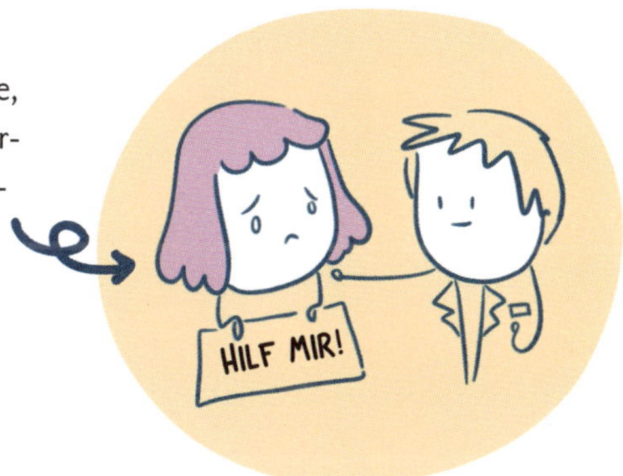

Kochen

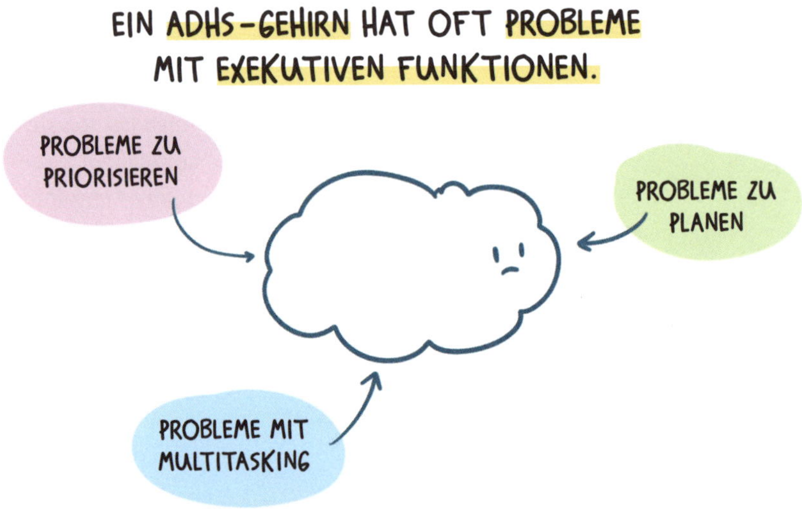

MEINE ERFAHRUNG

Ich liebe Kochen, aber Kochen mit ADHS ist ziemlich herausfordernd. Ich weiß gar nicht mehr, wie oft ich fast die Küche abgefackelt habe, weil ich vergessen hatte, dass der Herd noch an ist. Spontan etwas Leckeres aus dem Ärmel schütteln, das kann ich gut, aber Rezepte befolgen, z. B. beim Kuchenbacken, das ist mir fast unmöglich.

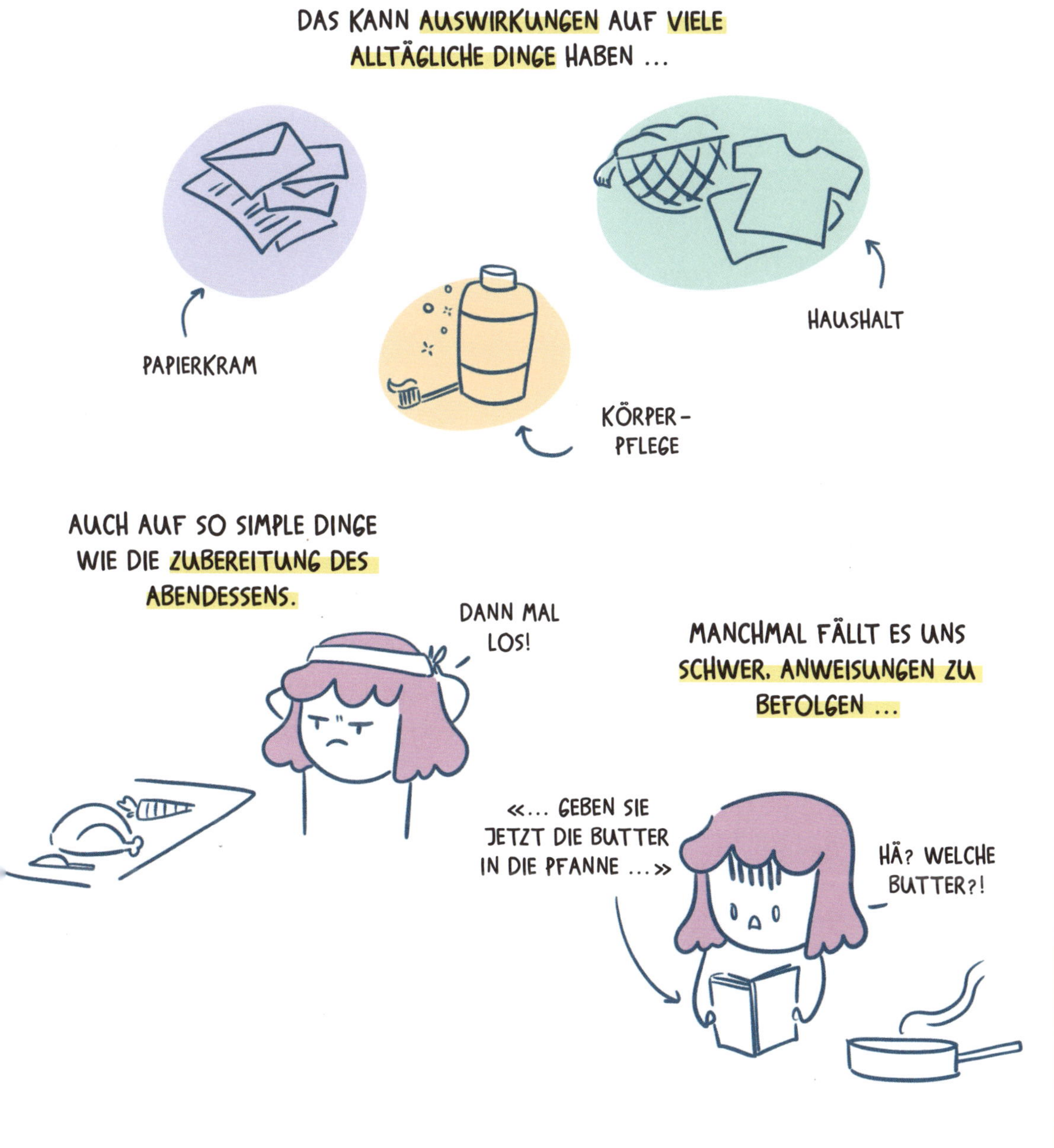
DAS KANN AUSWIRKUNGEN AUF VIELE ALLTÄGLICHE DINGE HABEN ...
PAPIERKRAM
KÖRPER-PFLEGE
HAUSHALT
AUCH AUF SO SIMPLE DINGE WIE DIE ZUBEREITUNG DES ABENDESSENS.
DANN MAL LOS!
MANCHMAL FÄLLT ES UNS SCHWER, ANWEISUNGEN ZU BEFOLGEN ...
«... GEBEN SIE JETZT DIE BUTTER IN DIE PFANNE ...»
HÄ? WELCHE BUTTER?!

MANCHMAL FÄLLT ES UNS SCHWER, VERSCHIEDENE AUFGABEN GLEICHZEITIG ZU ERLEDIGEN …

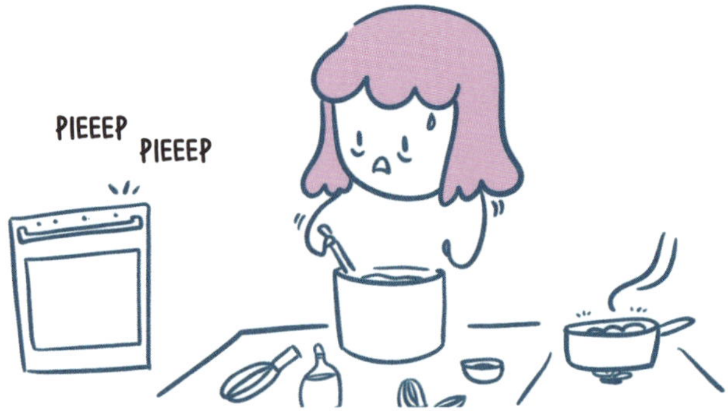

MANCHMAL FÄLLT ES UNS SCHWER, UNS AUF DAS RICHTIGE ZU KONZENTRIEREN …

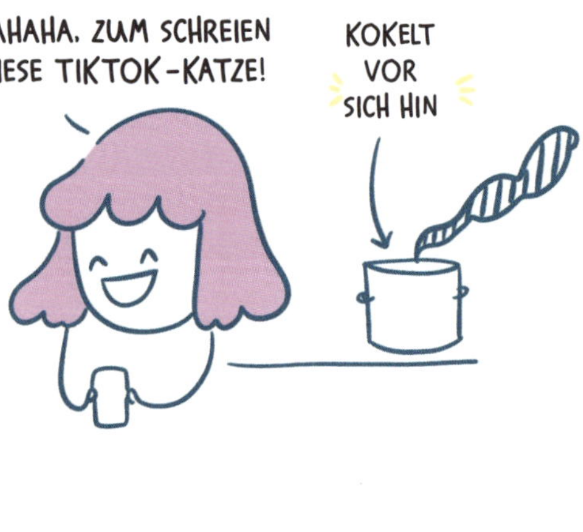

ABER MIT ETWAS ÜBUNG, SMARTEN METHODEN UND HILFE KANN AUCH EIN ADHS-GEHIRN SUPER KOCHEN LERNEN!

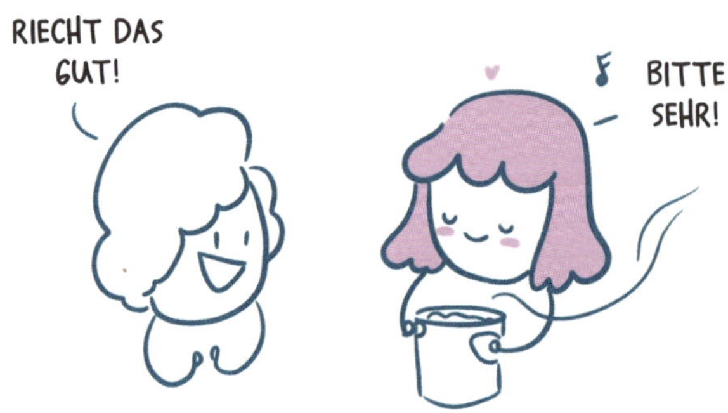

MEIN RAT

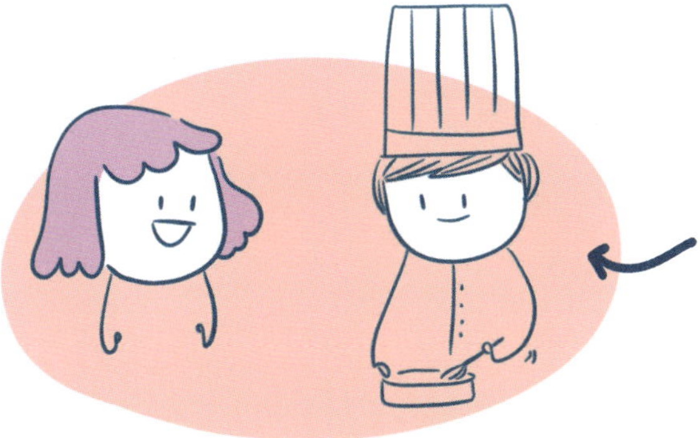

In Online-Kochkursen habe ich mir grundlegende Techniken angeeignet. Das hat mein Selbstvertrauen gestärkt. Inzwischen kann ich viele köstliche Gerichte zubereiten, ohne mich mit einem komplizierten Rezept abmühen zu müssen.

Ich versuche, mir beim Kochen Zeit zu nehmen, wenn ich Lust darauf habe, und esse eher einfache Gerichte, wenn ich nicht kochen will. Seit ich Kochen als Hobby betrachte und nicht mehr als Pflicht, macht es immer mehr Spaß.

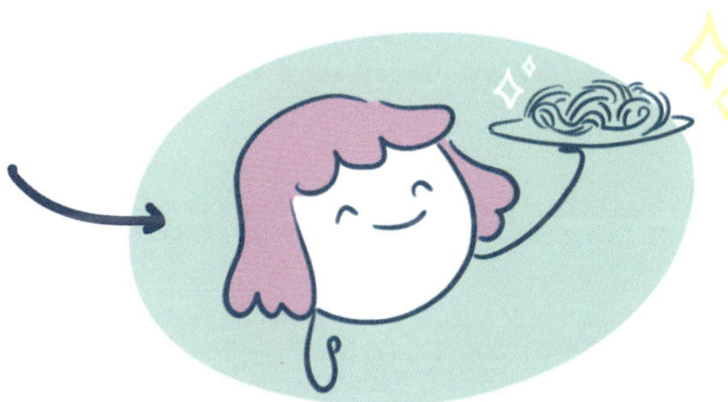

Essattacken

WUSSTEST DU, DASS **BINGE-EATING** (ESSATTACKEN) DIE IN DEUTSCHLAND **HÄUFIGSTE ESSSTÖRUNG** IST?

MEINE ERFAHRUNG

Essen ist eine einfache Möglichkeit, mich zu belohnen, wenn alles anstrengend ist und mein Dopaminspiegel absinkt. Ob Trostfutter aus dem Vorratsschrank (sprich: Cereals zum Abendessen) oder Fastfood vom Lieferdienst – am Ende eines anstrengenden Tages ist Essen für mich immer und überall verfügbar. Aber die Angewohnheit, nach einem langen Tag impulsiv zum Essen zu greifen, um sich besser zu fühlen, kann zu Essstörungen führen.

FOLGENDE **KRITERIEN** SIND **TYPISCH FÜR ESSATTACKEN**:

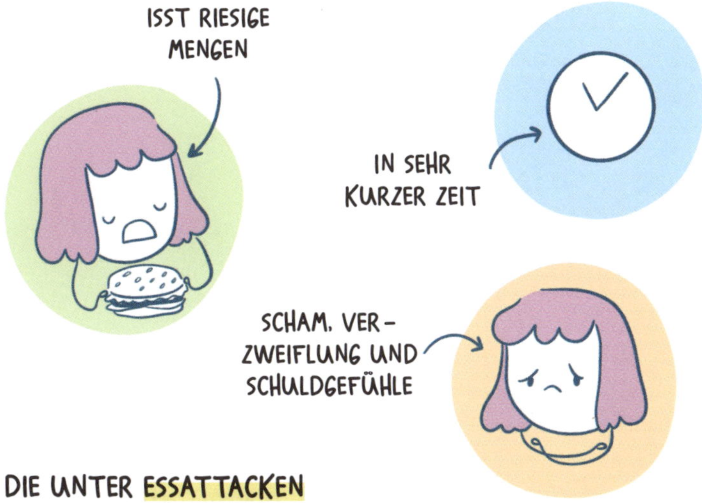
ISST RIESIGE MENGEN
IN SEHR KURZER ZEIT
SCHAM, VER-ZWEIFLUNG UND SCHULDGEFÜHLE

MENSCHEN, DIE UNTER **ESSATTACKEN** LEIDEN, HABEN OFT DAS GEFÜHL, **NICHT KONTROLLIEREN** ZU KÖNNEN, **WIE VIEL SIE ESSEN.**

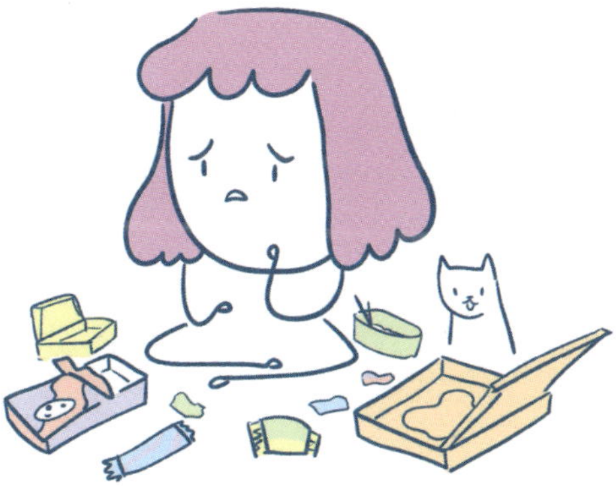

MENSCHEN MIT **ADHS** HABEN EIN **ERHÖHTES RISIKO** FÜR ESSSTÖRUNGEN WIE **BULIMIE, ANOREXIE UND BINGE-EATING.**

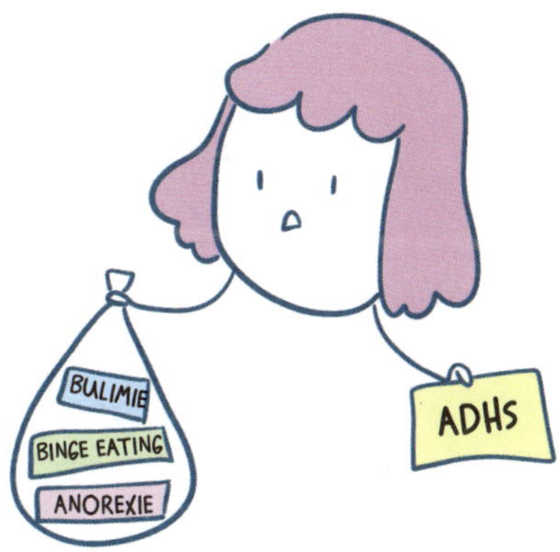

LAUT EINER STUDIE DER DUKE UNIVERSITY SIND ETWA 30 % DER ERWACHSENEN MIT BINGE-EATING-STÖRUNG AUCH VON ADHS BETROFFEN.

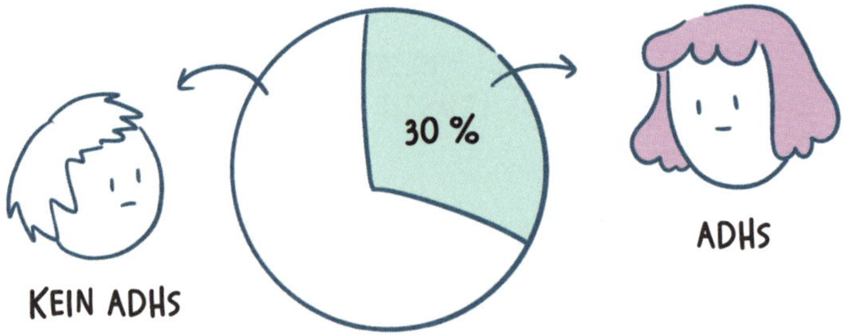

EINE STUDIE ERGAB, DASS MENSCHEN MIT ADHS MÖGLICHERWEISE AUFGRUND EINER STÄRKEREN REAKTION DES BELOHNUNGSSYSTEMS IM GEHIRN OFT MIT ESSATTACKEN ZU KÄMPFEN HABEN.

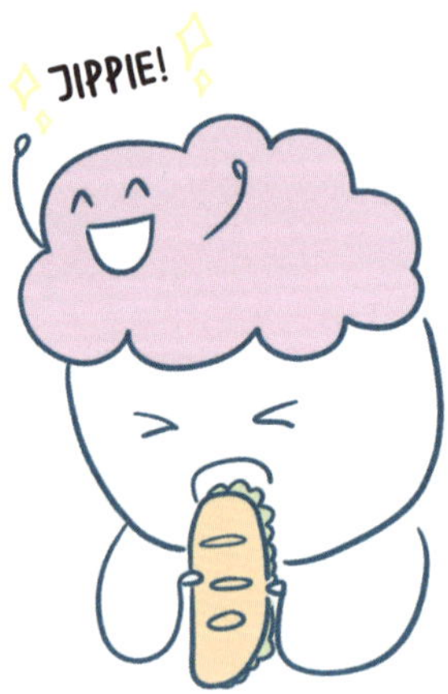

MEIN RAT

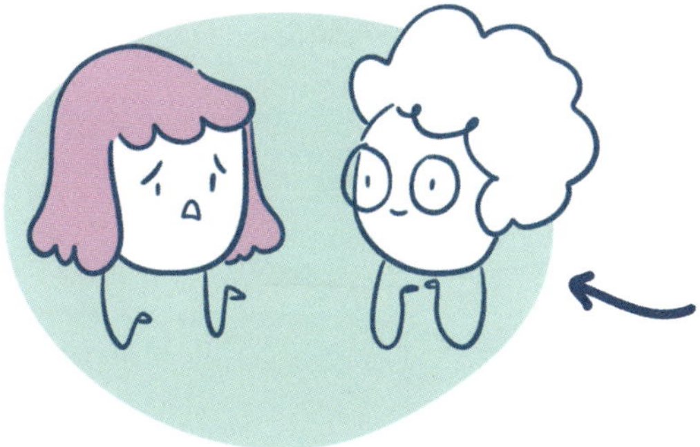

Als mir klar wurde, dass sich meine Essgewohnheiten veränderten und immer schwerer zu steuern waren, bat ich meine Therapeutin um Hilfe. Gemeinsam haben wir bessere Bewältigungsstrategien gefunden (z. B. Hobbys, die mir Spaß machen), um den niedrigen Dopaminspiegel am Ende des Tages in den Griff zu bekommen.

Seit meiner ADHS-Diagnose verstehe ich mein Verhältnis zur Ernährung viel besser. Ich begegne mir selbst freundlicher und habe weniger Schuldgefühle.

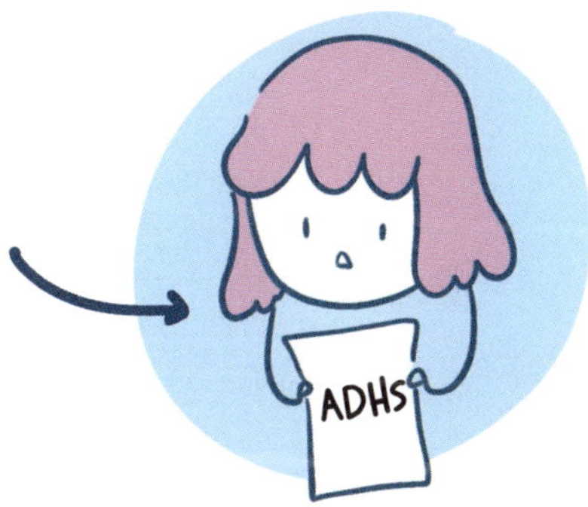

Videospiele

WUSSTEST DU, DASS **VIDEOSPIELE FÜR MENSCHEN MIT ADHS BESONDERS VERFÜHRERISCH** SEIN KÖNNEN?

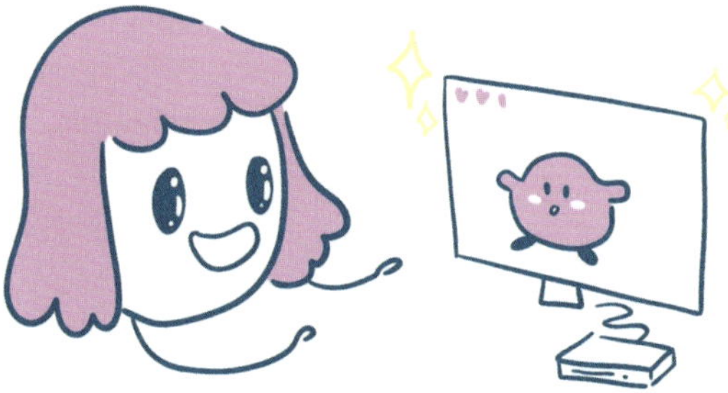

MEINE ERFAHRUNG

Ich liebe Videospiele. Immer schon. Als Teenager verbrachte ich Tage damit, Häuser für meine Sims zu bauen. Ich war von dem Spiel wie besessen. Seit meiner Diagnose ist mir klar, dass ich im Hyperfokus war. Ich lasse mich immer noch oft in Videospiele reinziehen. Das geht so weit, dass ich sogar vergesse zu trinken oder aufs Klo zu gehen!

DADDELN KANN UNS HELFEN, KÖRPERLICHE HYPERAKTIVITÄT ZU REGULIEREN ...

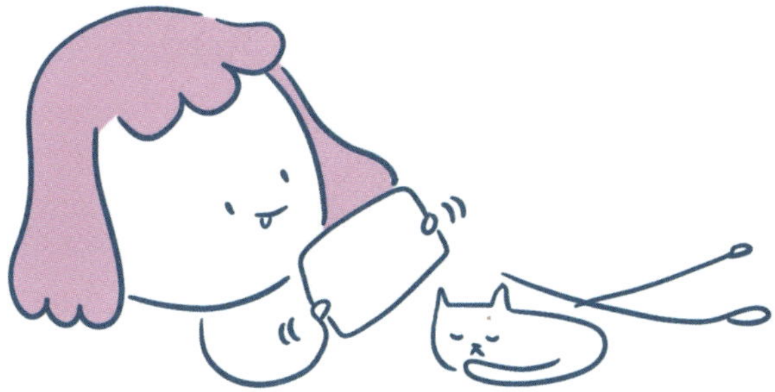

DER HYPERFOKUS AUF ETWAS STIMULIERENDES KANN UNSERE RASENDEN GEDANKEN BERUHIGEN.

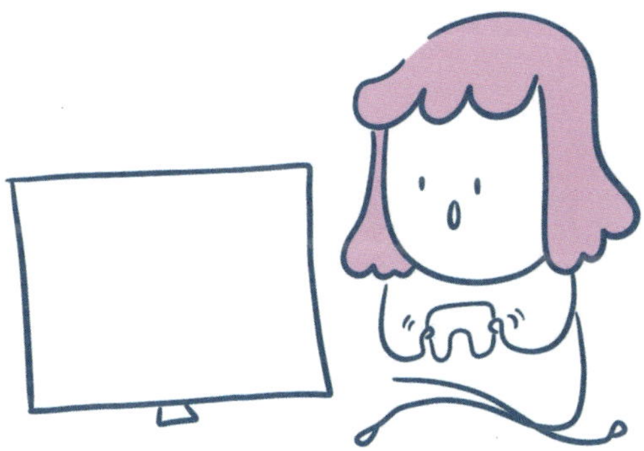

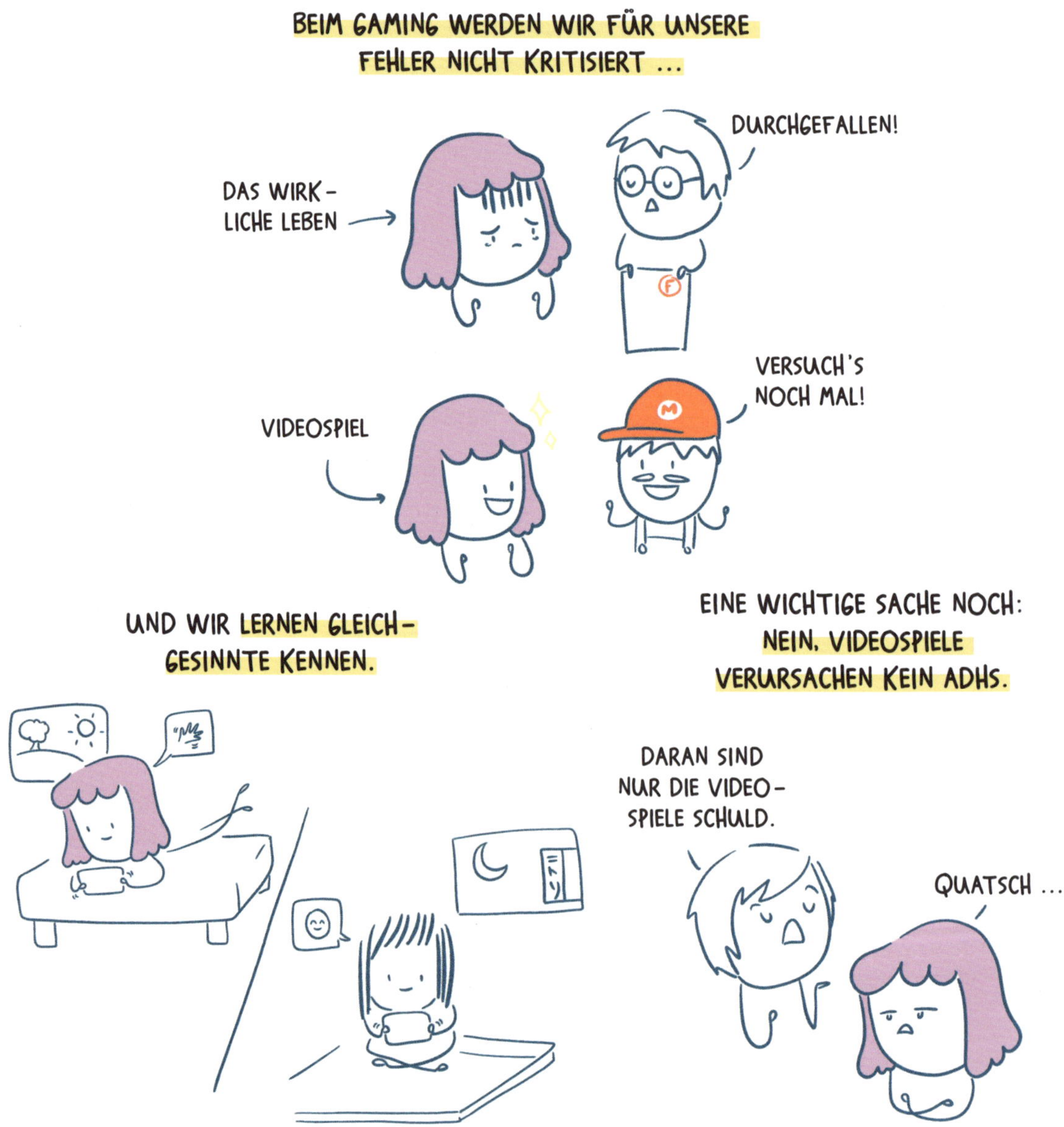
BEIM GAMING WERDEN WIR FÜR UNSERE FEHLER NICHT KRITISIERT …
DAS WIRKLICHE LEBEN
DURCHGEFALLEN!
VIDEOSPIEL
VERSUCH'S NOCH MAL!
UND WIR LERNEN GLEICHGESINNTE KENNEN.
EINE WICHTIGE SACHE NOCH: NEIN, VIDEOSPIELE VERURSACHEN KEIN ADHS.
DARAN SIND NUR DIE VIDEOSPIELE SCHULD.
QUATSCH …

MEIN RAT

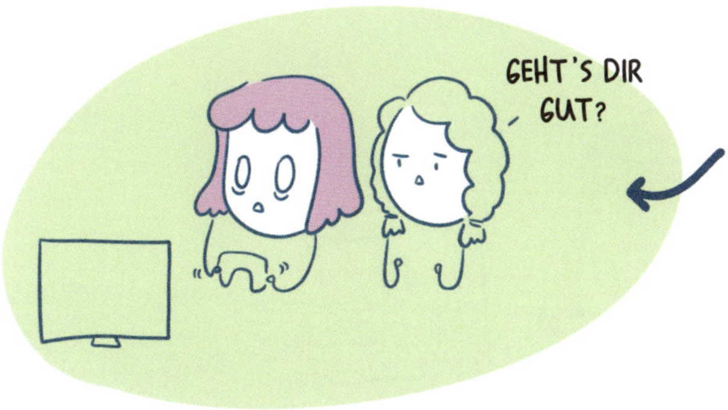

Es gab Zeiten in meinem Leben, da habe ich zu viel gespielt. Wahrscheinlich, weil ich damals zwischen zwei Jobs nichts Aufregenderes zu tun hatte. Ich wurde regelrecht süchtig danach. Menschen mit ADHS sollten Aktivitäten, die ein hohes Suchtpotenzial bergen, mit Vorsicht genießen.

Ich spiele immer noch richtig gern Videospiele (manchmal stundenlang und bis spätnachts), aber ich sorge dafür, dass ich auch andere Sachen mache, zum Beispiel spazieren gehen.

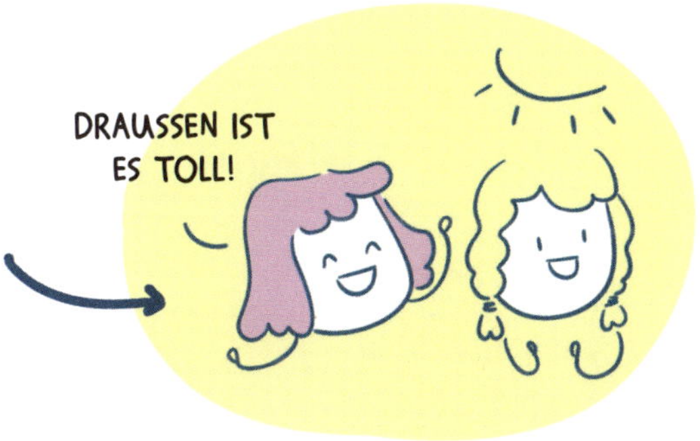

Filme anschauen

FILME ANSCHAUEN ERFORDERT, WIE VIELES ANDERE, AUFMERKSAMKEIT

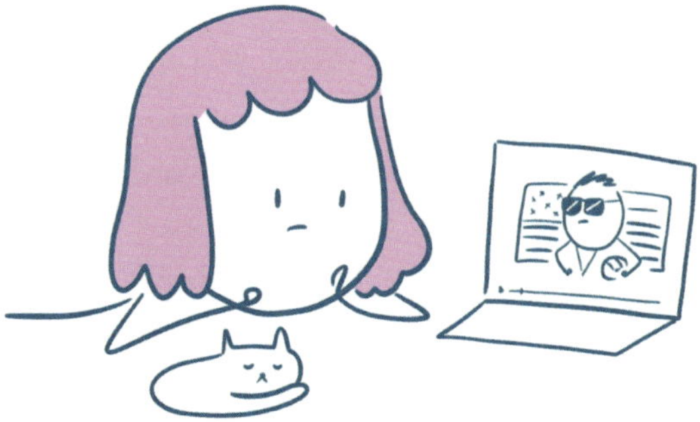

MEINE ERFAHRUNG

Eine Filmliebhaberin mit ADHS zu sein birgt Stolperfallen. Wenn ein Film oder eine Serie mich nicht stimuliert, schalte ich schnell um, selbst wenn's mir eigentlich gefällt. Wenn ich Schauspieler:innen sehe, die mir bekannt vorkommen, fange ich sofort an, Namen, Filmografien und Wikipedia-Einträge zu googeln. Außerdem brauche ich plötzlich unbedingt einen Snack. Mit meinem ADHS-Gehirn einen Film anzusehen kann sich echt in die Länge ziehen!

FÜR EIN ADHS-GEHIRN KANN ES SCHWER SEIN, SICH LÄNGERE ZEIT AUF EINEN FILM ZU KONZENTRIEREN, WENN ER NICHT AUSREICHEND ANREGEND IST.

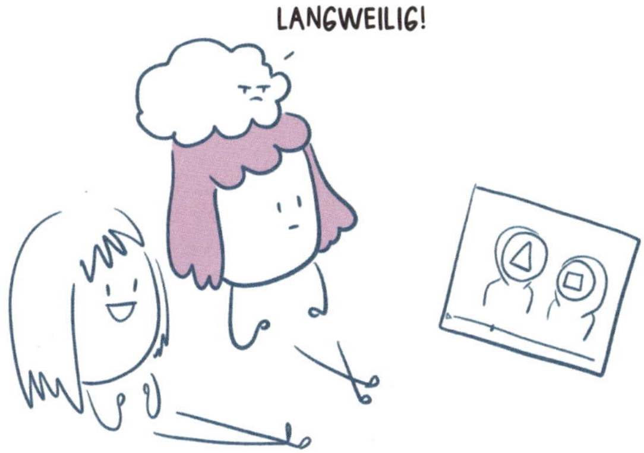

DANN FÄNGST DU VIELLEICHT AN, STÄNDIG AUF DEN PAUSENKNOPF ZU DRÜCKEN, UM INFOS ÜBER DEN FILM ZU GOOGELN …

UNRUHIG ZU WERDEN UND STÄNDIG DIE POSITION ZU VERÄNDERN …

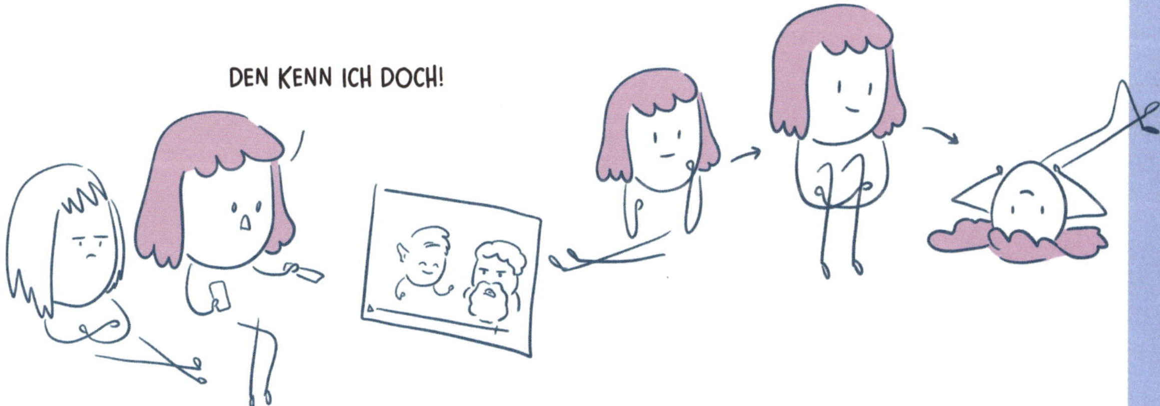

DEN MANGEL AN STIMULATION MIT SNACKEN ZU KOMPENSIEREN …

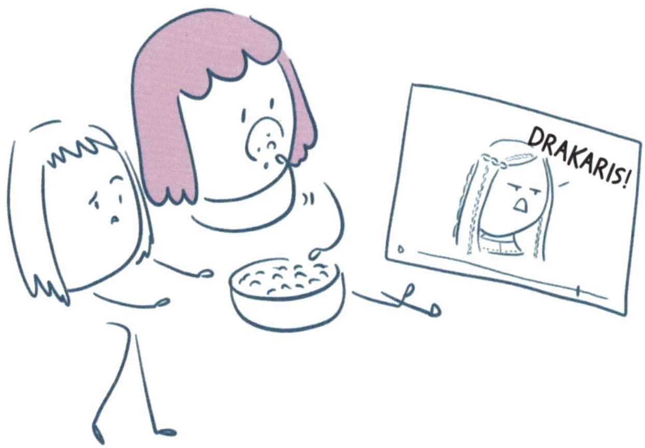
DRAKARIS!

ODER VÖLLIG ABZUDRIFTEN UND DEN HALBEN PLOT ZU VERPASSEN.

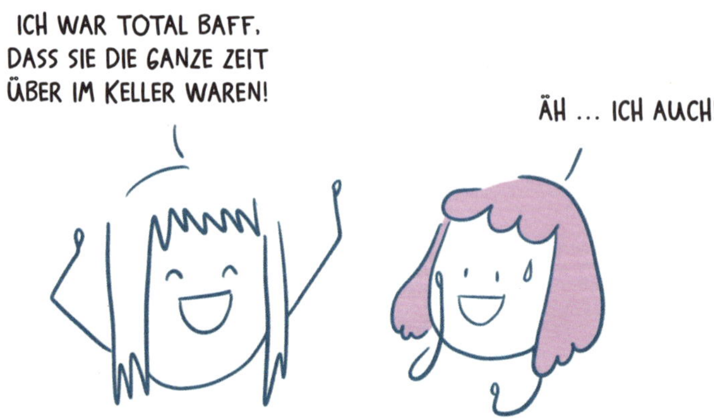
ICH WAR TOTAL BAFF, DASS SIE DIE GANZE ZEIT ÜBER IM KELLER WAREN!
ÄH … ICH AUCH!

MEIN RAT

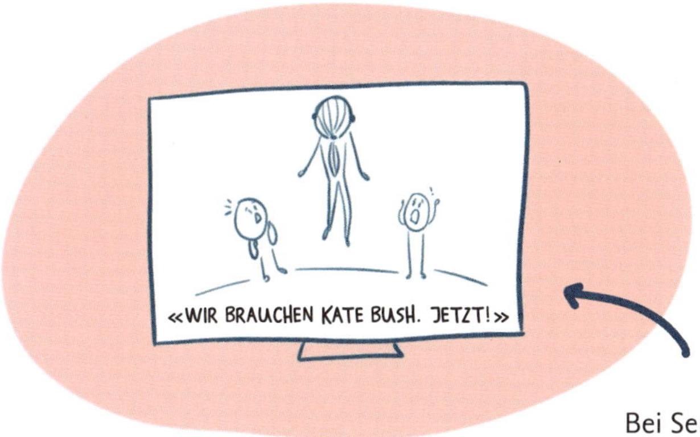

Bei Serien oder Filmen schalte ich oft die Untertitel ein. So kann ich mich besser auf die Dialoge konzentrieren. Mit dem Trick drifte ich nicht so oft ab.

Ich brauche manchmal ein paar Tage, um mir einen Film oder eine Serienfolge anzusehen, weil ich mich nicht konzentrieren kann. Wenn das passiert, zwinge ich mich nicht dazu, sondern versuche, den Rest zu einem anderen Zeitpunkt zu genießen.

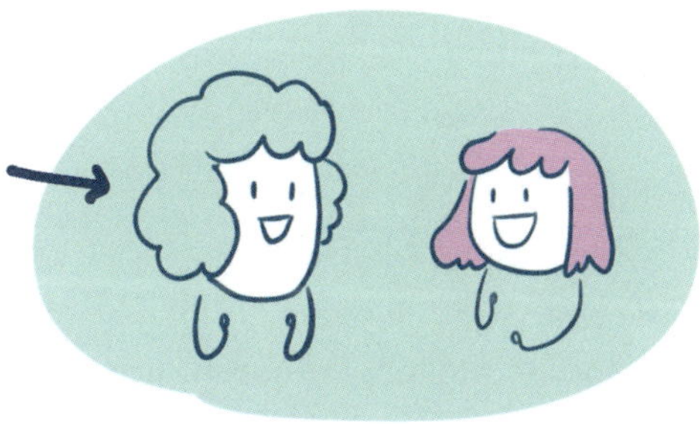

Intimität

FÜR MENSCHEN MIT ADHS KANN INTIMITÄT EINE GANZE REIHE VON HERAUSFORDERUNGEN BERGEN.

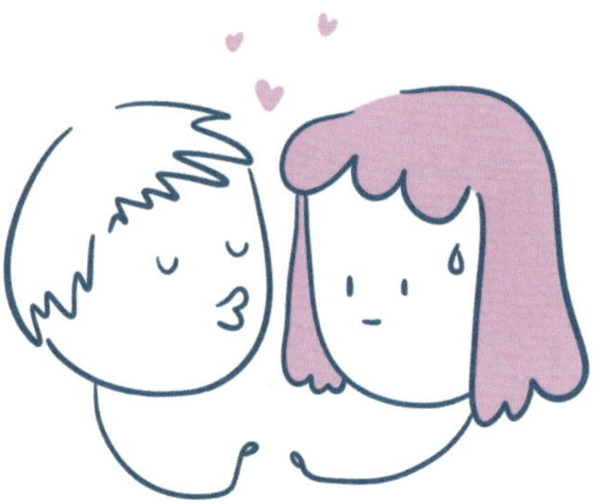

MEINE ERFAHRUNG

Als ich mich zu fragen begann, ob ich ADHS haben könnte, war mir nicht klar, wie groß der Einfluss dieser Störung auf sämtliche Lebensbereiche ist, auch auf meine intimsten Beziehungen. Sich in Momenten der Nähe leicht ablenken zu lassen nervt, aber es ist leichter, dieses Verhalten zu akzeptieren, wenn du (und dein:e Partner:in) wissen, dass es für jemanden mit ADHS normal ist.

UNSER ABLENKBARES GEHIRN SCHWEIFT BEIM KUSCHELN LEICHT MAL AB …

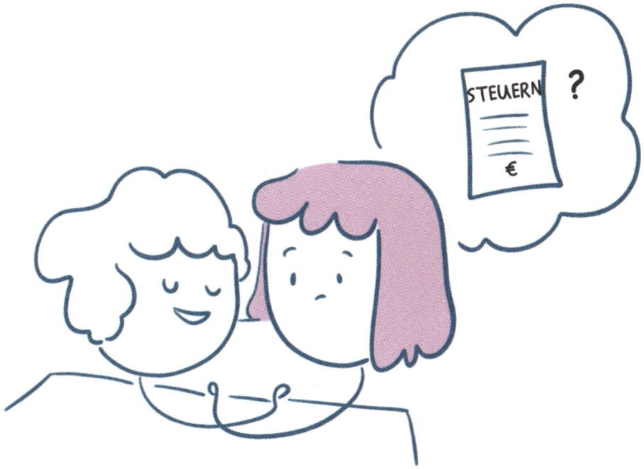
STEUERN
?
€

AUCH SENSORISCHE ÜBER-EMPFINDLICHKEIT KANN DEM IM WEG STEHEN …

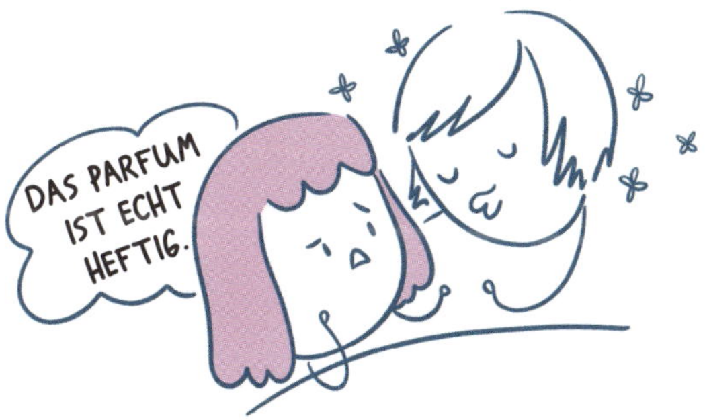
DAS PARFUM IST ECHT HEFTIG.

ES KANN VORKOMMEN, DASS WIR ETWAS ZU IMPULSIV SIND …

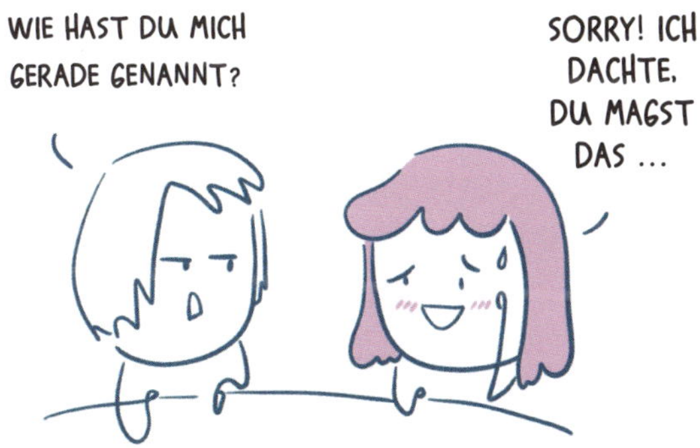
WIE HAST DU MICH GERADE GENANNT?
SORRY! ICH DACHTE, DU MAGST DAS …

ES KANN PASSIEREN, DASS UNS IN INTIMEN SITUATIONEN LANGWEILIG WIRD …

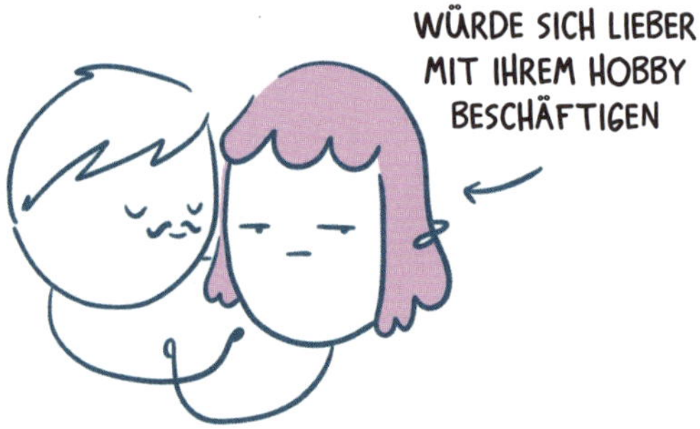
WÜRDE SICH LIEBER MIT IHREM HOBBY BESCHÄFTIGEN

UND SOGAR, DASS WIR GANZ DAS INTERESSE VERLIEREN.

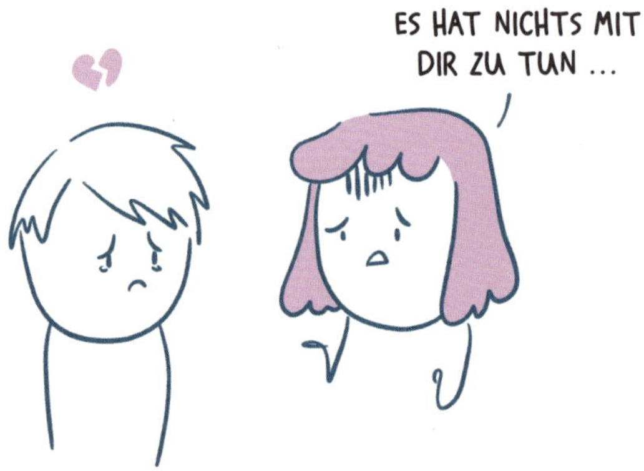
ES HAT NICHTS MIT DIR ZU TUN …

MENSCHEN MIT ADHS ERLEBEN AUSSERDEM FOLGENDES:

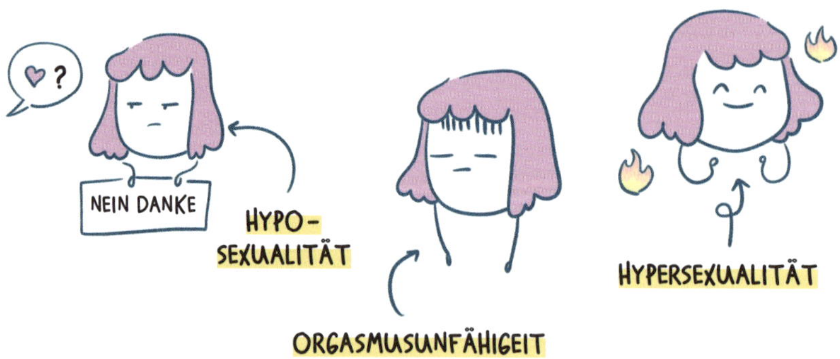
?
NEIN DANKE
HYPO-SEXUALITÄT
ORGASMUSUNFÄHIGEIT
HYPERSEXUALITÄT

MEIN RAT

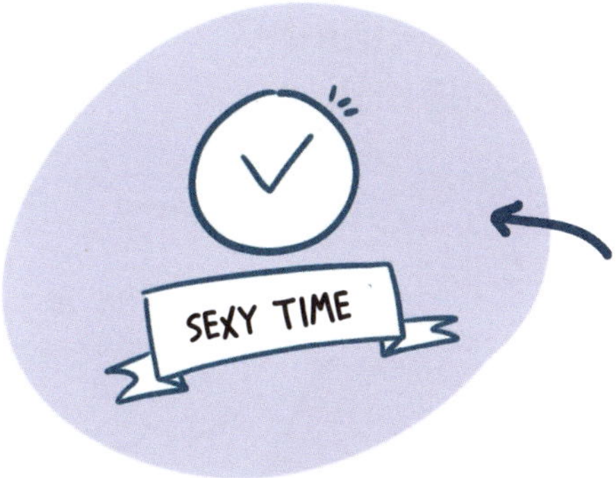

Es klingt vielleicht nicht sonderlich sexy, aber ich finde feste Termine sehr hilfreich, um Sex ohne allzu viele Ablenkungen genießen zu können.

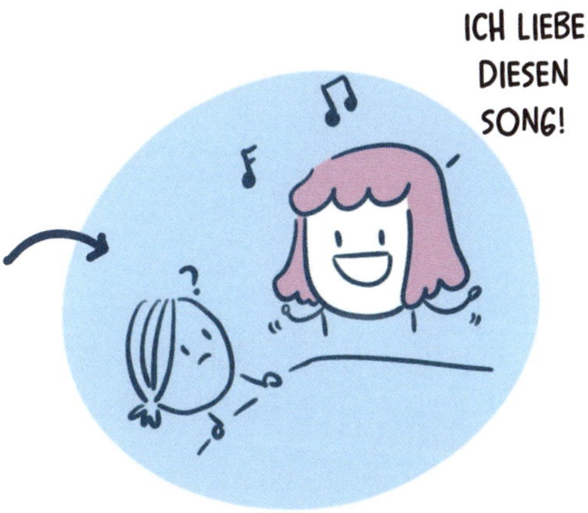

Weil ich auf Sinnesreize empfindlich reagiere, achte ich sehr darauf, Ablenkungen wie starke Düfte oder laute Musik auf ein Minimum zu reduzieren.

Schlafenszeit

ZU EINER «VERNÜNFTIGEN» ZEIT INS BETT ZU GEHEN KANN FÜR MENSCHEN MIT ADHS HERAUSFORDERND SEIN …

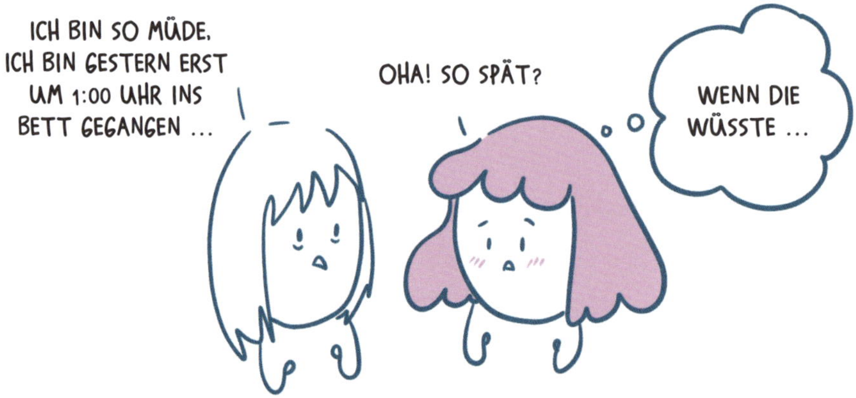
ICH BIN SO MÜDE. ICH BIN GESTERN ERST UM 1:00 UHR INS BETT GEGANGEN …
OHA! SO SPÄT?
WENN DIE WÜSSTE …

MEINE ERFAHRUNG

Die Schlafenszeit war für mich als Kind immer eine Qual. Ich wollte nie ins Bett. Ich hatte noch viel zu viel Energie! Jetzt als Erwachsene ist es für mich immer noch schwierig. Spätabends kommen mir oft die besten Ideen, und wenn ich nicht aufpasse, verliere ich mich bis zum Morgengrauen in kreativen Aktivitäten. Wenn ich gerade uninspiriert bin, scrolle ich zu viel in den sozialen Medien herum und gehe sehr spät ins Bett.

WIR LASSEN UNS LEICHT IN SACHEN VERWICKELN, DIE SPASS MACHEN …

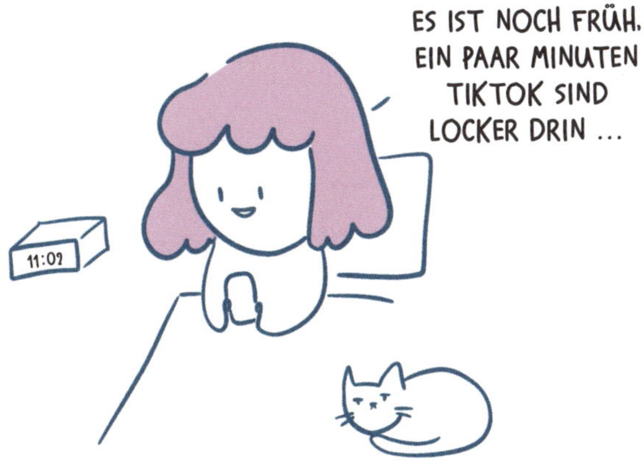
ES IST NOCH FRÜH, EIN PAAR MINUTEN TIKTOK SIND LOCKER DRIN …
11:09

UND SPÜREN OFT NICHT, WANN ES ZEIT IST AUFZUHÖREN.

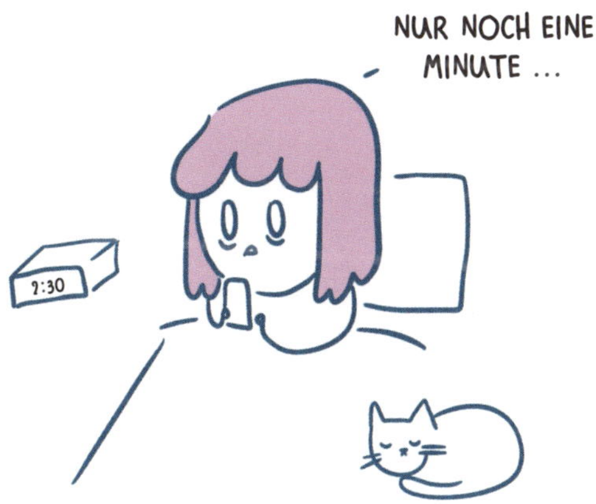
NUR NOCH EINE MINUTE …
2:30

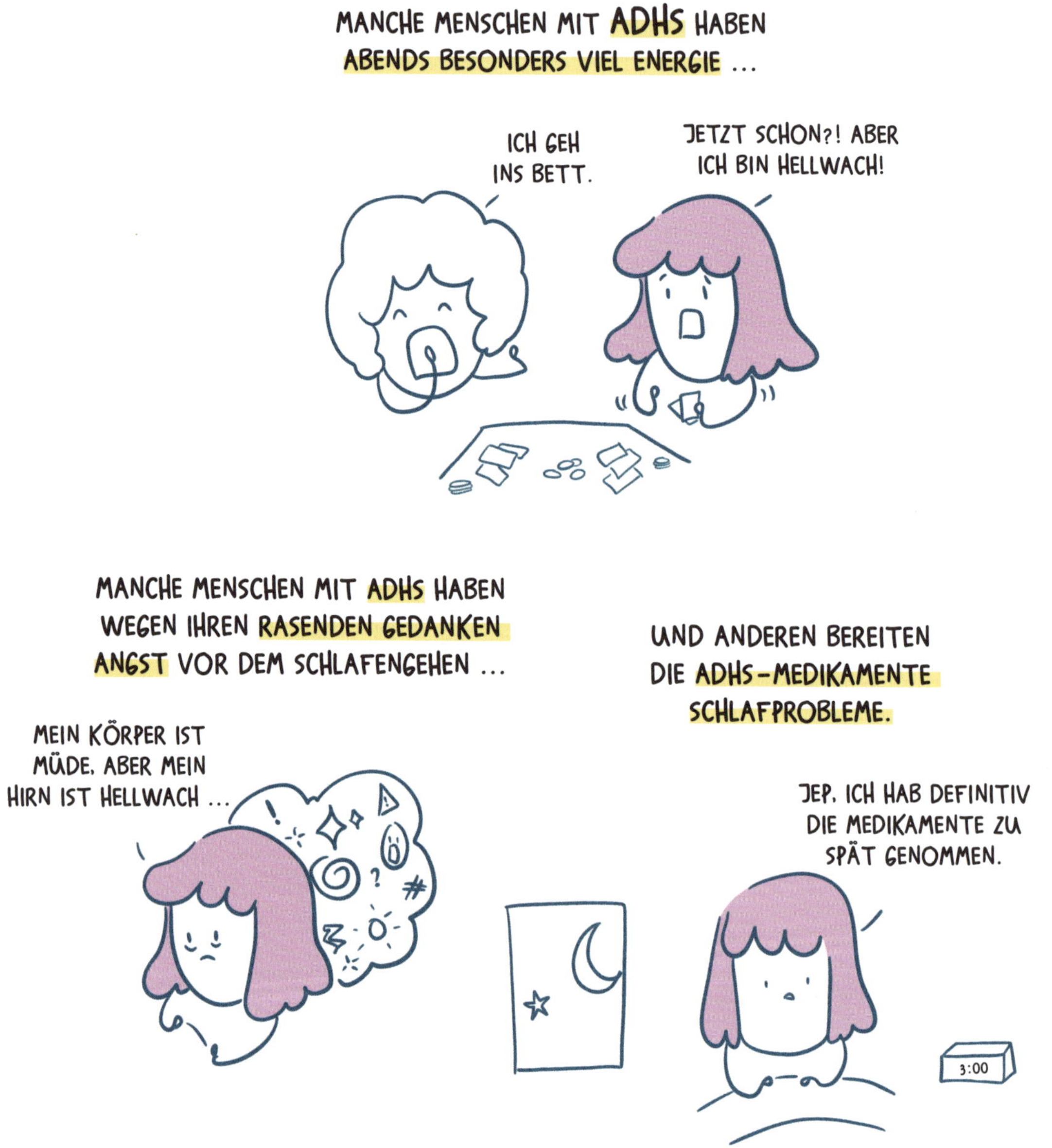
MANCHE MENSCHEN MIT ADHS HABEN ABENDS BESONDERS VIEL ENERGIE …
ICH GEH INS BETT.
JETZT SCHON?! ABER ICH BIN HELLWACH!
MANCHE MENSCHEN MIT ADHS HABEN WEGEN IHREN RASENDEN GEDANKEN ANGST VOR DEM SCHLAFENGEHEN …
MEIN KÖRPER IST MÜDE, ABER MEIN HIRN IST HELLWACH …
UND ANDEREN BEREITEN DIE ADHS-MEDIKAMENTE SCHLAFPROBLEME.
JEP, ICH HAB DEFINITIV DIE MEDIKAMENTE ZU SPÄT GENOMMEN.
3:00

MEIN RAT

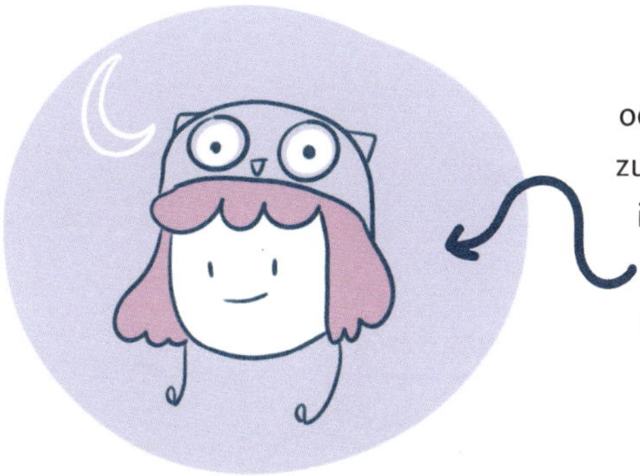

Wenn mich spätabends die Muse küsst oder ich noch Lust habe, etwas Bestimmtes zu tun, gehe ich dem nach, vor allem, wenn ich am nächsten Morgen nichts vorhabe. Ich mag mein Nachteulendasein, und meine Diagnose hat mir geholfen, diese Seite von mir zu akzeptieren.

Die Finger von meinen technischen Endgeräten zu lassen (ja, ich weiß, leichter gesagt als getan) und mich mit analogen Dingen wie Lesen, Tagebuchschreiben, Zeichnen oder leichten körperlichen Übungen zu beschäftigen, hilft mir beim Runterkommen vor dem Schlafengehen.

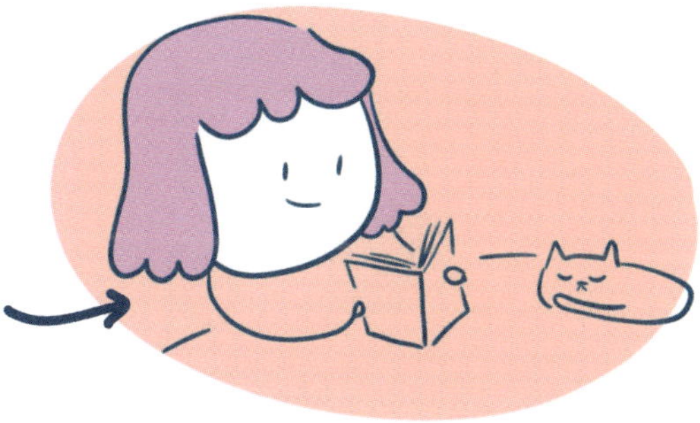

TEIL 3

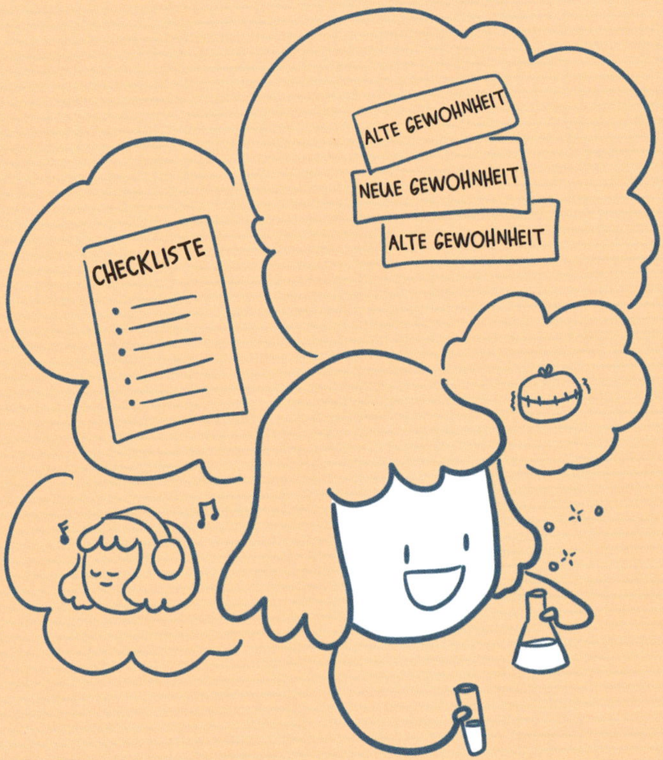
ALTE GEWOHNHEIT
NEUE GEWOHNHEIT
ALTE GEWOHNHEIT
CHECKLISTE

Wie wir eben gesehen haben, kann das Leben mit ADHS ziemlich herausfordernd sein. Aber ich bin mir sicher, dass wir mit den richtigen Werkzeugen und Strategien vieles in den Griff bekommen und im Alltag mehr Gelassenheit finden können. Im letzten Teil des Buchs werfen wir einen Blick auf die «Tipps und Tricks», die mir seit meiner Diagnose geholfen haben. Nicht alles wird für dich funktionieren, und das ist okay. Probier's aus, lerne dazu und finde die Lösungen, die zu deinem Leben passen, nicht andersrum.

ADHS-TRICKS

TRICK #1

Arbeite kreativer statt härter

«Ohne Schweiß kein Preis» ist kein besonders ADHS-freundliches Mantra. Menschen mit ADHS sollten kreative Lösungen den mühsamen vorziehen.

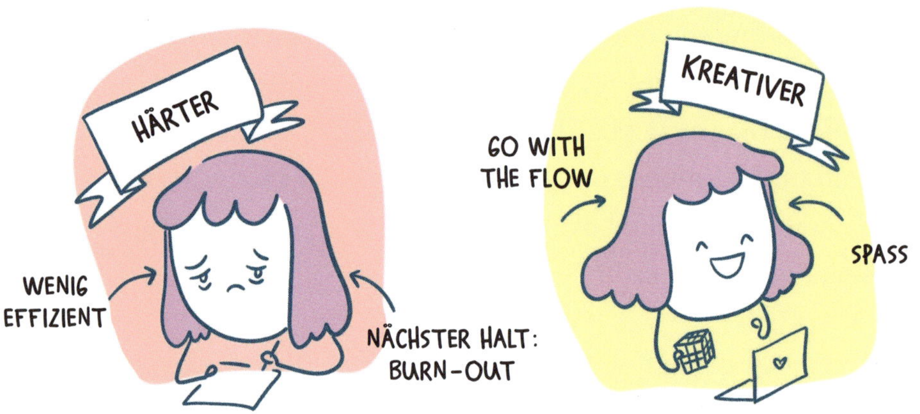

Ein ADHS-Gehirn sollte sich nicht «etwas mehr anstrengen» müssen. Oft ist Überanstrengung ein Signal dafür, dass du eine Strategie verfolgst, die für dein ADHS-Gehirn nicht die richtige ist. Um deine Ziele zu erreichen und dich besser zu fühlen, solltest du versuchen, kreativer statt härter zu arbeiten. Diese Einstellung hilft dir dabei, Selbstmitgefühl zu entwickeln, außerdem lernst du, smarte Lösungen für deine Probleme zu finden.

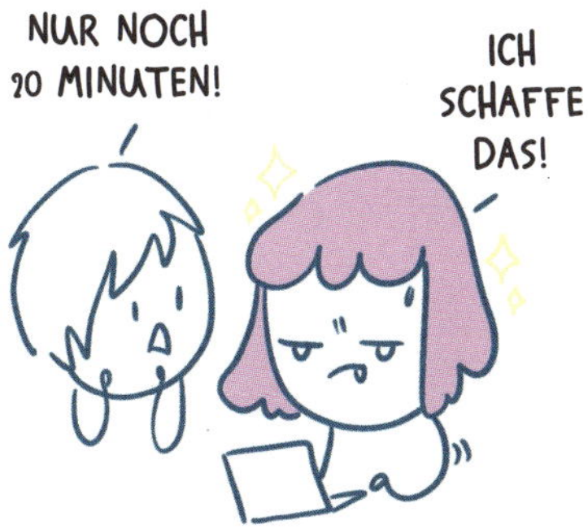
NUR NOCH
20 MINUTEN!
ICH
SCHAFFE
DAS!

Es ist okay, Aufgaben auf den letzten Drücker zu erledigen, wenn du weißt, dass du unter Zeitdruck gut arbeiten kannst. Solange du dafür sorgst, dass dir ausreichend Zeit bleibt, die Aufgabe zu beenden, kann auch etwas Druck dir dabei helfen, die Dinge geregelt zu bekommen.

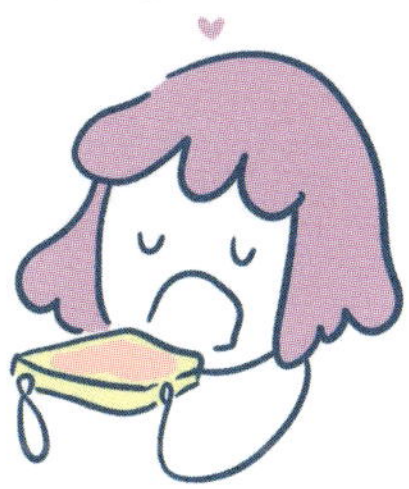

Du musst dich nicht anstrengen, um dich gut zu ernähren. Vergiss komplizierte Rezepte und konzentriere dich aufs Wesentliche. Du wirst feststellen, dass hochwertige Lebensmittel wie saisonales Obst und Gemüse oder frische Milchprodukte auch ohne viel Aufwand köstlich schmecken.

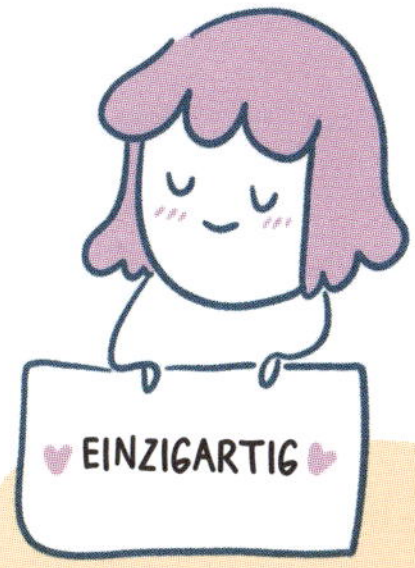
EINZIGARTIG

TIPPS

DIE Lösung für ein Problem gibt es nicht. Erlaube dir, so lange herumzuprobieren, bis du weißt, was für dich funktioniert.

Nimm dir Zeit, das Problem zu verstehen, ehe du dich daranmachst, eine Lösung zu finden.

Umarme deine Einzigartigkeit. Es ist in Ordnung, Dinge anders anzupacken als die meisten Menschen.

«Harte Arbeit» ist nicht automatisch gute Arbeit. Du kannst produktiv und kreativ sein, ohne dabei auszubrennen.

HARTE
ARBEIT
?

TRICK #2

Gewohnheiten stapeln

Sich neue Gewohnheiten anzueignen, sollte nie anstrengend sein. Wenn du neue Rituale mühelos in deinen Alltag integrieren willst, ist «Habit-Stacking» eine tolle Möglichkeit.

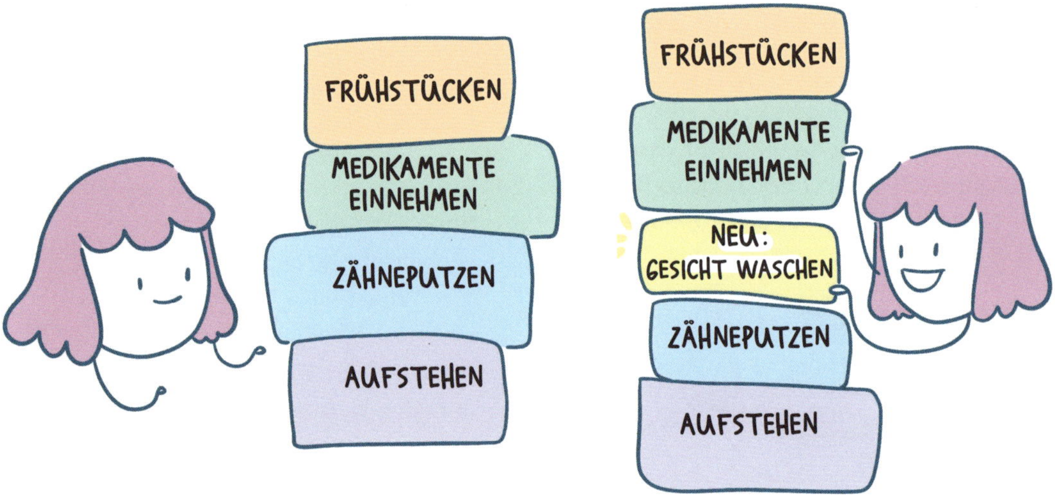

Unser aller Alltag ist von Gewohnheiten geprägt. Mag deiner auch noch so chaotisch wirken, es gibt Dinge, die du jeden Tag tust. Diese bereits bestehenden Gewohnheiten sind ein tolles Gerüst, um neue hinzuzufügen. Wenn du neue Gewohnheiten auf deine alten stapelst, stehen die Chancen besser, dass sie sich etablieren. Probiere es mit einfachen Dingen aus, und wenn es funktioniert, schau, ob du jede Woche oder jeden Monat eine neue Gewohnheit dazu nehmen kannst.

Säubere das Waschbecken immer dann, wenn du dir die Zähne putzt.

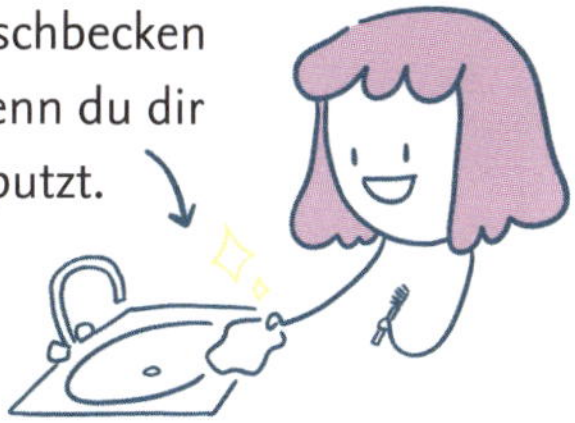

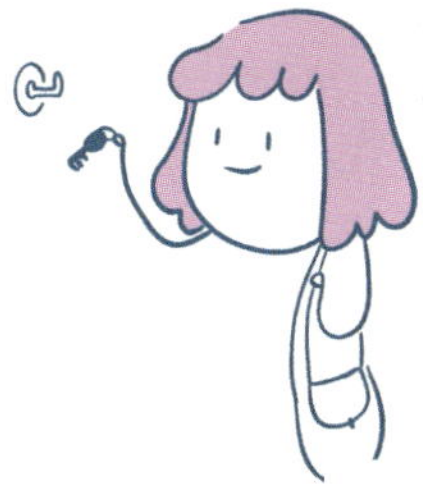

Häng den Schlüssel an seinen Platz, sobald du nach Hause kommst.

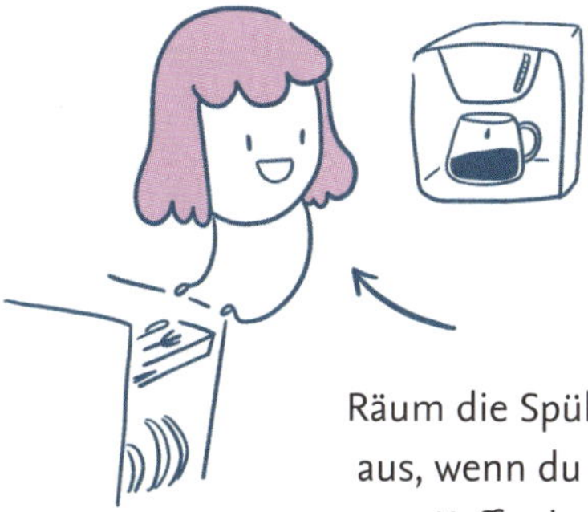

Nimm deine Medikamente immer dann ein, wenn du den Wecker stellst.

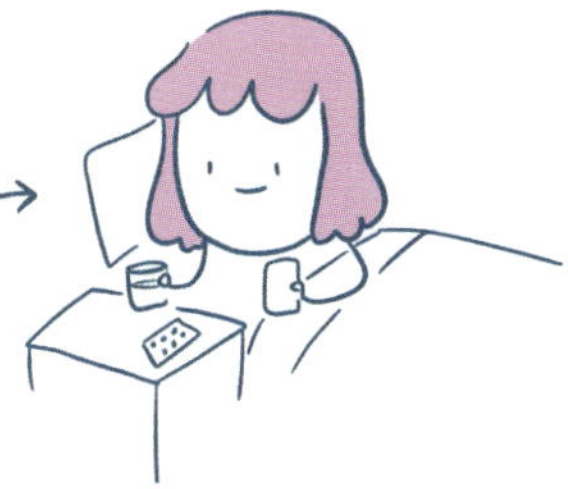

Räum die Spülmaschine aus, wenn du dir einen Kaffee kochst.

TIPPS

Fang klein an. Es ist okay, mit ganz leichten neuen Gewohnheiten zu starten.

Nutze in den ersten Tagen visuelle Gedächtnisstützen (z. B. Haftnotizen) und die Erinnerungsfunktion auf dem Handy, damit du deine neue Gewohnheit nicht vergisst.

Lass dir Zeit, damit sich neue Gewohnheiten etablieren können, ehe du die nächste einführst.

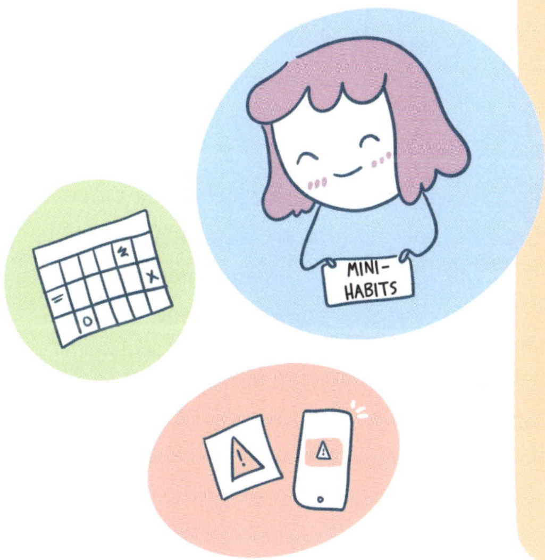

TRICK #3

Mach's spielerisch

ADHS-Gehirne verzehren sich nach Belohnung. Ihnen ist das Zuckerbrot definitiv lieber als die Peitsche, möglicherweise steigert eine spielerische Herangehensweise deine Produktivität.

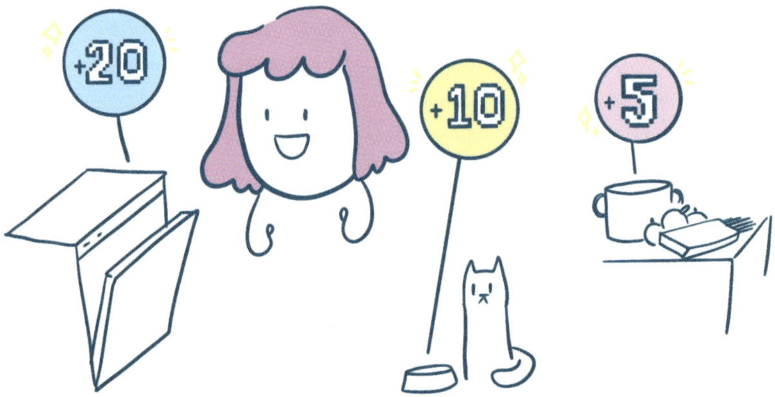

Wie wir gesehen haben, lässt sich ein ADHS-Gehirn zum Beispiel durch Videospiele wunderbar motivieren. Ist dir auch schon aufgefallen, dass sich Spielen nie lästig anfühlt? Es ist beeindruckend, wie viel Zeit wir mit sich wiederholenden Aktionen verbringen können, damit, Punkte oder andere Belohnungen zu sammeln. Wie wär's, diesen Mechanismus auch im echten Leben zu nutzen? Es gibt viele Möglichkeiten, deinen Spieltrieb in den Alltag zu integrieren. Du kannst dir für deine Pflichten Punkte geben oder dir für lästige Aufgaben Belohnungen ausdenken. Du kannst sogar Fähigkeiten, die du entwickeln willst, visuell darstellen – ganz wie eine Figur in einem Computerspiel!

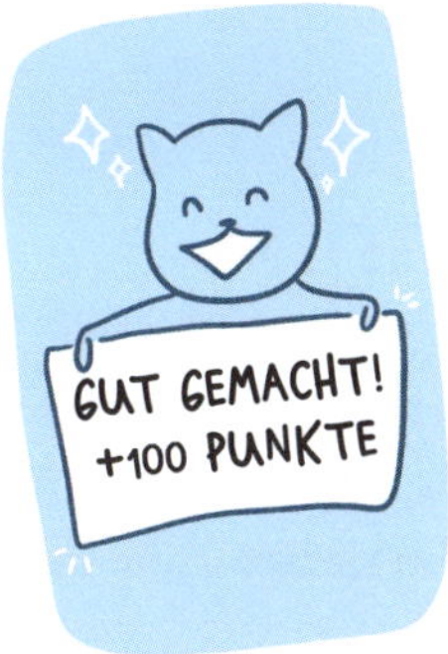

Wenn du etwas lernen möchtest, nutze Apps mit Spielcharakter: Bonuspunkte, Levels und all die anderen kleinen Dinge helfen dir dabei, auch nach dem ersten Begeisterungssturm dranzubleiben.

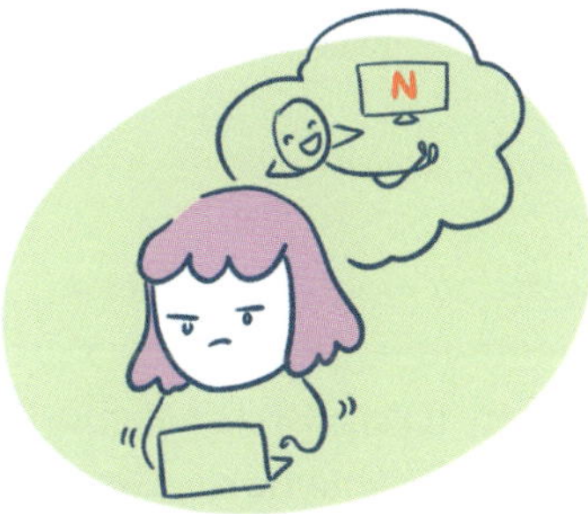

Denk dir für komplexe Aufgaben Belohnungen aus. Zum Beispiel die Erlaubnis, deine Lieblingsserie zu bingen, wenn du drei Abende in Folge abgespült hast.

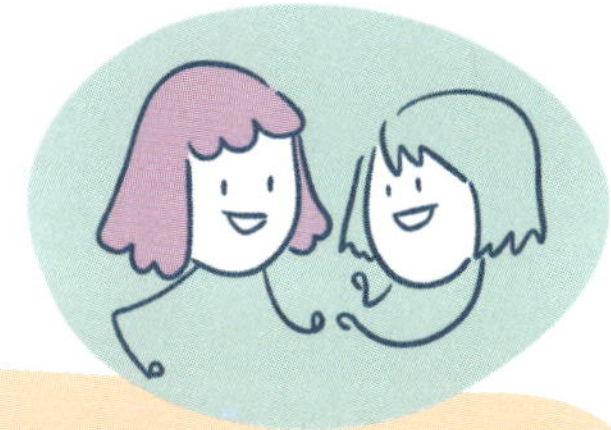

TIPPS

Wenn du allein bist, ist die Verlockung groß, lästige Aufgaben zu überspringen und dir die Belohnung sofort zu gönnen. Hol dir eine zweite Person mit ins Boot, das schafft Verbindlichkeit, und du bist weniger versucht zu schummeln!

Es kann etwas dauern, eine Strategie zu entwickeln, die für dich funktioniert. Es ist okay, wenn es nicht beim ersten Versuch klappt.

Setz dir kleine Ziele. Damit die spielerischen Strategien nachhaltig funktionieren, ist es wichtig, sich realistische und sinnhafte Ziele zu setzen, die du auch wirklich erreichen willst.

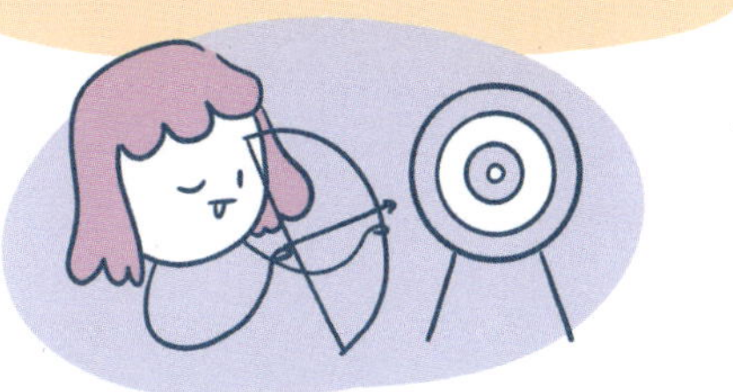

TRICK #4

Die Pomodoro-Technik

Mit der eigenen Energie und Zeit hauszuhalten, ist für Menschen mit ADHS gar nicht so leicht. Die Pomodoro-Technik kann eine riesige Hilfe sein.

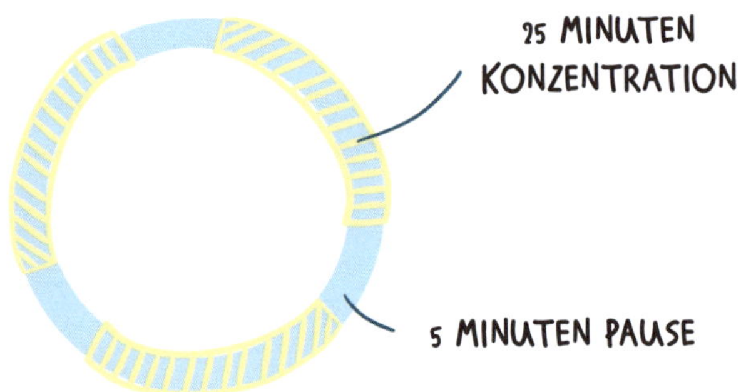

Bei Menschen mit ADHS lautet die Herangehensweise oft «Alles oder nichts». Das ADHS-Gehirn kann Dinge bis zur letzten Minute aufschieben oder so hyperfokussieren, dass es sogar Essen oder aufs Klo gehen vergisst. Die Pomodoro-Technik ist das perfekte Mittel, um eine Balance zu finden und die Dinge geregelt zu bekommen. Sie funktioniert so: Du definierst eine einzelne Aufgabe, an der du arbeiten willst (egal, ob körperlich oder geistig, auch kreative Arbeit). Dann konzentrierst du dich 25 Minuten am Stück auf diese Aufgabe, gefolgt von 5 Minuten Pause. Alle vier Runden legst du eine längere Pause von dreißig Minuten ein.

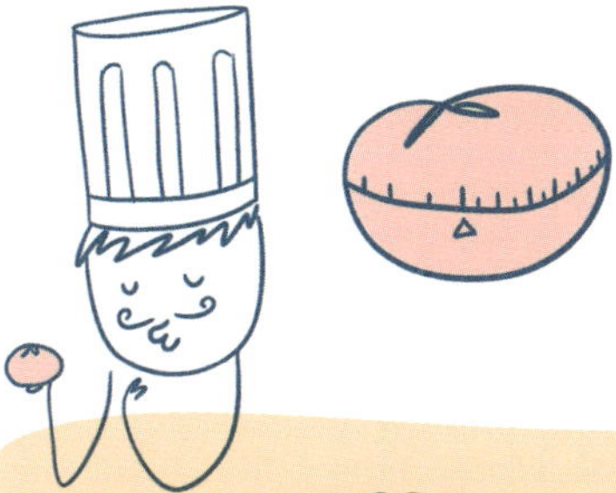

TIPPS

Wir sind alle verschieden. Experimentiere mit den Pomodoro-Zeitläufen, um den passenden Rhythmus zu finden.

Du kannst die Methode auch für lästige Pflichten wie Putzen oder Aufräumen verwenden.

Hinter diesem QR-Code verbirgt sich mein ADHS-Pomodoro-Video auf YouTube!

Probiere die Pomodoro-Technik aus, wenn du das nächste Mal Rechnungen bezahlen und Bürokram erledigen musst.

Vernachlässige die Pausen nicht! Wie im Sport ist Regeneration so wichtig wie das Training selbst. Pausen sind Teil der Technik. Also. Mach. Pausen.

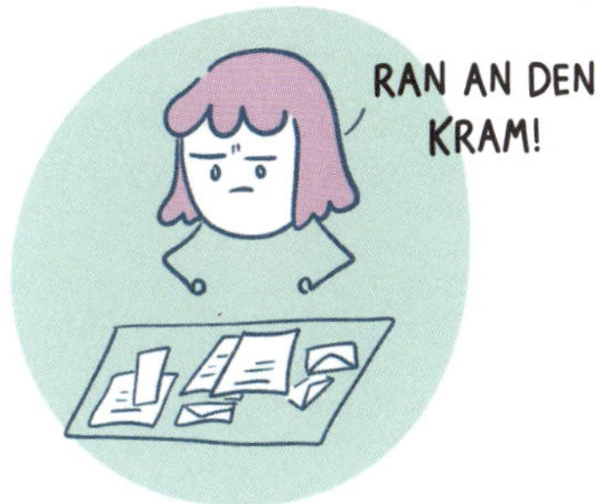

Wenn du dich mit jemand anderem zusammentust, kann die Pomodoro-Technik noch effektiver sein. Natürlich nur, wenn ihr euch nicht gegenseitig ablenkt!

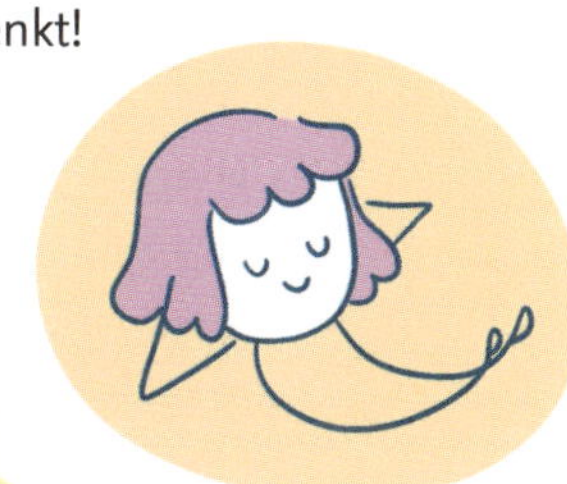

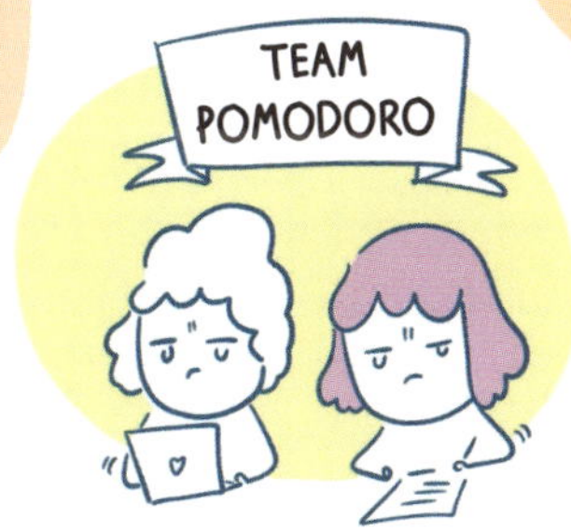

TRICK #5

Farbige Markierungen

Das ADHS-Gehirn reagiert oft gut auf visuelle Reize. Deshalb können dir farbige Markierungen in bestimmten Bereichen den Alltag erleichtern. Außerdem – noch ein Pluspunkt – sieht es einfach toll aus!

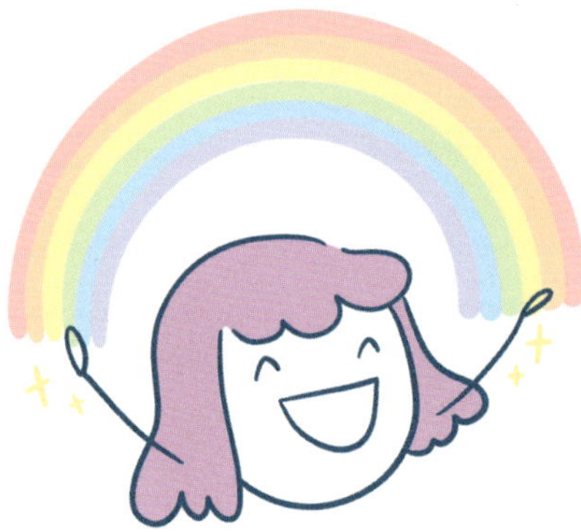

Es klingt fast zu simpel, um wahr zu sein, aber glaub mir, farbige Markierungen können Menschen mit ADHS enorm helfen, sich besser zu organisieren. Farben sind universell einsetzbar, total visuell und ergeben ein extrem wirkungsvolles Ordnungssystem. Wenn du die Augen schließt und an einen Gegenstand denkst, den du täglich verwendest, weißt du sofort, welche Farbe er hat. Wenn du farbige Markierungen für die Organisation deines Alltags verwendest, weiß dein Gehirn sofort, wo sich der gesuchte Gegenstand befindet und vor allem, wo du ihn ablegen musst (für viele ADHSler der vielleicht wichtigere Part).

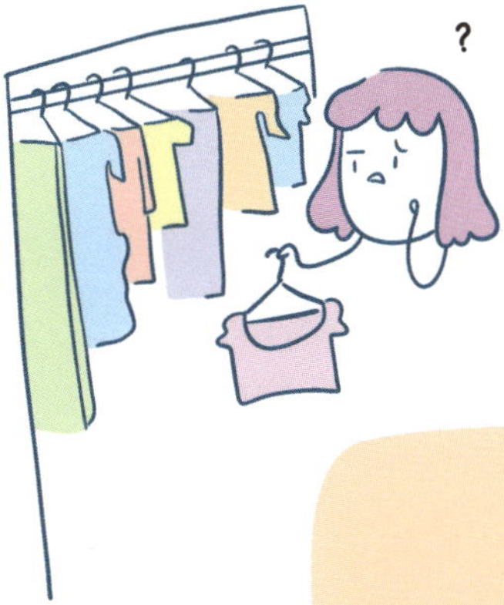

Deinen Kleiderschrank nach Farben zu sortieren, verschafft dir einen besseren Überblick über deine Outfits. Es ist angenehm fürs Auge und spart morgens enorm viel Zeit!

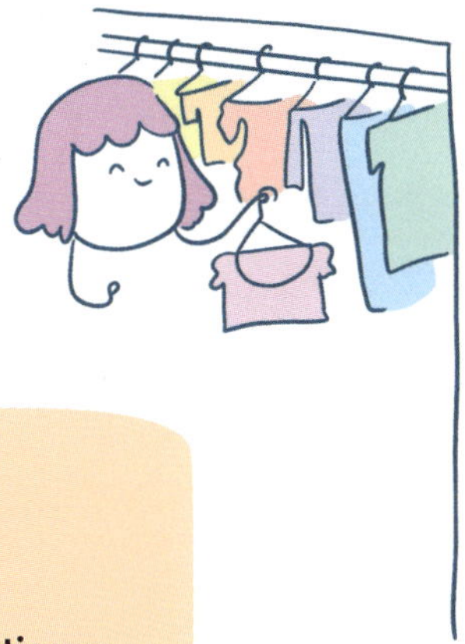

TIPPS

Benutze Farben, um deine Unterlagen zu sortieren: Rot für Dringendes, Grün für nicht so Dringendes.

Es lässt sich einfach alles nach Farben sortieren: Lebensmittel im Kühlschrank, Wäsche, Make-up!

Sei kreativ, verwende Filzstifte, Aufkleber und Washi-Tape, um deine Sachen farblich zu markieren.

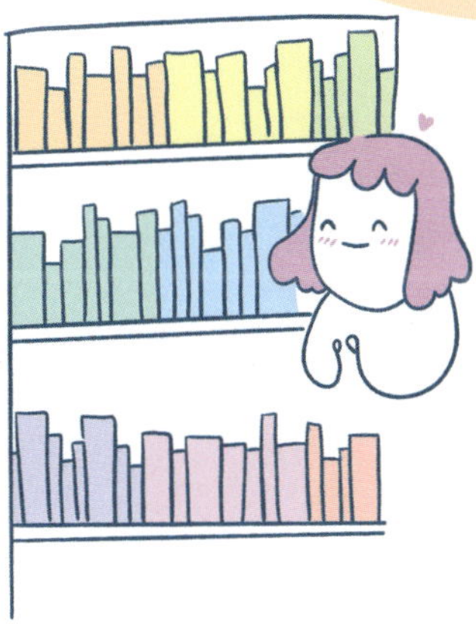

Sortiere dein Bücherregal nach Farben. Das sieht schön aus und erleichtert es dir, organisiert zu bleiben.

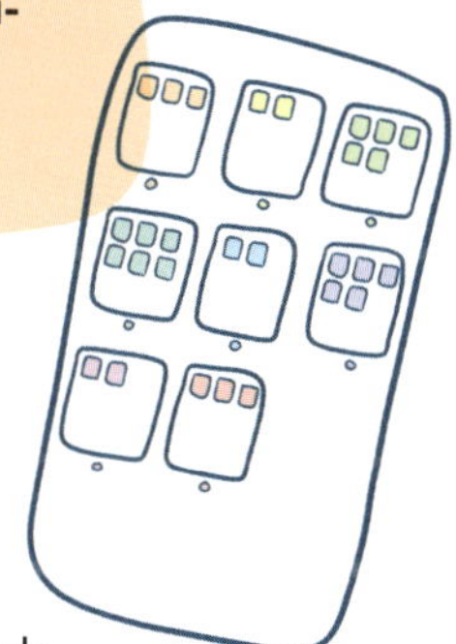

Lege die Apps auf deinem Handy nach Farben sortiert in Ordnern ab. So findest du alles viel schneller!

TRICK #6

Aufgaben bündeln

Wenn du das Gefühl hast, deine To-do-Liste wächst dir über den Kopf, kann es hilfreich sein, Aufgaben zu bündeln, die einander ähneln. Wenn du lernst, in Bündeln zu arbeiten, anstatt zu versuchen, ganz verschiedene Aufgaben gleichzeitig zu erledigen, steigerst du deine Produktivität, sparst Zeit und fühlst dich nicht überfordert.

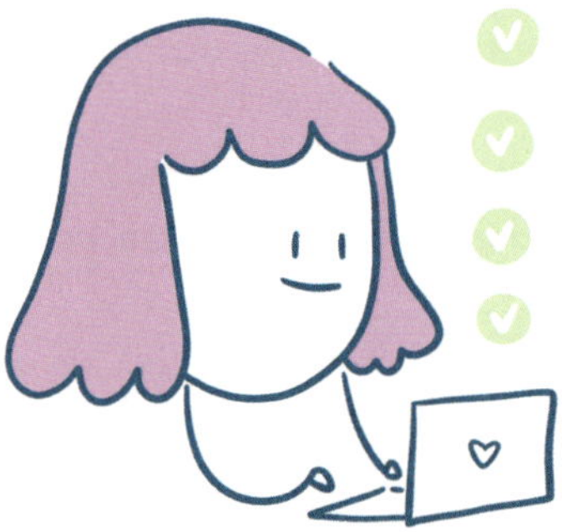

Wenn du dich auf ein Aufgabenbündel konzentrierst, anstatt von einer Aufgabe zur anderen zu springen, kannst du mehr erreichen. Für ein ADHS-Gehirn kann es überfordernd sein, Aufgaben in Angriff zu nehmen. Wenn du in Bündeln arbeitest, fällt dieser Teil der Gleichung schon mal weg und die Gefahr, Dinge vor sich herzuschieben, ist kleiner. Außerdem reduziert die Methode das Risiko, sich ablenken zu lassen, verleiht Schwung und verschafft dir ein Erfolgserlebnis.

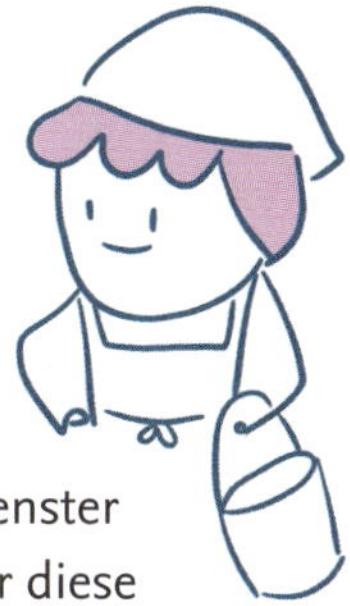

Auf Vorrat kochen ist eine super Möglichkeit, sich gesund zu ernähren, ohne jeden Tag kochen und die Küche putzen zu müssen.

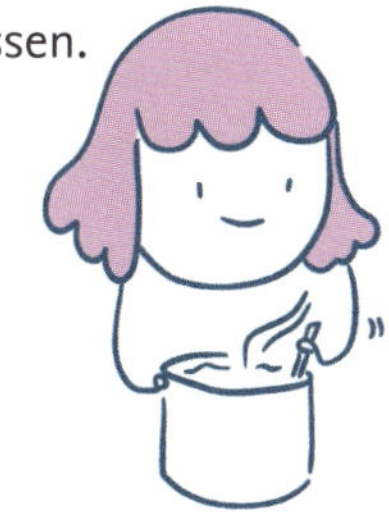

Musst du mal wieder Fenster putzen? Versuche, dir für diese eine Aufgabe ein Zeitfenster zu setzen, in welchem du nichts anderes tust.

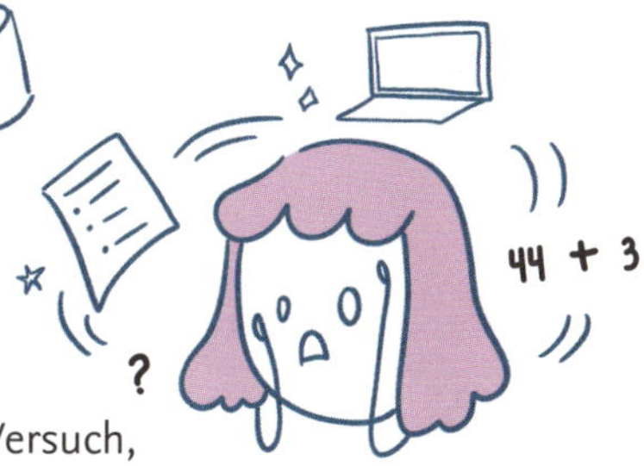

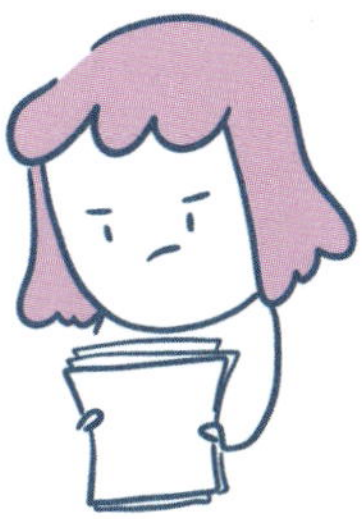

Hasst du Bürokram? Versuch, dir einen Tag in der Woche zu reservieren, an dem du deinen Papierkram erledigst. So sorgst du für innere Ruhe, weil du dir den Rest der Woche keine Gedanken mehr darum machen musst.

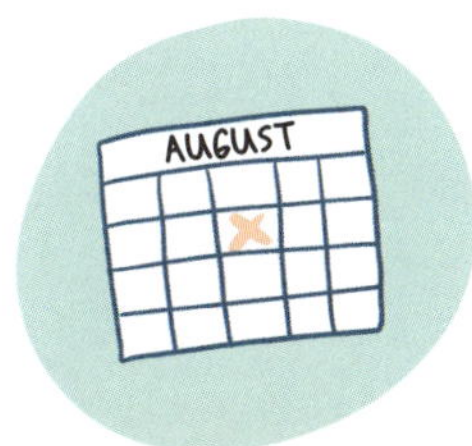

Tipps

Falls es eine wöchentlich oder monatlich wiederkehrende Aufgabe gibt, reserviere dir einen festen Tag, an dem du dich ausschließlich darauf konzentrierst.

Versuche, die Zeit, die du deinem Aufgabenbündel widmen möchtest, von Meetings und Telefonaten freizuhalten. Der Schlüssel liegt in einem kontinuierlichen Arbeitsfluss ohne die Gefahr, abgelenkt zu werden.

TRICK #7

Regelmäßig ausmisten

Mit ADHS zu leben kann chaotisch sein! Ich rate dir, so oft wie möglich auszumisten, damit dein Chaos dich nicht überwältigt.

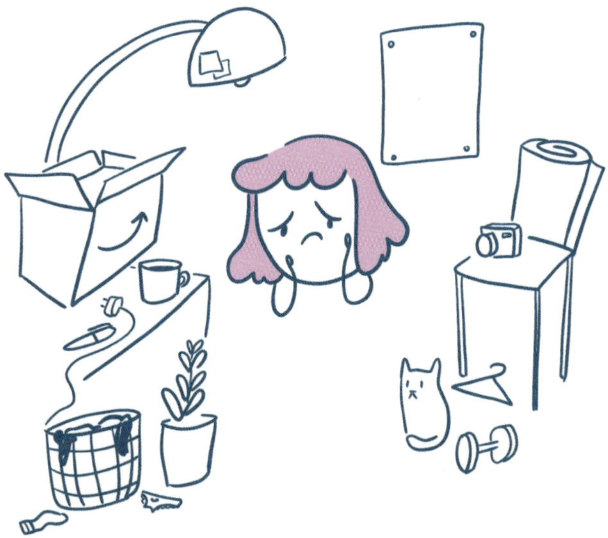

Wenn du das Gefühl hast, dass bei dir zu Hause ständig Chaos herrscht, dann hast du vielleicht zu viel Zeug. Zwischen Impulskäufen und ständig wechselnden Hobbys neigen Menschen mit ADHS dazu, jede Menge Krempel anzuhäufen. Die gute Nachricht: Es wird leichter, die Wohnung (einigermaßen) in Ordnung zu halten, wenn du regelmäßig ausmistest.

Die meisten von uns haben viel zu viele Klamotten. Scheue dich nicht, alles loszuwerden, was in deinem Schrank verstaubt, und nur die Sachen zu behalten, die du wirklich trägst.

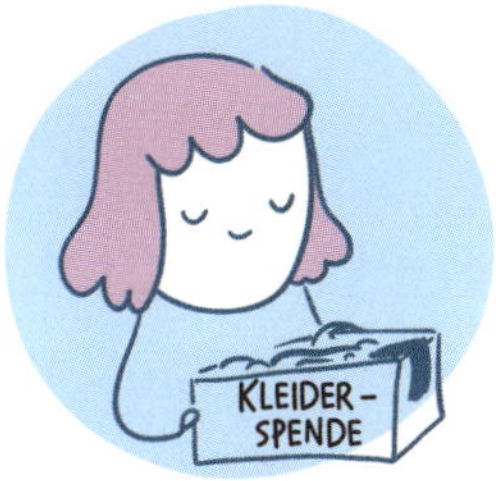

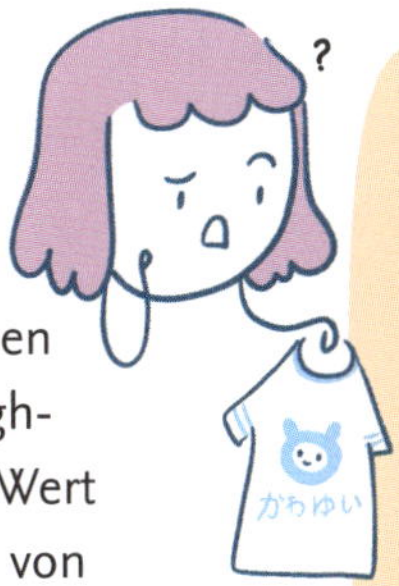

Miste deine elektronischen Geräte aus. Verkaufe Hightech-Geräte, ehe sie ihren Wert verlieren, und trenne dich von überzähligen Lade- und Verbindungskabeln.

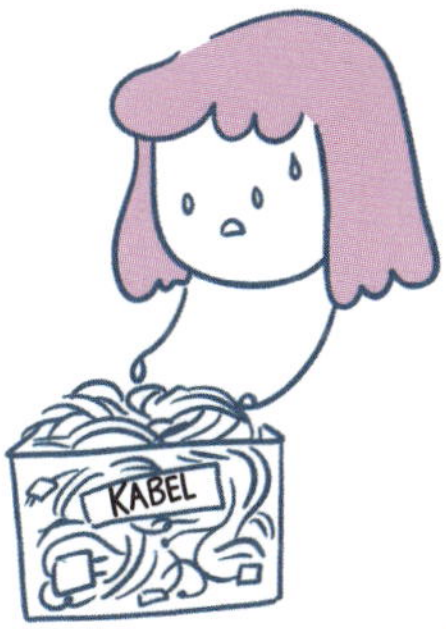

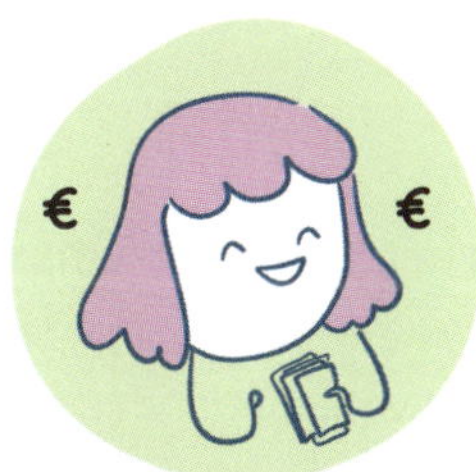

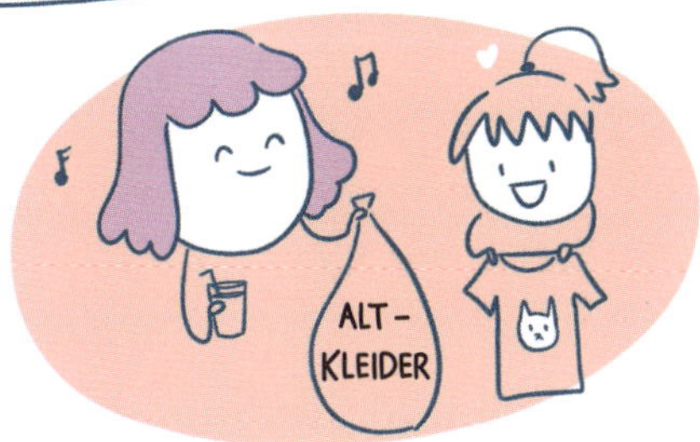

TIPPS

Trenn dich von Dingen, die du impulsiv gekauft hast. Auf diese Weise kannst du deine ADHS-Steuer senken.

Spende Klamotten, die du im letzten Jahr nicht getragen hast.

Finde für alles einen festen Platz. Was keinen festen Platz hat, kannst du vielleicht verschenken oder verkaufen.

Wenn du regelmäßig ausmistest (z. B. einmal im Monat), wirst du feststellen, dass es weniger überfordernd ist, als es klingt.

Lade deine Freund:innen zu einer Flohmarkt-Party ein. Vielleicht finden Sachen, die du nicht mehr brauchst, so neue Besitzer:innen.

TRICK #8

Such dir einen Accountability Buddy

Sich wirklich auf etwas einlassen, vor allem, wenn es um neue Gewohnheiten geht, kann für Menschen mit ADHS schwierig sein. Ein sogenannter *Accountability Buddy* kann dir dabei helfen, Herausforderndes in Angriff zu nehmen.

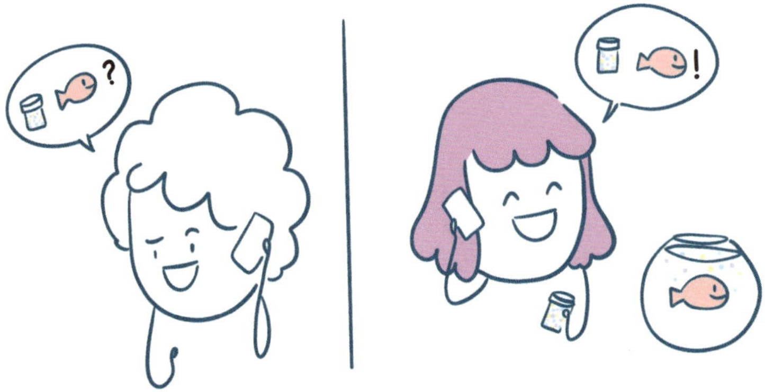

Da ein ADHS-Gehirn in der Regel anders mit Motivation umgeht, gilt es, Wege zu finden, auch dann am Ball zu bleiben, wenn es bei Projekten oder der Integration neuer Gewohnheiten mal schwierig wird. Jemanden zu haben, der dich in die Verantwortung nimmt, ist sehr hilfreich. Du kannst dich beispielsweise dazu verpflichten, deinem:deiner besten Freund:in täglich nach dem Training eine kurze Textnachricht zu schreiben, deiner Mutter ein Foto vom Abwasch zu schicken oder dich online einer *Accountability*-Gruppe anschließen. Diese Strategie hilft dir dabei, so lange am Ball zu bleiben, bis du neue Gewohnheiten in deinen Alltag integriert hast.

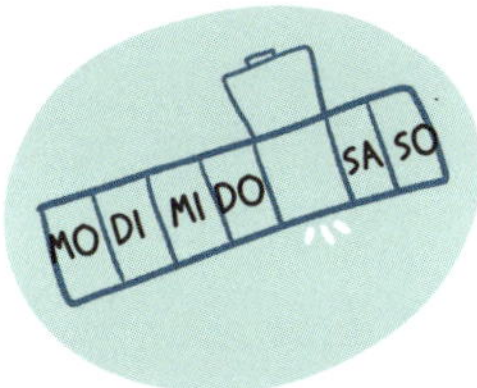

Probleme, morgens deine Medikamente einzunehmen? Schick deinem *Accountability Buddy* jeden Morgen ein Foto von dem geleerten Fach!

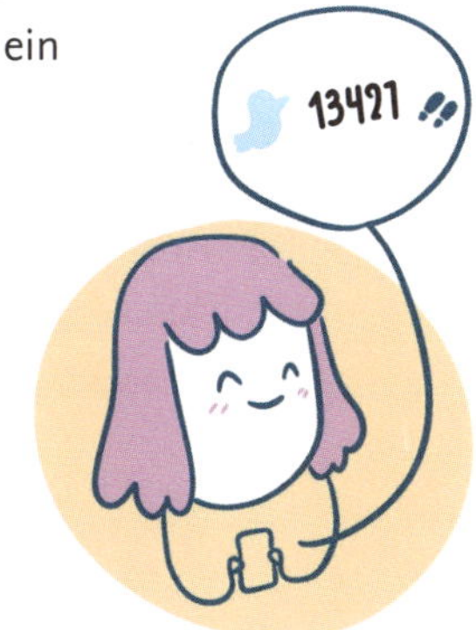

ANFRAGE ACCOUNTABILITY BUDDY

HALLO ______

WILLST DU MEIN ACCOUNTABILITY BUDDY FÜR ______ SEIN?

LASS UNS TÄGLICH WÖCHENTLICH MONATLICH IN KONTAKT TRETEN.

VERBINDLICHKEIT KANN MENSCHEN MIT ADHS HELFEN, ZIELE ZU ERREICHEN.

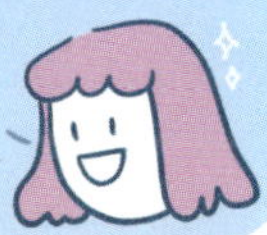

Wünschst du dir mehr Bewegung? Wie wär's, jeden Tag den Stand deines Schrittzählers zu tweeten?

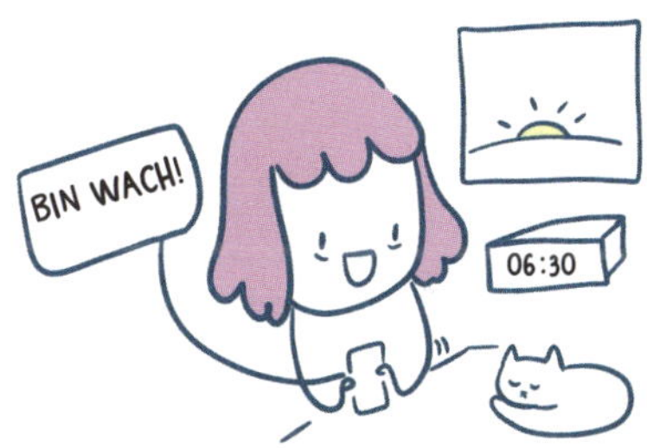

Willst du morgens früher aufstehen? Wie wär's mit einer Challenge unter Freund:innen? Wer morgens als Erste:r schreibt, hat gewonnen!

Tipps

Falls du Schwierigkeiten hast, neue Gewohnheiten einzuführen, und einen *Accountability Buddy* suchst, nutze die Vorlage!

TRICK #9

Body Doubling

Für manche Menschen mit ADHS ist es sehr herausfordernd, sich auf eine Sache zu konzentrieren. Das sogenannte *Body Doubling* kann dir dabei helfen, Dinge zu erledigen, statt sie endlos aufzuschieben, und das Verantwortungsgefühl stärken.

LERNATMOSPHÄRE

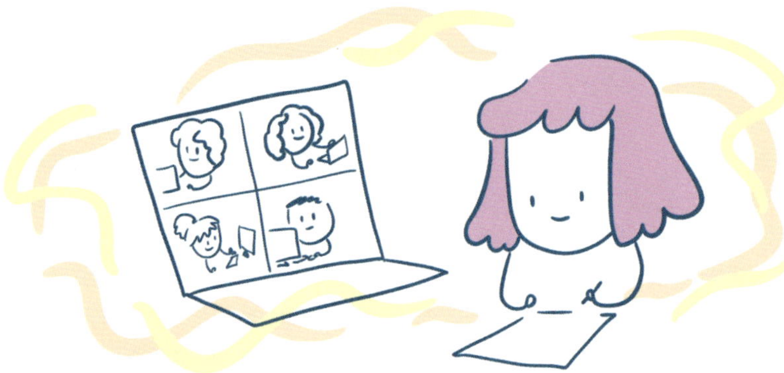

Body Doubling bedeutet schlicht, in Gegenwart eines anderen Menschen eine Aufgabe zu erledigen. Was im Einzelnen getan wird, spielt dabei keine Rolle. Die Gegenwart anderer kann Menschen mit ADHS helfen, sich zu konzentrieren. Das funktioniert sowohl live als auch online. Du kannst *Body Doubling* virtuell nutzen, indem du an Live-Gruppen-Treffen teilnimmst oder bestimmte YouTube-Videos ansiehst. Keine Ahnung, warum das so gut funktioniert, aber es ist definitiv einen Versuch wert!

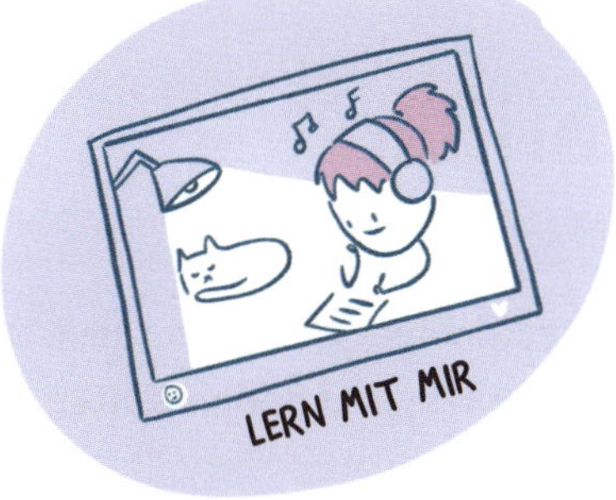

Wenn du allein bist, schau dir zur Motivation *Study-with-me-* oder *Clean-with-me*-Videos an.

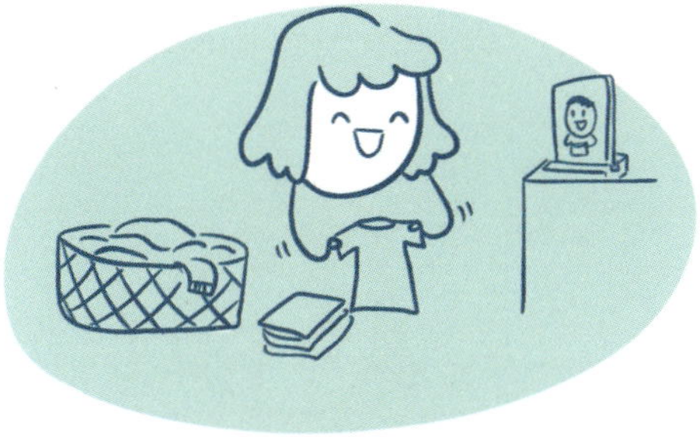

Verabrede dich einmal in der Woche virtuell mit Freund:innen und räum beim Quatschen die Wohnung auf.

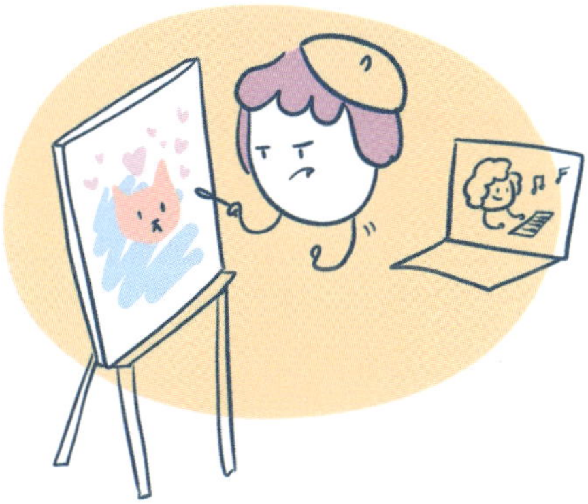

Body Doubling lässt sich auch für kreative Dinge nutzen!

TIPPS

Versuchs mal mit einer Kombi aus *Body Doubling* und Pomodoro-Technik.

Wenn das für dich ein guter Weg ist, könnte es sich lohnen, den Zugang zu einer *Body Doubling*-Plattform zu kaufen, um möglichst oft von der Methode zu profitieren.

TRICK #10

Alles beschriften

Dinge zu beschriften ist eine tolle Methode, um dein Hirn auszutricksen. Es hilft dir, deine Sachen an ihren Ort zu räumen, und bewahrt dich vor stundenlanger Sucherei.

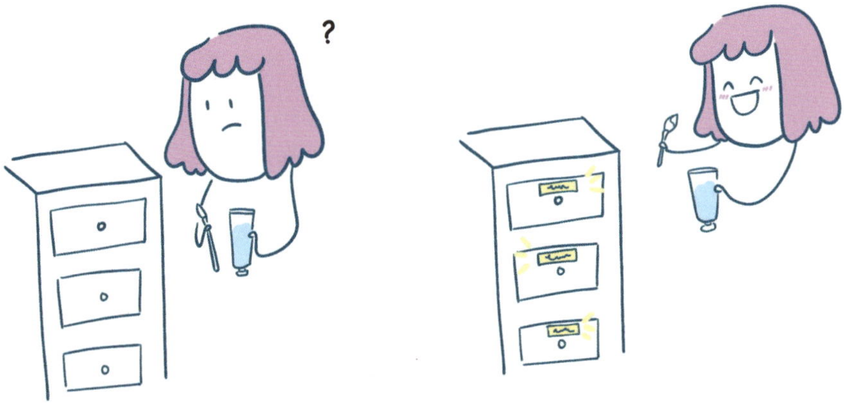

Etiketten können dir den Alltag extrem erleichtern. Sie ersparen deinem Gehirn das ständige Grübeln darüber, wohin mit deinem Kram. Wenn du täglich mehrere Dinge labelst, wird es immer leichter, bei dir zu Hause Ordnung zu halten und nicht ins völlige Chaos abzurutschen.

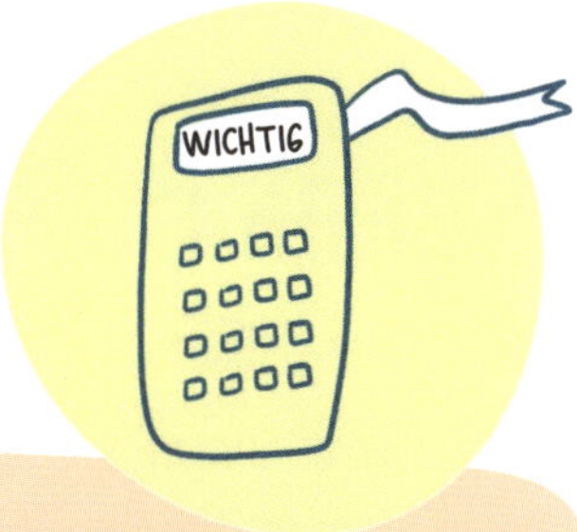

Tablettenboxen mit Etiketten für jeden Wochentag bewahren dich davor, deine Tabletten zu vergessen oder sie versehentlich doppelt einzunehmen.

TIPPS

Investiere in eine gute Etikettiermaschine. Das macht das Beschriften leichter.

Übung macht den:die Meister:in. Wenn sich ein bestimmtes Etikett als nicht hilfreich rausstellt, versuche es mit einer anderen Kategorie, um rauszufinden, ob du dich damit besser organisierst.

Bastelst du gern? Wie wär's, für den persönlichen Touch deine ganz eigenen Etiketten zu entwerfen?

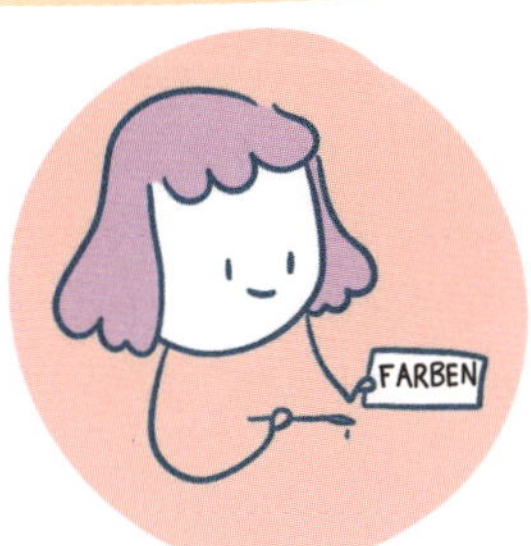

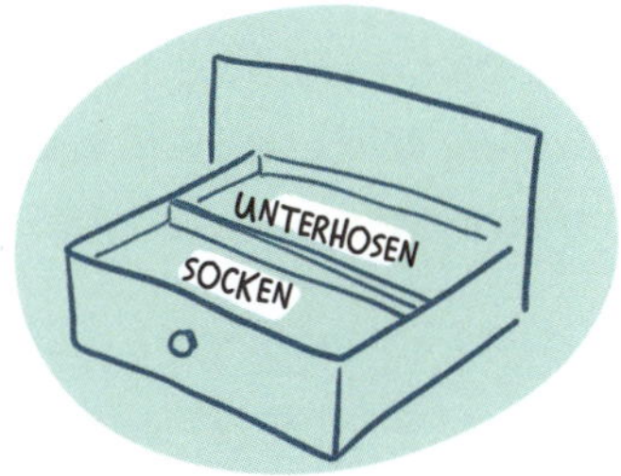

Herrscht Chaos in deinem Kleiderschrank? Unterteile Schubladen und Regale und beschrifte die verschiedenen Abteilungen.

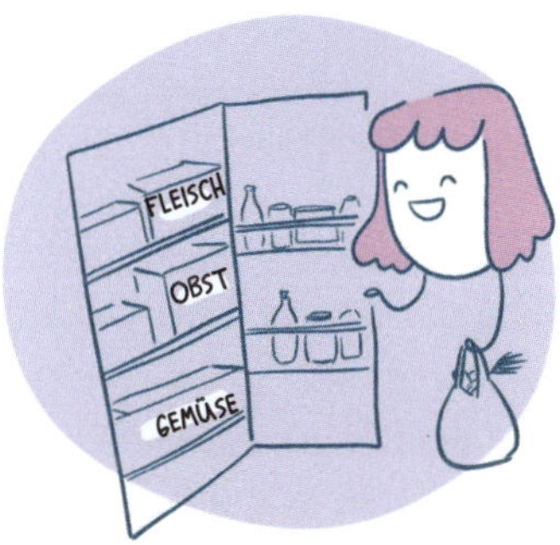

Beschrifte deinen Kühlschrank! Hier Ordnung zu halten, kann für Menschen mit ADHS herausfordernd sein. Etiketten für Lebensmittel können helfen.

TRICK #11

Mach den Kopf frei – Brain Dumping

Das ADHS-Gehirn wird oft von Ideen und Gedanken überflutet. Mit einem permanent vollgestopften Verstand zu leben ist nicht leicht. *Brain Dumping* ist für viele Menschen mit ADHS ein effektiver Weg aus der Überforderung.

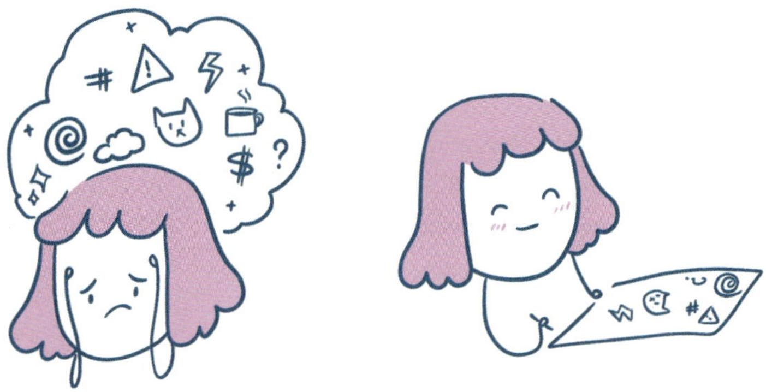

Brain Dumping ist recht einfach. Alles, was du brauchst, sind Zettel und Stift, dein Handy oder Computer. Du setzt dich hin und schreibst alles auf (Zeichnen geht auch), was dir in den Kopf kommt. Das könnten die unbezahlten Rechnungen sein, die du nicht vergessen darfst, oder die Textnachricht von Freund:innen, die du noch nicht beantwortet hast. Wenn du fertig bist, wirst du erkennen, dass auf dem Zettel viel weniger drauf steht, als du vielleicht dachtest. Im Anschluss kannst du aus den Punkten eine To-do-Liste erstellen, deine «Müllhalde» als Erinnerung aufheben oder sie wegwerfen, wenn es dir nach dem *Brain Dumping* schon besser geht.

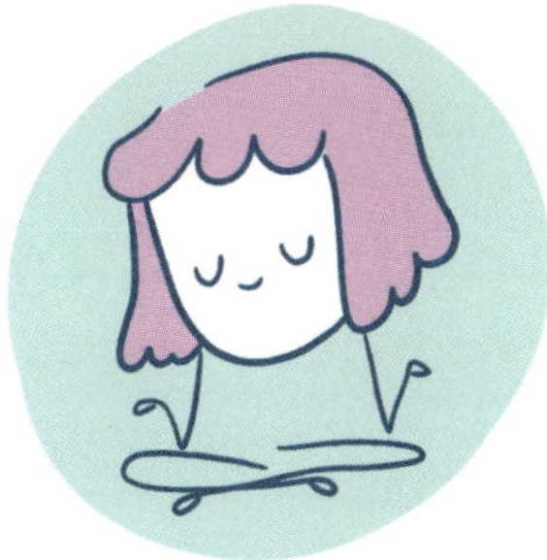

Gewöhne dir an, deinen Kopf freizumachen, sobald du überfordert oder gestresst bist. Du fühlst dich augenblicklich wohler.

Sei kreativ! Benutze bunte Filzstifte o. Ä., das erhöht den Spaßfaktor und macht es fesselnder.

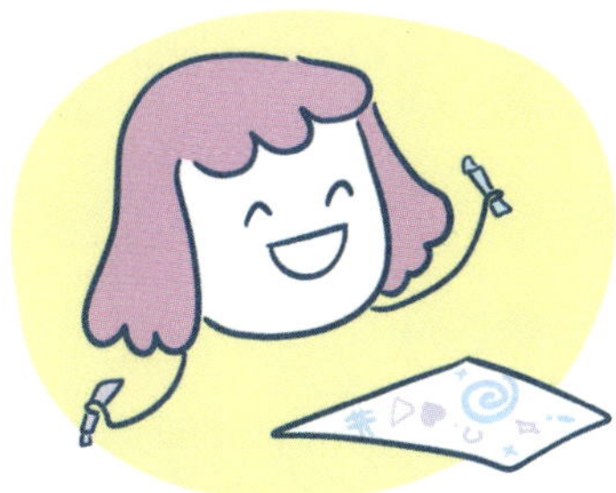

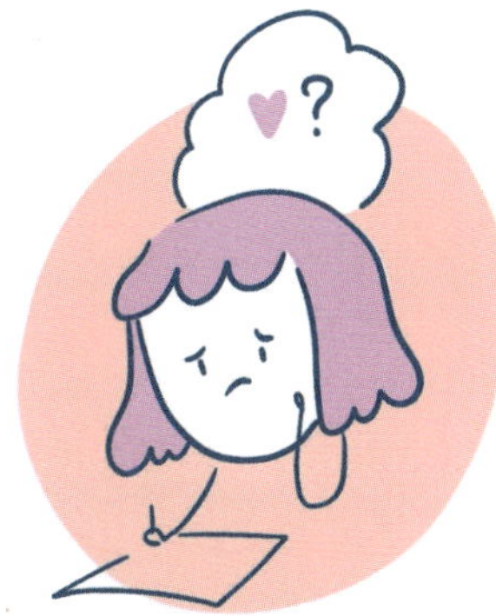

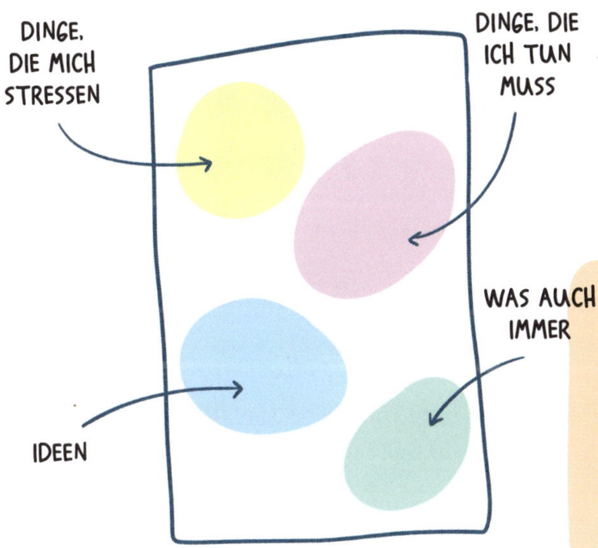

Brain Dumping hilft dir nicht nur bei der Arbeit oder mit Aufgaben. Du kannst es auch bei persönlichen Problemen, z. B. in deiner Beziehung, anwenden.

TIPPS

Falls es dir schwerfällt, deinen Kopf mit einem leeren Blatt freizubekommen, benutz doch einfach diese Vorlage!

TRICK #12

Den Knackpunkt identifizieren

Wenn es dir schwerfällt, Dinge zu Ende zu bringen oder das Chaos dich zu überwältigen droht, halte inne und analysiere die Situation. Oft stößt du dabei auf den Knackpunkt, der alles erst so kompliziert macht.

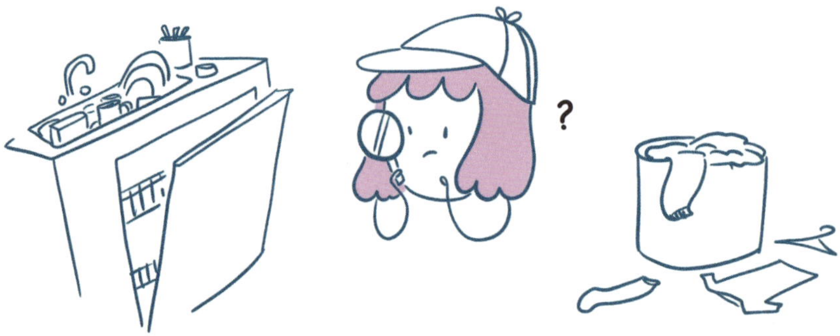

Menschen mit ADHS arbeiten oft gegen ihr Gehirn, vor allem, wenn sie erst als Erwachsene diagnostiziert wurden. Sie sind es gewohnt, sich zu verstellen und übermäßig zu kompensieren. Sie glauben, das Leben müsse anstrengend sein. Um aus diesem Teufelskreis auszubrechen und ein friedlicheres Leben zu führen, musst du lernen, alle Probleme und Prozesse zu identifizieren, die mit der eigentlichen Funktionsweise deines Gehirns nicht kompatibel sind. Wenn du diese Knackpunkte erkennst, wuppst du mehr und fühlst dich besser.

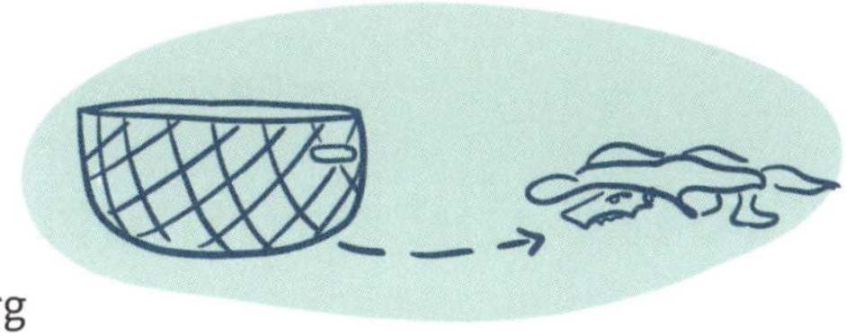

Bist du den Schmutzwäscheberg leid, der sich grundsätzlich in der einen Zimmerecke ansammelt, obwohl der Wäschekorb in der anderen steht? Die jetzige Lösung funktioniert offensichtlich nicht. Wie wär's, wenn du den Wäschekorb in die Ecke stellst, in die du deine Schmutzwäsche tatsächlich wirfst?

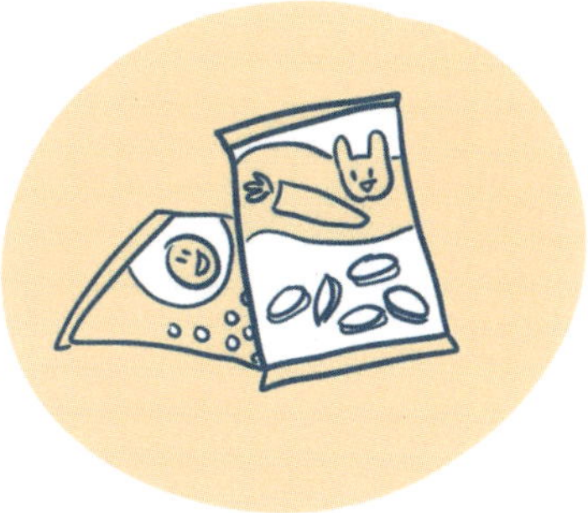

TIPPS

Wenn du merkst, dass es für dich irgendwie hakt, analysiere die Situation, um den Knackpunkt zu identifizieren und die Situation zu verändern.

Hab keine Angst davor, dir das Leben leichter zu machen. Sich für den bequemen Weg zu entscheiden, ist okay!

Versuche, dein Leben nicht mit dem anderer zu vergleichen. Dein Ziel ist es, dir das Leben zu erleichtern, und nicht, einem pinterestwürdigen Standard zu entsprechen.

Wenn dich die Vorstellung, Gemüse zu putzen und klein zu schneiden, vom Kochen abhält, kauf vorgeschnittene TK-Ware. Du musst nicht alles selbst machen!

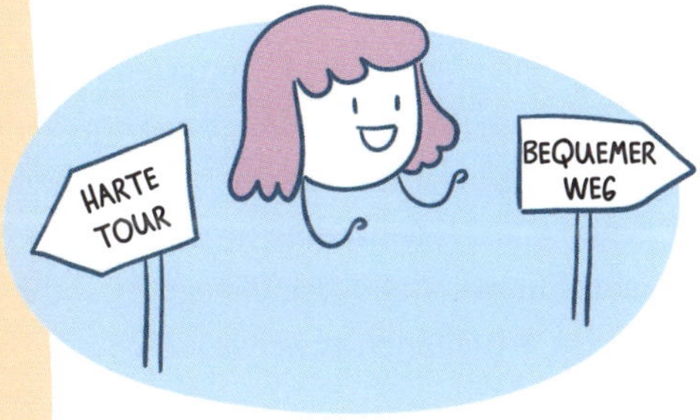

TRICK #13

Nutze die Erinnerungsfunktion

So simpel es klingt, bei Menschen mit ADHS können Erinnerungen viel bewirken. Mal ehrlich: Es ist herausfordernd, alles im Kopf zu behalten, wenn das Gehirn ständig abgelenkt ist. Deshalb kann es ungeheuer wirksam sein, sich z. B. die Erinnerungsfunktion auf dem Smartphone zunutze zu machen.

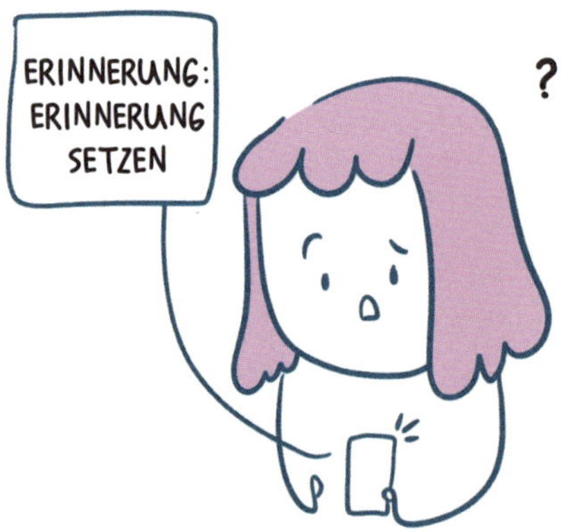

Wer mit einem ablenkbaren Gehirn lebt, läuft schnell mal Gefahr, den Überblick zu verlieren oder Dinge zu vergessen. Stell dir vor, dir fällt gerade ein, dass du dringend auf die Textnachricht einer Freundin antworten musst. Du greifst zum Handy, siehst eine Insta-Benachrichtigung, und plötzlich scrollst du dich eine Stunde lang durch Instagram und ghostest ungewollt deine Freundin. Um solche Situationen zu vermeiden, setze dir für wichtige Dinge, die du nicht vergessen willst, Erinnerungen.

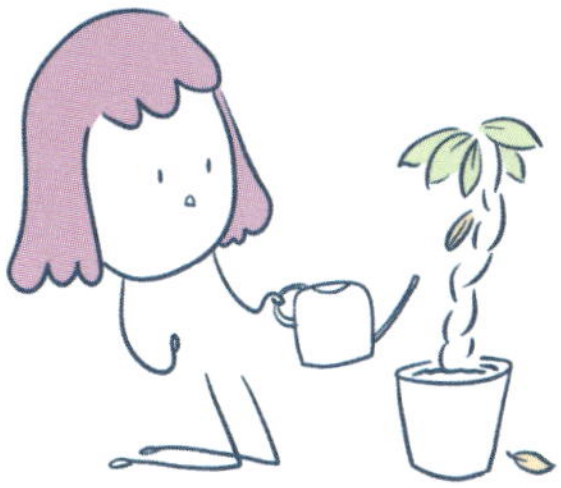

Ständig verkümmern deine Pflanzen? Setz dir eine regelmäßige Erinnerung, damit du das Gießen nicht vergisst.

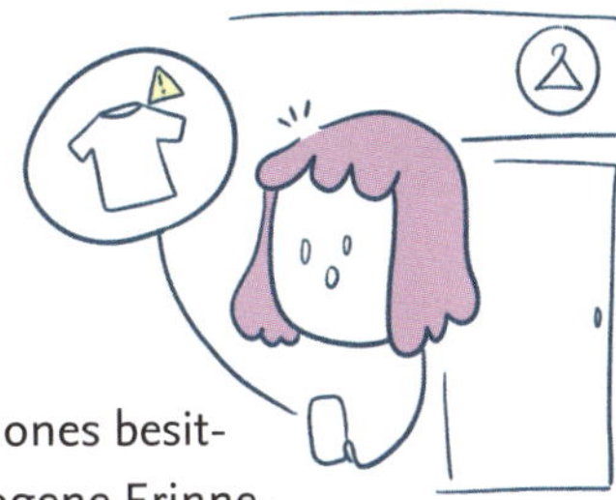

Manche Smartphones besitzen eine ortsbezogene Erinnerungsfunktion. Dein Handy könnte dich zum Beispiel daran erinnern, deine Sachen abzuholen, wenn du an der Reinigung vorbeikommst.

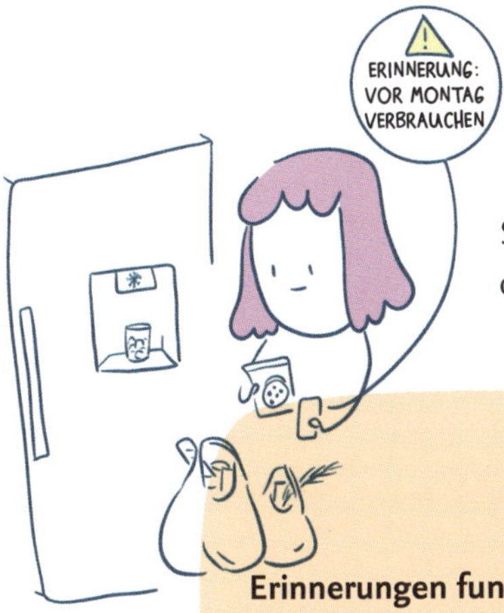

Setz dir eine Erinnerung, falls du Lebensmittel gekauft hast, deren Ablaufdatum naht.

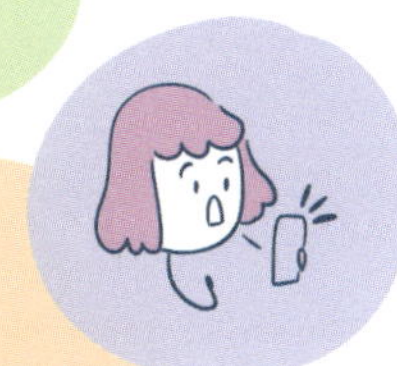

TIPPS

Erinnerungen funktionieren nicht immer, und es ist okay, auch mal was anderes auszuprobieren. Vielleicht, indem du die betreffende Aufgabe automatisierst (wie das geht, erfährst du auf den nächsten Seiten) oder sie auf eine andere Gewohnheit stapelst?

Falls du dazu neigst, Erinnerungen zu überhören, versuche, sie möglichst laut und visuell auffällig zu gestalten. Wenn du physische Erinnerungen wie Notizzettel verwendest, nimm bunte Farben. Du könntest auch immer wieder mal (Erinnerung setzen!) den Erinnerungston auf deinem Telefon verändern, um den Gewöhnungseffekt auszutricksen.

TRICK #14

Nutze Checklisten

Was haben Pilot:innen, Chirurg:innen und Astronaut:innen gemeinsam? Sie alle arbeiten mit Checklisten! Wenn solche Menschen zur Ausübung ihrer komplexen Berufe ein so simples Hilfsmittel verwenden, dürfen wir uns das von ihnen abschauen. Dir für wichtige, wiederkehrende Aufgaben Checklisten anzulegen spart Zeit und verringert die Gefahr, Dinge zu vergessen.

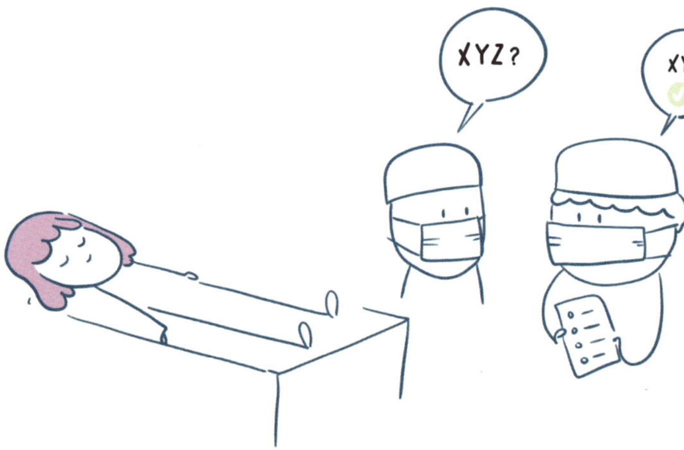

Bei näherer Betrachtung wirst du feststellen, dass sich viele alltägliche Aufgaben wiederholen: Müll rausbringen, Spülmaschine ausräumen, Miete zahlen, Zähneputzen – all diese Dinge setzen sich aus Handlungen zusammen, die du schon oft erledigt hast. Genau deshalb können Checklisten für Menschen mit ADHS extrem wirksam sein. Nachdem du ein einziges Mal den Aufwand betrieben hast, eine Checkliste zu erstellen, kannst du sie nutzen sooft du möchtest.

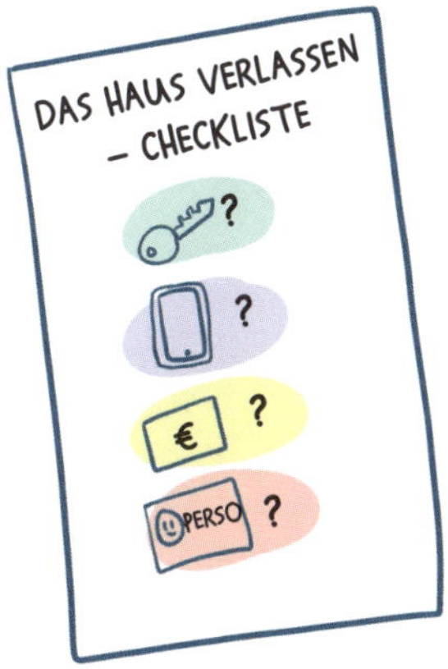

Anstatt jedes Mal einen neuen Einkaufszettel zu schreiben, erstelle eine Checkliste mit allem, was du üblicherweise kaufst.

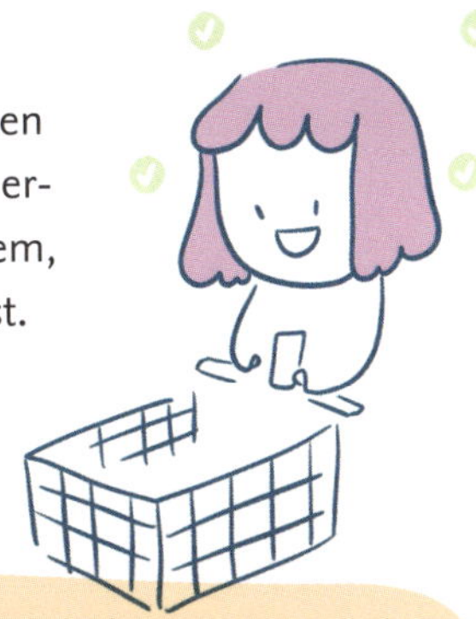

Erstelle eine Checkliste mit dem Titel «Das Haus verlassen». So vermeidest du, wichtige Dinge zu vergessen. Häng dir die Liste an die Wohnungstür.

TIPPS

Auf den meisten Smartphones sind Notizen-Apps installiert, mit denen sich Checklisten erstellen lassen. Wenn du etwas Ausgefalleneres mit mehr Funktionen suchst, wirst du im App-Store fündig.

Kommst du mit analogen Werkzeugen besser zurecht? Erstelle eine Checkliste ohne Inhalt und laminiere das Blatt. Mit einem Whiteboard-Stift kannst du sie immer wieder verwenden.

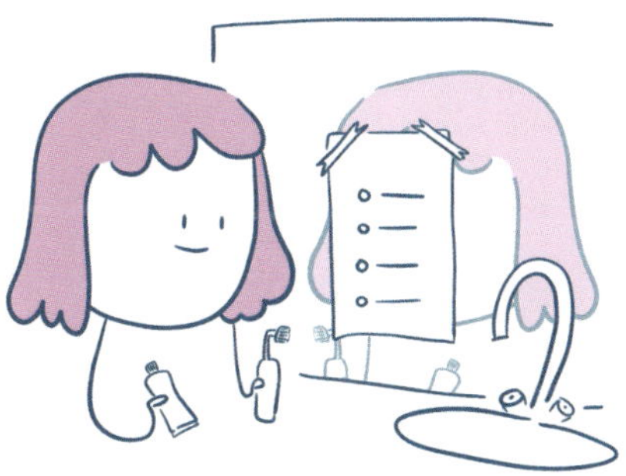

Hast du Probleme mit der Körperpflege? Erstell dir Checklisten für die Morgen- und Abendroutine im Bad.

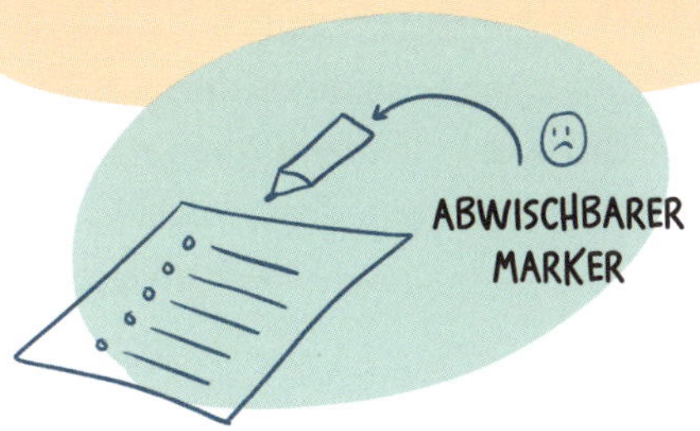

TRICK #15

Wiederkehrende Aufgaben automatisieren

Viele Menschen mit ADHS haben im Alltag mit Vergesslichkeit zu kämpfen. Um dagegen anzugehen, verbringen einige jede wache Stunde damit, sich aktiv darauf zu konzentrieren, nichts zu vergessen. Das ist anstrengend und selten von Erfolg gekrönt. Wiederkehrende Aufgaben zu automatisieren ist eine sehr effektive Methode, um dir das Leben mit ADHS zu erleichtern.

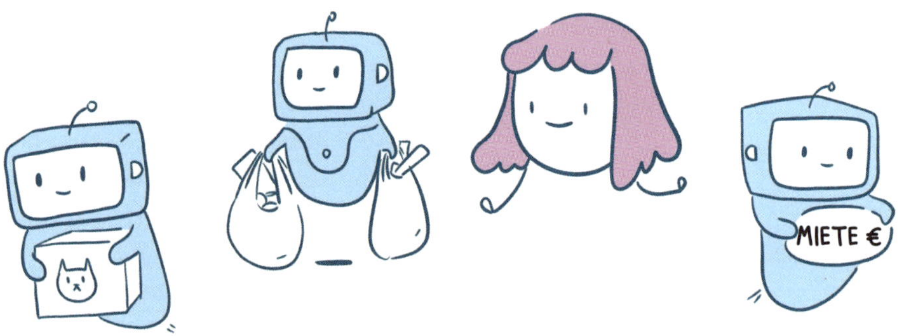

Bist du oft den ganzen Tag damit beschäftigt, dich alle halbe Stunde daran zu erinnern, dass du etwas tun musst, z. B. Katzenfutter bestellen? Dann könnten automatisierte Aufgaben eine Lösung für dich sein. Richtig angewendet, reduziert diese Methode die Dinge, an die du denken musst. Das nimmt viel Druck von dir. Identifiziere zuerst die Aufgaben, die du immer wieder vergisst, oder diejenigen, die mental viel Raum einnehmen. Dann überlegst du, ob und wie du sie automatisieren könntest.

Mit Daueraufträgen gehören Mahngebühren der Vergangenheit an!

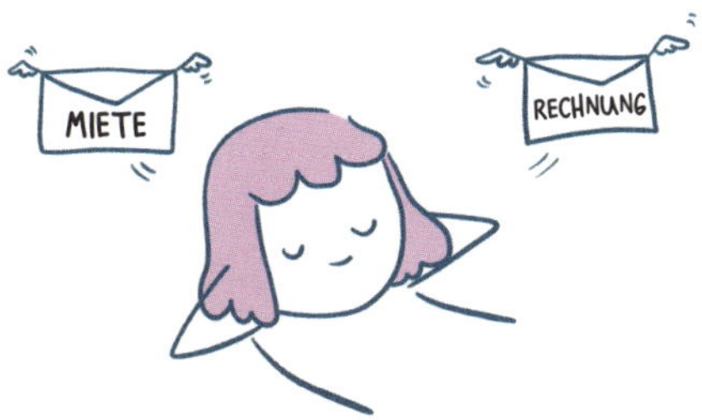

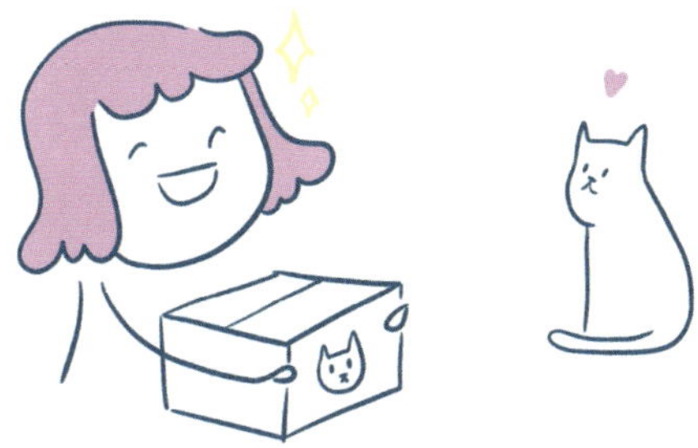

Benutze Liefer-Abos, sodass dir z. B. das Katzenfutter regelmäßig geliefert wird.

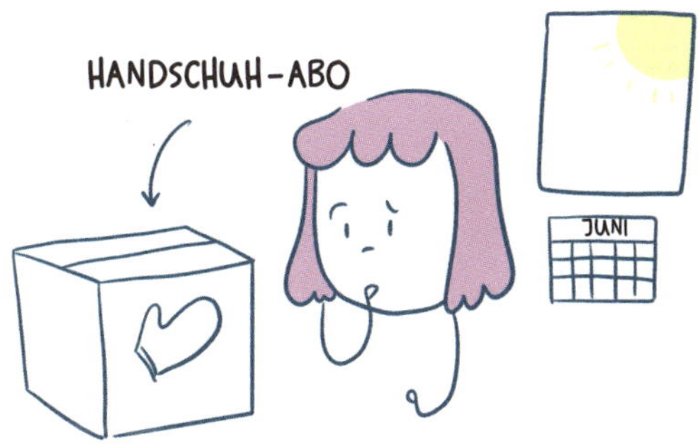

TIPPS

Natürlich ist Automatisierung nicht die Lösung für alles. Es ist wichtig, ab und an zu überprüfen, ob die automatisierten Aufgaben noch deinen Bedürfnissen entsprechen.

Es lässt sich alles automatisieren! Sei kreativ und probiere Dinge aus. Nur so kannst du rausfinden, was für dich funktioniert.

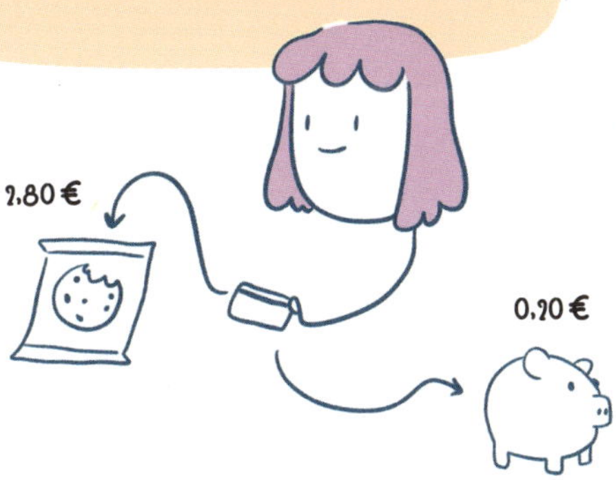

Fällt es dir schwer zu sparen? Richte einen regelmäßigen und fixen Übertrag von deinem Bank- aufs Sparkonto ein oder nutze eine App, die Beträge aufrundet und die Differenz aufs Sparkonto transferiert. So sparst du automatisch.

TRICK #16

Nutze die Macht der Musik

Musik ist mächtig. Sie kann dich traurig machen, aufmuntern und sogar bei der Konzentration helfen. Sich Musik zunutze zu machen, um Dinge zu erledigen, gehört zu den einfachsten und effektivsten ADHS-Tricks überhaupt.

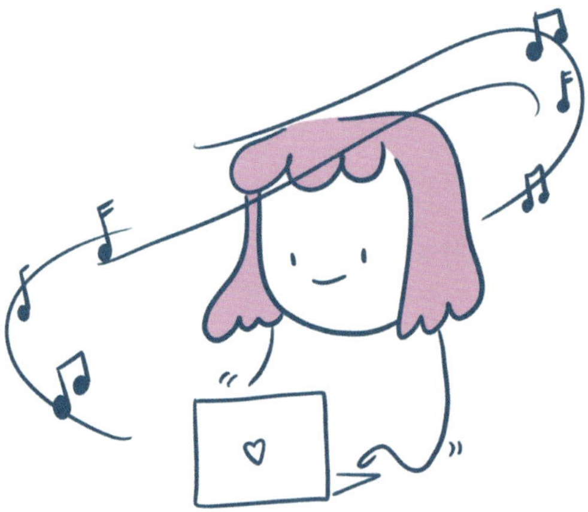

Wenn du bei einer Aufgabe festhängst oder unmotiviert bist, bringst du die Dinge in Bewegung, indem du Musik hörst. Wusstest du, dass Musik die Macht hat, deine Aufmerksamkeitsspanne zu vergrößern? Wenn du Musik hörst, die du magst, erhöht sich der Dopaminspiegel in deinem Gehirn, du bist aufmerksamer und eher motiviert, Dinge zu Ende zu bringen. Außerdem kann Musik sehr helfen, bei emotionaler Dysregulation deine Stimmung zu heben.

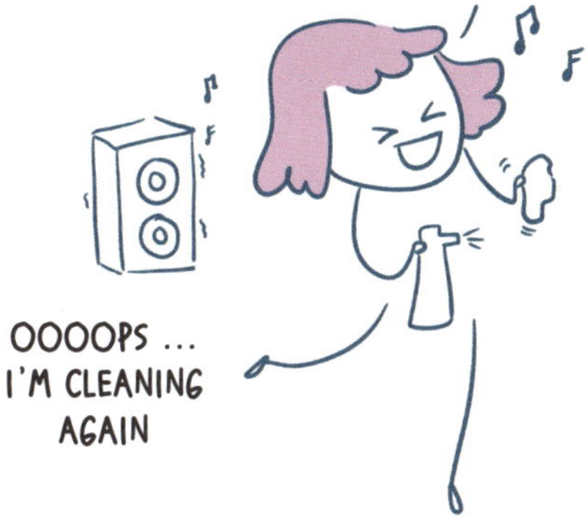

Hast du Probleme, die Deadline für ein Projekt einzuhalten? Wie wär's mit einem dramatischen und motivierenden Film-Soundtrack?

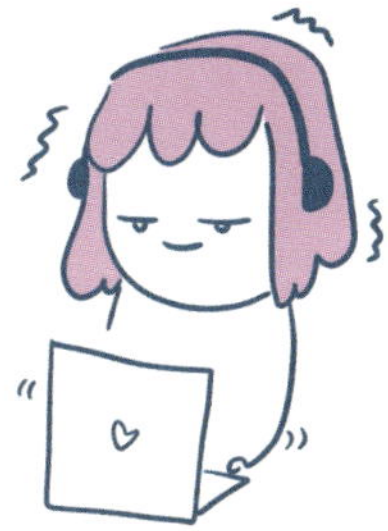

Wenn du in deiner Wohnung Probleme mit Sauberkeit hast, spiele deinen Lieblingssong. Die Challenge: Im Ablauf eines Songs so viel wie möglich putzen.

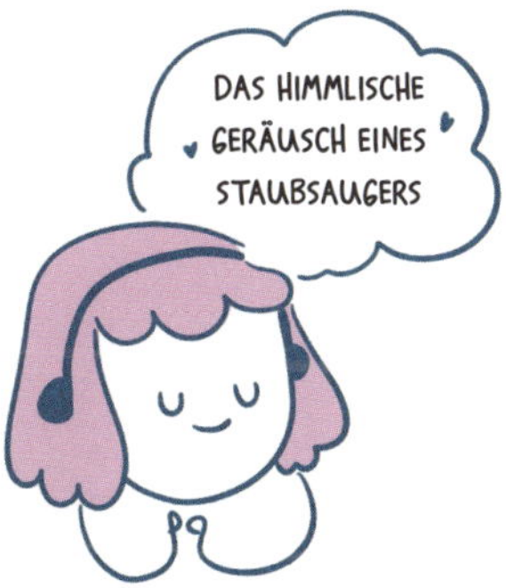

Falls Musik bei dir nicht funktioniert, versuch es mit niederfrequenten Geräuschen, z. B. weißem oder braunem Rauschen. Wenn es dir schwerfällt, Hintergrundgeräusche auszublenden, kann dir das dabei helfen, dich zu regulieren und wieder zu konzentrieren.

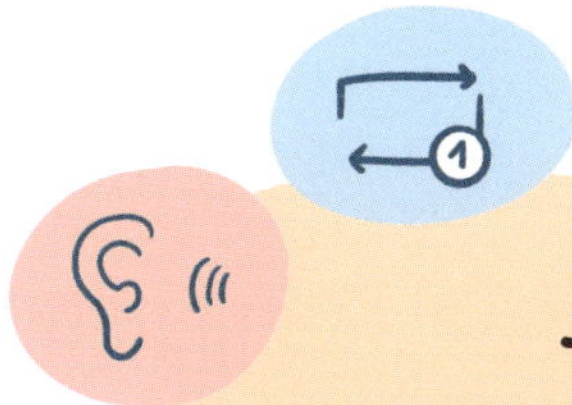

TIPPS

Gehörst du auch zu den Leuten, die sich immer wieder dasselbe Lied anhören? Das ist bei Menschen mit ADHS weitverbreitet und sehr wahrscheinlich eine Form von selbststimulierendem Verhalten.

Wenn du Kopfhörer benutzt und Musik gern laut hörst, pass gut auf dich auf. Das tut zwar deinem Gehirn gut, aber es könnte deinen Ohren schaden.

Wenn du diesen QR-Code scannst, landest du bei meiner «Fokus-Playlist» auf YouTube!

Fazit

Gratuliere! Du hast es geschafft!

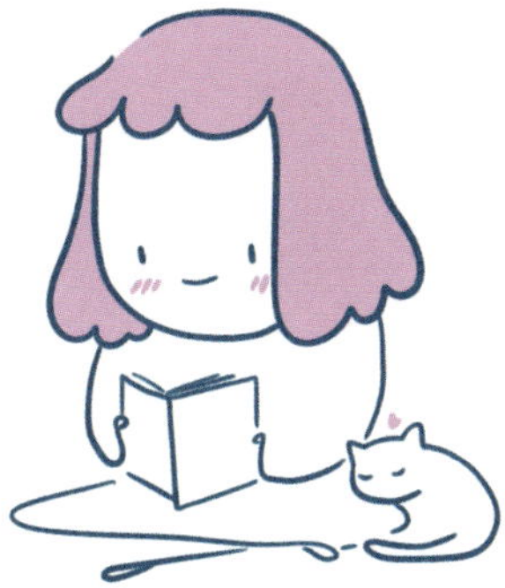

Es ist völlig okay, wenn du das Buch nicht in der «richtigen» Reihenfolge gelesen hast! Mit diesem Buch hast du ein Werkzeug in der Hand, mit dessen Hilfe du Antworten auf deine Fragen rund um ADHS findest, zum Beispiel: «Was ist eigentlich diese ADHS-Steuer?» Ein Buch, das dir das Gefühl gibt, mit deinen Erfahrungen nicht allein dazustehen, z. B. mal wieder das Abendessen anbrennen zu lassen, das du für dein Rendezvous kochen wolltest. Und ein Buch, in dem du Vorschläge und Strategien findest, die dich unterstützen können, mit einigen deiner ADHS-Merkmale zurechtzukommen, zum Beispiel pünktlich die Miete zu bezahlen.

Vor allem aber wollte ich ein Buch über ADHS für Menschen mit ADHS schreiben. Ein Buch, bei dem du nicht (zu sehr) abdriftest, weil die Kapitel zu lang sind; ein Buch, das zugänglich und gleichzeitig humorvoll ist. Ich hoffe, das ist mir gelungen. Ich hoffe, dieses Buch wird dich über viele Jahre begleiten und dass du jederzeit darauf zurückgreifen kannst, wenn du verwirrt bist, dich verloren oder allein fühlst. Ich hoffe, dieses Buch ist ein sicherer Ort, an dem du ganz du selbst sein kannst. Ich wünsche dir, dass du mit deinem Gehirn Frieden schließen kannst. Das ist dein gutes Recht.

Dank

Ich bin den vielen Leuten aus aller Welt sehr dankbar, die mich auf Instagram unterstützt haben, indem sie meine Posts gelikt, kommentiert und geteilt haben. Euer Zuspruch und eure Nachrichten haben mich tief berührt und mir geholfen, am Ball zu bleiben – vor allem am Anfang, als ich meine Doodles noch mit dem Finger aufs Smartphone gekritzelt habe (lass dich niemals von fehlendem Werkzeug in deiner Kreativität bremsen!). Eure Unterstützung hat mir geholfen, mit dem Zeichnen und Posten weiterzumachen, was für eine Person mit ADHS nicht leicht ist.

D., ohne dich wäre das alles nicht möglich gewesen. Dich in meinem Leben zu wissen, ist ein Segen. Danke, dass du du bist.

Baby D., deine wunderbaren kleinen Tritte waren treue Begleiter, während ich dieses Buch geschrieben habe. Ich fühle mich unfassbar gesegnet, deine Mutter zu sein.

Maman, danke, dass du immer an mich geglaubt und mir die Kraft gegeben hast, an mich selbst zu glauben. Du hast meine Kreativität mit aller Kraft gefördert und mich bestärkt. Du hättest dieses Buch geliebt, das weiß ich.

Auch euch danke ich von Herzen, Morvan, Jemar, Janna, Christelle und dem ganzen Team bei TMAC – für eure unerschütterliche Unterstützung und fortwährende Ermutigung. Eure Beiträge waren von unschätzbarem Wert für die Organisation unserer Website und der Social-Media-Accounts.

Meiner Agentin Hattie bin ich zutiefst dankbar für ihre Geduld und ihre Freundlichkeit. Außerdem möchte ich Sam, Evangeline, Faith, Emily und Lucy meinen tiefsten Dank aussprechen, treibende Kräfte im Hintergrund, die dieses Buch erst möglich gemacht haben.

Register